Schriftenreihe zur Praxis
der Leibeserziehung und des Sports

Band 190

Schriftenreihe zur Praxis
der Leibeserziehung und des Sports
Band 190

Renate Zimmer / Hans Cicurs

Psychomotorik

Neue Ansätze im Sportförderunterricht
und Sonderturnen

Verlag Karl Hofmann
Schorndorf

Die Deutsche Bibliothek — CIP-Einheitsaufnahme

Zimmer, Renate:
Psychomotorik: Neue Ansätze im Sportförderunterricht und Sonderturnen / Renate Zimmer; Hans Cicurs. — 3., verb. Aufl. — Schorndorf: Hofmann, 1993.
(Schriftenreihe zur Praxis der Leibeserziehung und des Sports; Bd. 190)
ISBN 3-7780-9903-5
NE: Zimmer, Renate; Cicurs, Hans: GT

Bestellnummer 9903

3., verbesserte Auflage 1993

Fotos: Renate Zimmer

Erschienen als Band 190
der „Schriftenreihe zur Praxis der Leibeserziehung und des Sports"

Gesamtherstellung in der Hausdruckerei des Verlags
Printed in Germany · ISBN 3-7780-9903-5

Inhalt

Vorwort

Das vorliegende Buch wendet sich an Pädagogen, die Bewegung, Spiel und Sport als präventive und rehabilitative Maßnahmen in der Entwicklungsförderung von Kindern einsetzen und nach neuen Formen der praktischen Gestaltung der Bewegungserziehung suchen. Obwohl wir Autoren uns in unserer sportpädagogischen Tätigkeit der gleichen Zielgruppe verpflichtet fühlten und uns vor allem für Kinder mit Bewegungsbeeinträchtigungen und -auffälligkeiten, mit Haltungs- und Verhaltensproblemen einsetzten, ist doch unsere Auffassung von dem, was diese Kinder über Sport und Bewegung lernen sollten, zunächst unterschiedlich.

Aus der Sicht der Psychomotorik wird die Bewegungsbeeinträchtigung als ein ganzheitlich wahrzunehmendes Problem behandelt, das Auswirkungen auf die gesamte Persönlichkeitsentwicklung der Kinder hat.

Psychomotorische Fördermaßnahmen messen dem Erlebnisgehalt der Bewegung große Bedeutung bei und bauen auf der Annahme auf, daß durch vielseitige Bewegungs- und Wahrnehmungserfahrungen die Grundlagen für eine harmonische Persönlichkeitsentwicklung geschaffen werden. Erlebnis und Spiel genügen jedoch oft nicht, um Beeinträchtigungen des Bewegungsverhaltens eines Kindes auszugleichen oder zu mindern. Dem Kind müssen auch durch gezielte Bewegungsaufgaben und Übungsformen Möglichkeiten zur Verbesserung seiner Bewegungsleistungen und zur Behebung bestimmter Schwächen gegeben werden.

Während auf der einen Seite also sozial-emotionale Gesichtspunkte motorischer Leistungsschwächen als wichtiger Ansatzpunkt für die Bearbeitung der Probleme des Kindes gesehen werden, sollen diese durch Aspekte ergänzt werden, denen zufolge die Beeinträchtigung physiologischer Funktionen und körperlicher Fähigkeiten eines gezielten symptomorientierten Vorgehens bedürfen, um eine Veränderung des motorischen Verhaltens erwarten zu können.

Beide Sichtweisen so miteinander zu verbinden, daß leistungsschwachen Kindern geholfen wird und sie sich mit Freude und Spaß an Sport und Spiel beteiligen können, ist unser gemeinsames Anliegen.

Der Sportförderunterricht als schulisches Angebot und das Sonderturnen im Verein als außerschulisches Angebot zur Förderung von Kindern mit Bewegungsbeeinträchtigungen und einer eingeschränkten psycho-physischen Belastbarkeit erschien uns als ein Praxisfeld, das eine Synthese beider Ansätze nicht nur erlaubt, sondern sogar herausfordert.

So entstand vorliegendes Buch, das einerseits die Ziele und Inhalte der psychomotorischen Erziehung auf den Sportförderunterricht übertragen und andererseits auch traditionelle Inhalte des Sportförderunterrichts im psychomotorischen Sinne aufarbeiten will. Das 1. Kapitel enthält eine Einführung in die spezifische Problemstellung, die den Anstoß für die Auseinandersetzung mit didaktischen und methodischen Fragen des Sportförderunterrichts gegeben haben. Um die Verknüpfung motorischer Schwächen mit affektiven und sozialen Problemen zu verdeutlichen, wird im 2. Kapitel die Situation des leistungsschwachen Schülers im Sportunterricht aus unterschiedlichen Perspektiven dargestellt.

Die Berücksichtigung verschiedenartiger Ursachen und Bedingungsfaktoren trägt dazu bei, daß die motorische Leistungsschwäche nicht allein unter dem Aspekt einer funktionellen Beeinträchtigung gesehen wird. Hier spielen vor allem Etikettierungsprozesse eine Rolle, die aufgrund der sozialen Bewertung von Unsportlichkeit, Ängstlichkeit und Bewegungsauffälligkeiten zustande kommen und auch durch die Übertragung der im Leistungssport vorherrschenden Normen und

Werte auf den Schulsport produziert werden. Motorische Leistungsschwächen können sich sowohl auf die soziale Position, die das Kind in seiner Schulklasse einnimmt, als auch auf das Bild, das es von sich selbst hat, auswirken. Vor allem die beim verhaltens- und bewegungsauffälligen Kind häufig zu beobachtende geringe Selbstwertschätzung weist darauf hin, daß es sich hier um ein Problem handelt, das die Entfaltung der kindlichen Persönlichkeit in vielen Bereichen hemmen kann.

Das 3. Kapitel befaßt sich mit der Entwicklung, die der Sportförderunterricht seit seiner Entstehung durchlaufen hat. Vom „orthopädischen Turnen" führt der Weg über das traditionelle Konzept des Schulsonderturnens, das vor allem von Pädagogen kritisiert wurde, zu der Forderung nach einer mehr an der Ganzheit des Kindes ausgerichteten Fördermaßnahme. Hier bietet sich die Einbeziehung der Grundgedanken der Psychomotorik an. Die Psychomotorik stellt eine spezifische Sicht menschlicher Entwicklung dar und geht davon aus, daß erst durch vielseitige Bewegungs- und Wahrnehmungserfahrungen die Grundlagen für eine harmonische Persönlichkeitsentwicklung geschaffen werden. In Kapitel 4 werden die wesentlichen Merkmale der psychomotorischen Erziehung vorgestellt, methodische Grundsätze eines psychomotorisch orientierten Sportförderunterrichts und Fragen seiner inhaltlichen Gestaltung behandelt sowie das für den Erfolg von Fördermaßnahmen entscheidende Verhalten des Lehrers angesprochen.

Ein Grundproblem des Sportförderunterrichts ist die Auswahl der in Frage kommenden Kinder. Im Zusammenhang mit der Vorstellung spezieller diagnostischer Verfahren zur Beobachtung und Messung des motorischen Verhaltens wird in Kapitel 5 die praktische Vorgehensweise bei der Bestimmung von Kriterien, die für die Auswahl der Teilnehmer am Sportförderunterricht herangezogen werden können, diskutiert.

Das 6. — umfangreichste — Kapitel des Buches beinhaltet praxisbezogene Anregungen zur Durchführung eines psychomotorisch orientierten Sportförderunterrichts. Der Schwerpunkt liegt hier in der Förderung über Bewegung und Wahrnehmung aus ganzheitlicher Sicht — also unter Einbeziehung emotionaler, kognitiver und sozialer Erfahrungsbereiche.

Einen wesentlichen Aspekt in der Auseinandersetzung mit sich selbst stellen die Erfahrungen dar, die mit und über den Körper gemacht werden. Die Wahrnehmung des eigenen Körpers, das Kennenlernen seiner Fähigkeiten und Reaktionen, das Erfahren der körperlichen Ausdrucksmöglichkeiten und die bewußte Verarbeitung körperlicher Empfindungen steht im ersten Abschnitt des Praxisteils im Vordergrund.

Da Körpererfahrungen eng an die Funktionsfähigkeit der Sinnesorgane geknüpft sind, ist auch die Sensibilisierung der optischen, akustischen, taktilen und kinästhetischen Wahrnehmung von Bedeutung. Spiel- und Übungsanregungen zur Förderung sensomotorischer Fähigkeiten schließen daher das Kapitel zur Körpererfahrung ab.

Bewegungserfahrungen beinhalten die handelnde Auseinandersetzung mit Gegenständen und Geräten, mit räumlichen Gegebenheiten und materialen Anforderungen; sie können daher entscheidend zum Erkennen und Verstehen der Umweltgegebenheiten beitragen. Da hier neben der Inhaltsauswahl vor allem methodische Aspekte berücksichtigt werden müssen, wird in dem Kapitel „Materiale Erfahrungen" beispielhaft zu erläutern versucht, wie Lernsituationen so organisiert werden können, daß bei Kindern ein möglichst selbständiges und explorierendes Handeln erreicht wird, welches auch die Übertragung der hier gewonnenen materialen Erfahrungen auf andere Bewegungssituationen ermöglicht.

Bewegungserfahrungen sind — insbesondere in der Schule — meistens auch sozial vermittelte Erfahrungen. Der dritte Schwerpunkt des Praxisteils befaßt sich mit der Wirkung bestimmter Interaktions- und Organisationsformen auf die sozialen Lernprozesse, die Kinder bei Sport und

Bewegung machen. Am Beispiel von Bewegungsspielen, die zur Kooperation, zum gemeinsamen Handeln und zur Zusammenarbeit anregen, wird verdeutlicht, wie Spielstrukturen, organisatorische Maßnahmen und der Umgang mit Spielregeln soziale Erfahrungen beeinflussen können.

Neben der Förderung affektiv-sozialer Persönlichkeitsbereiche bleibt die Verbesserung der motorischen Leistungsfähigkeit eine wichtige Aufgabe des Sportförderunterrichts, die aber u. E. auch im Sinne der psychomotorischen Erziehung verwirklicht werden sollte. Möglichkeiten hierzu aufzuzeigen ist das Anliegen des 7. Kapitels.

Ausgehend von der traditionellen Dreiteilung der inhaltlichen Schwerpunkte des Sportförderunterrichts wurde für den Bereich der Koordinationsschulung das Thema „Gleichgewicht" ausgewählt. Als wichtiges Element der Ausdauerschulung wird der Dauerlauf herausgegriffen und unter dem Aspekt von Körpererfahrung und Körperwahrnehmung betrachtet. Im Rahmen der Haltungsverbesserung wird schließlich das Haltungsgefühl als Voraussetzung des Haltungsaufbaus behandelt.

Abschließend werden in den letzten beiden Kapiteln spezifische Unterrichtsvorschläge gemacht, die eine Übertragung der im Sportförderunterricht gewonnenen Lernerfahrungen auf den Freizeitbereich der Kinder ermöglichen („Hüpf- und Hinkespiele") bzw. die Einbindung von Spiel- und Übungsformen in eine umfassende Unterrichtsidee („Spiel- und Bewegungslandschaft") zum Inhalt haben.

Die Kapitel 1–6 wurden von Renate Zimmer bearbeitet, die Kapitel 7—9 von Hans Cicurs.

RENATE ZIMMER
HANS CICURS

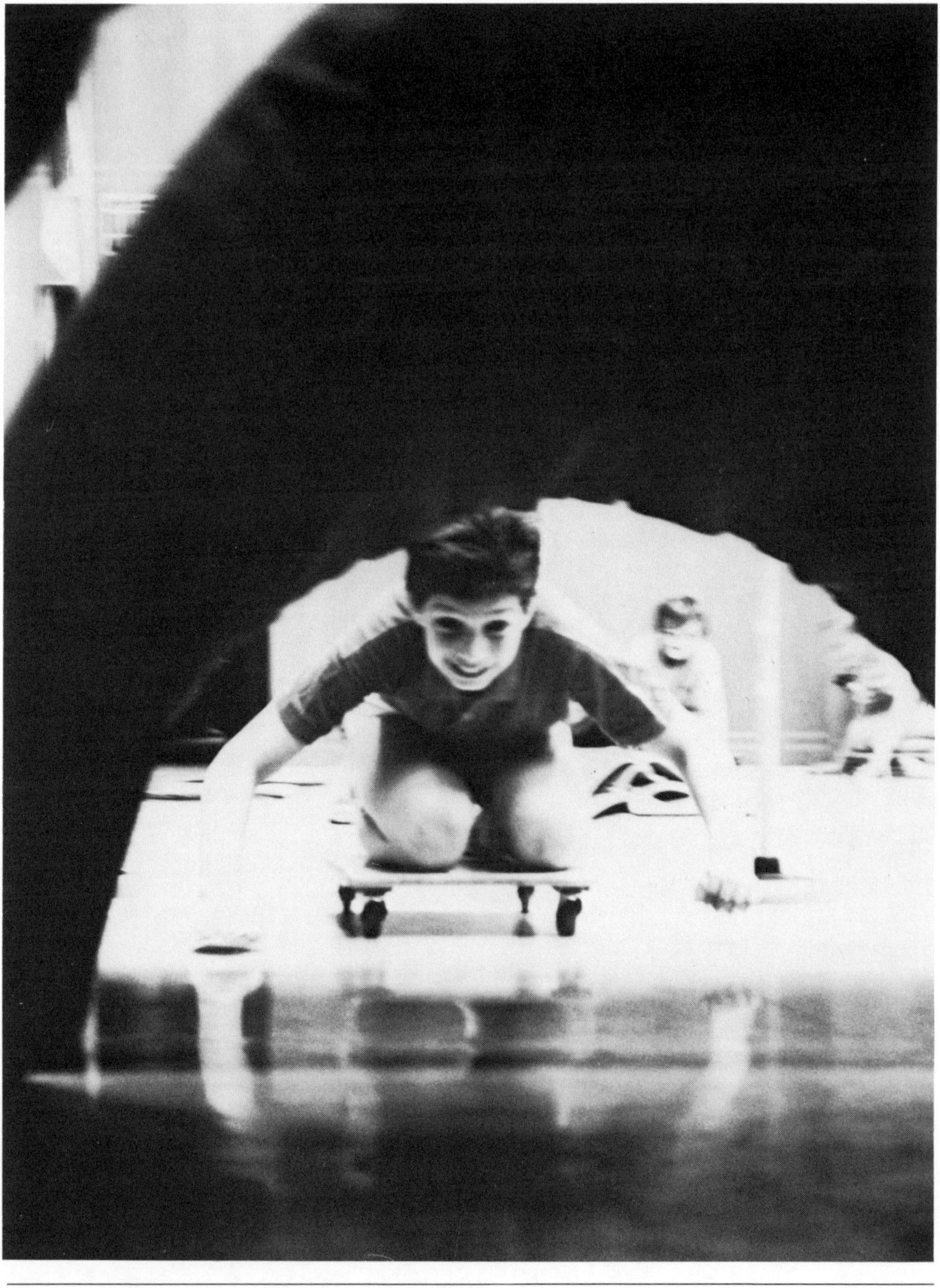

RENATE ZIMMER

1 Einleitung

Sportförderunterricht — Wiedergutmachungsangebot oder „Mehr Frust als Lust"

„Hintern hoch, du nasser Sack!" — Dies ist der Titel eines Beitrages zur Rolle „Sportschwacher Schüler" in einer pädagogischen Zeitschrift. „Provokatorische Übertreibung mit reißerischen Mitteln" wird der Kommentar eines Teils der Leser gewesen sein, „nackte Realität alltäglichen Sportunterrichts" wird ein anderer Teil dazu geäußert haben.

Gibt es sie tatsächlich, die Lehrer, die ihre weniger talentierten und sportbegeisterten Schüler als „Mehlsäcke", „Pflaumen", „Pfeifen" und „hoffnungslose Flaschen" bezeichnen, gibt es die Schüler, die die soziale Anerkennung und den Status ihrer Klassenkameraden von deren sportlichen Leistungen abhängig machen, die die kläglichen Versuche dieser Mitschüler, beim Handballspiel z. B. verzweifelt zu versuchen, auch einmal an den Ball heranzukommen, mit abwertenden Kommentaren versehen?

Andererseits kann auch ein organisatorisch und methodisch hervorragender Sportunterricht auf einen Teil der Kinder in emotionaler Sicht deprimierend und auf sozialer Ebene isolierend und stigmatisierend wirken. Diese Prozesse werden oft weder vom Lehrer gesteuert noch von den Mitschülern bewußt wahrgenommen; manchmal sind sie Folge von unbedachten Formen der Gruppenbildung, einseitiger Unterrichtsinhalte oder auch das Resultat fehlenden Einfühlungsvermögens auf seiten des Lehrers und der leistungsstärkeren Mitschüler.

Offensichtlich nimmt der Sportunterricht in der Schule eine Sonderstellung ein: Schlechte Noten, Mißerfolge, Versagenserlebnisse gibt es in allen Fächern, wohl kaum ist dies jedoch nach außen hin so deutlich erkennbar, ist es so an direkt beobachtbare Leistungen gebunden wie im Sportunterricht. Während der größte Teil der schulischen Unterrichtsfächer auf kognitiven Anforderungen aufbaut, sind die Leistungen im Sportunterricht immer an die eigenen körperlichen Fähigkeiten gebunden; von seinem eigenen Körper kann man sich nicht so distanzieren wie von lateinischer Grammatik oder algebraischen Formeln. Es fällt nicht sofort auf, wenn ein Schüler Grundregeln der Mengenlehre nicht verstanden hat, aber wenn er kraftlos am Barren hängt und im Schwimmbad literweise Wasser schluckt — ist dies nicht nur für den Betroffenen selbst, sondern auch für seine Mitschüler unmittelbar sichtbar und kann nur schwer verschleiert werden.

Da diese Frustrationserlebnisse nicht nur hier und da auftreten, sondern für den Betroffenen meist die Regel sind, kann die motorische Schwäche zu einem ernsten Problem werden und zu Zweifeln am eigenen Wert — auch auf nichtsportlichen Gebieten — führen.

Was bleibt als Ausweg? Dem Sport ganz den Rücken zu kehren und sich ihm durch Atteste, Dauerleiden und Entschuldigungen zu entziehen versuchen oder sich mit seinen Schwierigkeiten abfinden, durch Abwertungsmanöver deutlich machen, daß man sowieso nichts von dem „Gerenne" und „Gehopse" hält?

Oder lohnt es sich, hart an sich zu arbeiten, um wenigstens auf ein unauffälliges Mittelmaß zu kommen?

Für die sogenannten „sportschwachen Schüler" wurde innerhalb der zusätzlichen Unterrichtsangebote ein Ausweg zu schaffen versucht: Durch „Sportförderunterricht" oder „Schulsonderturnen“ sollte den im Sport weniger Erfolgreichen Gelegenheit gegeben werden, individuelle Schwächen auszugleichen, an speziellen Förderprogrammen teilzunehmen, um auf diese Weise den Anschluß an die im Sportunterricht geforderten Leistungen zu finden und wieder Freude an der Bewegung zu gewinnen.

Versucht die Schule hier einen Ausgleich zu schaffen für ein Problem, an deren Entstehung sie maßgeblich beteiligt war, und das ohne Schulsport gar nicht erst entstanden wäre?

Oder ist das Problem der sportschwachen Schüler das individuelle Schicksal einer Minderheit von bewegungsunbegabten, ungeübten Kindern, denen aufgrund von Veranlagung oder Umweltbedingungen der Erfolg im Sport versagt bleibt?

Kann es auch das Ergebnis eines Sportunterrichts sein, der sich der Leistungsoptimierung und -ökonomisierung verschrieben hat und keine Rücksicht auf langsamere, schwächere Teilnehmer nimmt?

Als Grund für die Einschränkung der körperlichen Leistungs- und Belastungsfähigkeit gilt meistens eine unterentwickelte, nichttrainierte Muskulatur, eine körperliche Fehlhaltung oder mangelnde Beanspruchung des Herz-Kreislaufsystems.

Es liegt auf der Hand, daß ungeschickte, koordinationsschwache und reaktionsträge Kinder bei Bewegungsspielen im Vergleich zu anderen weniger erfolgreich sind als leistungsstärkere Kinder. Das Merkmal der Sportschwäche wird zwar vordergründig als motorische Beeinträchtigung beschrieben, erlebt wird sie jedoch umfassender, und nicht selten wird sie als Einschränkung der Wertschätzung der eigenen Person empfunden.

So wird das ursprünglich motorische Problem ein psychomotorisches. Das körperliche Versagen kann einhergehen mit einem ganzheitlich wahrgenommenen Gefühl der Minderwertigkeit; die psychische Befindlichkeit ist eng gekoppelt an das körperliche Erleben. Wird Sportunterricht als ein Ort ständiger persönlicher Niederlagen erlebt, dann wird über funktionsorientierte Ausgleichsmaßnahmen nur schwer eine Änderung in der individuellen Wahrnehmung und Einstellung der betroffenen Schüler erreicht werden können. Will man den Problemschülern und Außenseitern eine wirkliche Hilfe geben, dann kann dies nur durch ein Angebot auf freiwilliger Basis erfolgen, das auf die ganze Person des Kindes ausgerichtet ist und statt funktionsorientierter Übungsmaßnahmen gegen ganz bestimmte Haltungs- und Bewegungsauffälligkeiten die Vermittlung neuer Sinnerfahrungen der Bewegung in den Vordergrund stellt.

Die Schüler müssen Hilfen zur Bewältigung ihrer motorischen wie auch der damit verbundenen psychischen Probleme erhalten. Würden die Fördermaßnahmen als Nachhilfestunden zum Aufholen von Inhalten des Sportunterrichts aufgefaßt, wäre dies für die Betroffenen, die vom Schulsport vielleicht ohnehin nicht so begeistert sind, eine doppelte Strafe: Weil der Sportunterricht ihnen wenig Spaß macht und sie als leistungsschwach, lustlos und unmotiviert gelten, müssen sie in ihrer Freizeit weitere Stunden opfern für ein Fach, das sie am liebsten ganz umgehen möchten.

Ähnliche Konsequenzen hätte die ausschließliche Ausrichtung des Förderunterrichts auf funktionale oder an bestimmten körperlichen Symptomen orientierte Bereiche, wie die Schulung der Ausdauer oder das Korrigieren von Haltungsschwächen. Der kritischen und z. T. negativen Einstellung gegenüber dem eigenen Körper und dem daraus resultierenden mangelnden Selbstwertgefühl würde mit einem solchen Korrektur- und Ausgleichsprogramm noch Vorschub geleistet. Ein Bewegungsangebot, das jedem Kind die Chance zum Erleben persönlichen Erfolgs gibt und Leistungsdruck soweit wie möglich einschränkt, kann dazu beitragen, daß es wieder ein besseres Verhältnis zu seinem Körper und dessen Fähigkeiten und damit auch zu sich selbst und anderen gewinnt.

Jede Art von Bewegungserziehung zielt auf die Verbesserung der motorischen Leistungen eines Kindes, auf die Verbesserung seiner Bewegungskontrolle und seines Bewegungsverhaltens. Daneben werden jedoch eine Reihe weiterer Lernerfahrungen vermittelt, die für die Förderung der Gesamtpersönlichkeitsentwicklung des Kindes von ebenso großer Bedeutung sind. Hierzu gehören sowohl der Umgang mit dem eigenen Körper, mit Materialien und Objekten der Umwelt und die Verarbeitung der damit eng verbundenen sozialen Lernprozesse. Auch eine an der Ganzheitlichkeit der kindlichen Entwicklung orientierte Förderung kann in hohem Maße durch Bewegungsaufgaben zum Abbau von Koordinationsschwächen beitragen, die Verbesserung der Wahrnehmungsfähigkeit und die Entwicklung des Gefühls für die eigene Körperhaltung unterstützen, deshalb muß sie den Inhalten und Zielen des traditionellen Sportunterrichts nicht zuwiderlaufen.

Der Sportförderunterricht, so wie er sich in der Literatur, in Lehrbüchern und Zeitschriftenbeiträgen präsentiert, ist in erster Linie ausgerichtet auf den Ausgleich körperlicher Leistungsschwächen. Das Problem des sportschwachen Schülers wird reduziert auf die Behandlung von Haltungsauffälligkeiten, Organleistungsschwächen und Koordinationsstörungen. Die Empfehlungen der Kultusministerkonferenz (1982) für die Durchführung von „Förderunterricht im Schulsport" gehen jedoch weit über die in erster Linie körperlichen Indikatoren hinaus: Sportförderunterricht ist hiernach . . .

„vorwiegend für Kinder und Jugendliche bestimmt, deren motorische Leistungsfähigkeit durch psycho-physische Schwächen eingeschränkt ist. Mit dieser Maßnahme wird der Tatsache Rechnung getragen, daß die motorische Entwicklung und die Förderung der körperlichen Leistungsfähigkeit in einem Wechselverhältnis mit der psychischen, geistigen und sozialen Entwicklung stehen".

Zwar wird in vielen Publikationen meistens im Vorwort auf die enge Verknüpfung zwischen körperlicher Entwicklung und emotional-sozialen Verhaltensbereichen und sogar kognitiven Leistungen wie z. B. der Konzentrationsfähigkeit hingewiesen und zudem auf die Gefahr einer allgemeinen Beeinträchtigung kindlicher Persönlichkeitsentwicklung infolge motorischer Auffälligkeiten aufmerksam gemacht, die Praxisbeispiele beschränken sich jedoch dann wieder in erster Linie auf Übungsformen zur Korrektur von Haltungsauffälligkeiten, zum Ausgleich von Organleistungsschwächen etc. Wie affektive, soziale, kognitive Anteile in die Bewegungsaufgaben eingehen oder wie sie in der Praxis berücksichtigt werden können, wird in der älteren Fachliteratur zum Schulsonderturnen so gut wie gar nicht thematisiert. Erst in jüngster Zeit wird auf dieses Problem in der theoretischen Reflexion häufig hingewiesen, es erfolgen jedoch selten Hinweise zur unterrichtlichen Realisierung, z. T. ist sogar eine deutliche Diskrepanz zwischen pädagogischem Anspruch und unterrichtspraktischen Konsequenzen zu erkennen.

Das folgende Buch soll dazu beitragen, eine Neuorientierung des Sportförderunterrichts sowohl theoretisch zu begründen als auch deren praktische Realisierung zu ermöglichen, so daß der für die Förderung verantwortliche Lehrer nicht nur mit einer veränderten Sicht motorischer Störungen konfrontiert wird, sondern auch konkrete Hilfen für die Gestaltung eines Förderangebots, das sich an den emotionalen Erlebnisqualitäten von Sport und Bewegung orientiert, erhält.

Im Vordergrund steht dabei das Ziel, die körperlichen und motorischen Auffälligkeiten zwar zu berücksichtigen, sie aber nicht als Symptome zu betrachten, die es isoliert zu behandeln gilt, sondern die Auswahl der Unterrichtsinhalte und -methoden auch an den psychischen und sozialen Problemen, die die Bewegungsbeeinträchtigungen mit sich bringen, zu orientieren.

Die hier vorgeschlagene Konzeption von Sportförderunterricht kann z. T. auch dazu geeignet sein, den Sportunterricht selbst zu verändern: Durch Einbeziehung anderer Inhalte, durch eine Akzentverschiebung von einem nach Sportarten und Könnensstufen differenzierten Unterricht zu allgemeineren Bewegungserfahrungen, die die eigene Körperlichkeit, das soziale Miteinander bei Bewegungsspielen thematisieren.

Vor allem in der Grundschule spielen solche — weniger an Sportarten, als vielmehr an elementaren Bewegungserlebnissen orientierten Bewegungsangebote eine wichtige Rolle im Hinblick auf die ganzheitliche Förderung des Kindes.

Bei allen inhaltlichen Neuerungen und methodischen Raffinessen sollte man jedoch eines nicht vergessen:

Die wesentlichste Komponente im Hinblick auf das Erleben und Wahrnehmen von Unterricht ist die Person des Lehrers. Die Art und Weise, wie er mit Kindern umgeht, wie er sich selbst in der Bewegung erlebt und wie er sich in die Sorgen und Nöte eines Schülers hineinversetzen kann, ist weniger ein fachliches oder methodisches Problem, als vielmehr eine Frage der Lehrerpersönlichkeit. Daher gilt für jede Neuorientierung und Weiterentwicklung des Schulsonderturnens: *Auch ein Sportförderunterricht kann nur so gut sein wie der Lehrer, der ihn erteilt.*

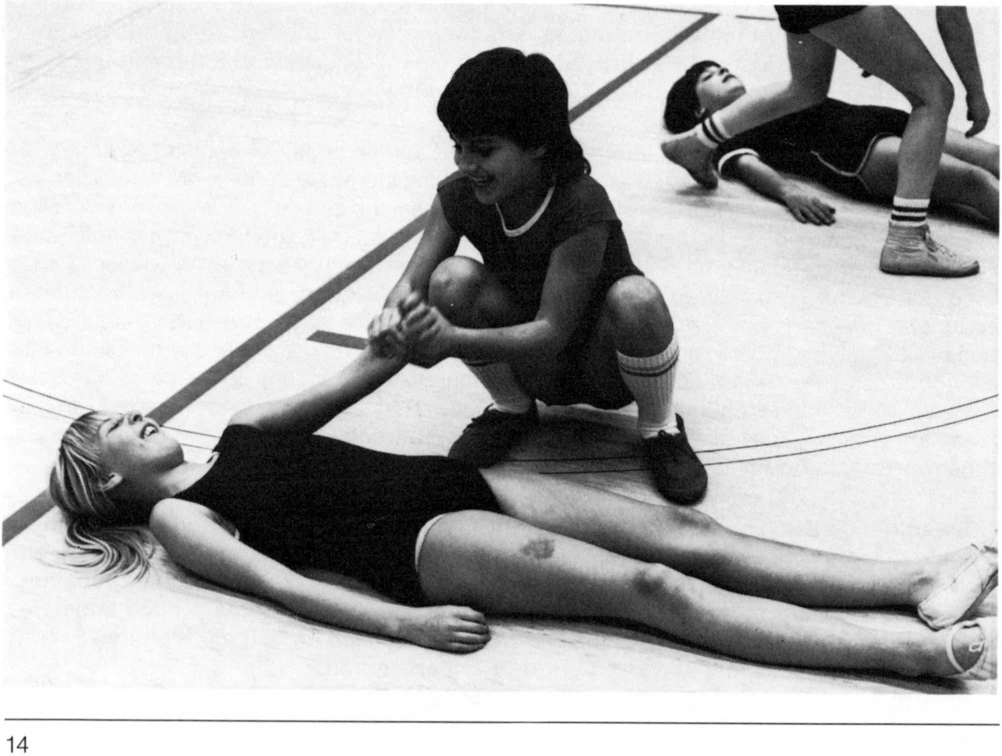

2 Der leistungsschwache Schüler im Sportunterricht

In jeder Klasse gibt es einige Schüler, deren körperliche Verfassung und motorische Leistungsfähigkeit weit unter dem Durchschnitt ihrer Altersgruppe liegen, die den Anforderungen des Sportunterrichts nicht gerecht werden.

Im Schulsport fallen sie nicht nur dadurch auf, daß sie langsamer und ungeschickter sind und in ihrem Bewegungsverhalten unkoordinierter erscheinen, meistens zeigen sie auch Verhaltensweisen, die vom Lehrer und von den Mitschülern als störend empfunden werden: Sie verweigern die Teilnahme, begründen dies durch Entschuldigungen und Atteste, täuschen Verletzungen vor oder haben ihr Sportzeug vergessen. Manche entwickeln sich zu Klassenclowns, die die Anforderungen des Sportunterrichts nicht ernst zu nehmen scheinen, zu Außenseitern, die sich auf den ersten Blick bewußt von den Klassenmitgliedern isolieren, oder zu aggressiven Schülern, die in ihrer Hilflosigkeit sich selbst gegenüber andere angreifen.

Die motorische Leistungsschwäche ist sehr oft verknüpft mit Motivationsmangel; dieser kann jedoch nicht nur als Ursache, sondern vor allem auch als Folge des sportlichen Mißerfolges in der Schule auftreten. Damit wird aus dem anfänglich persönlichen Problem des Schülers auch ein institutionelles, und es stellt sich die Frage, ob der Sportunterricht mitverantwortlich ist für die Situation, in der sich der leistungsschwache Schüler befindet: Aus dem ursprünglich vielleicht nur etwas unsportlichen, weniger begabten, ängstlichen Kind wird ein „Versager", der abseits steht und von den Mitschülern nicht ernst genommen wird.

Die Fachliteratur — soweit sie auch konkrete sportpraktische Anregungen und Übungsbeispiele umfaßt — spart das Problem des leistungsschwachen Schülers zum größten Teil aus. Methodische Übungsreihen, Unterrichtsmodelle und Spielangebote wenden sich an eine homogene Gruppe von motivierten, am Sport interessierten Schülern, die über gute körperliche motorische Voraussetzungen verfügen und sich in ihren sportlichen Leistungen verbessern und auch untereinander messen wollen.

Die besondere Rolle der Außenseiter im Sportunterricht, der sportschwachen und bewegungsbeeinträchtigten Schüler wird zwar hinsichtlich ihrer didaktischen Relevanz und der sozialpsychologischen Folgen in einigen wenigen Beiträgen behandelt (GROTEFENT 1969, HEMPFER 1973, PRENNER 1976, HARTMANN/ODEY 1977, ROHRBERG 1977, LUTTER/RÖTHIG 1983, REHS 1983, BRODTMANN 1984), auf die praktischen Konsequenzen der hier diskutierten Probleme wird jedoch nur selten Bezug genommen.

Ursachen und Erscheinungsformen der motorischen Leistungsschwäche

GROTEFENT (1969, 80) definiert leistungsschwache Schüler als diejenigen, „die durch konstitutionelle Schwächen oder entwicklungsbedingte Störungen physischer und psychischer Art in ihrer körperlichen Leistungsfähigkeit unter dem Durchschnitt ihrer Klassenkameraden liegen". Das Bewegungsverhalten dieser Schüler zeichnet sich dadurch aus, daß ihnen weniger automatisierte, ökonomische Bewegungsmuster zur Verfügung stehen. Sie haben Schwierigkeiten, neu Gelerntes in das vorhandene Bewegungsrepertoire zu integrieren und sich auf neue Situationen einzustellen.

Die Frage nach den Ursachen einer Leistungsschwäche führt zu einer Fülle von Bedingungsfaktoren in der Lebens- und Bewegungsbiographie eines Kindes. Hierzu gehören:
- konstitutionelle Voraussetzungen (z. B. Übergewicht, Muskelschwäche)
- Funktionsstörungen, Störungen der Wahrnehmungsfähigkeit
- Umweltbedingungen, die einen Mangel an Bewegungsmöglichkeiten und -anregungen mit sich bringen
- elterlicher Erziehungsstil (übertriebene Vorsicht, Vorbildwirkung unsportlicher Eltern)
- geringe Motivierung durch die öffentlichen Erziehungsinstitutionen (z. B. wenig kindgerechter Sportunterricht)
- psychische Besonderheiten (z. B. Ängstlichkeit, Gehemmtheit)

Meistens handelt es sich um eine Kumulierung verschiedener Faktoren, wobei die daraus entstehenden Mißerfolgserlebnisse in Bewegungssituationen und bei sportlichen Anforderungen als bedeutsamste Variable angesehen werden müssen. Sie sind Ursache dafür, daß das Interesse an der sportlichen Betätigung nachläßt und motorische Anforderungen immer mehr gemieden werden. Dies führt schließlich zum Auftreten motorischer Beeinträchtigungen und Leistungsschwächen. Die vielleicht zunächst nur auf den Bewegungsbereich begrenzten Auffälligkeiten und Schwächen haben wiederum häufig Probleme in der sozialen Integration der Kinder zur Folge, führen aufgrund von Kompensationsbedürfnissen zu Verhaltensauffälligkeiten und sind auch oft der Grund für ein negatives Selbstbild und eine geringe Selbstwertschätzung (vgl. Schema S. 17)

Das Kind gerät in einen Kreis sich bedingender und verstärkender Faktoren, so daß schließlich Ursachen und Wirkungen kaum mehr voneinander zu unterscheiden sind.

Hinzu kommt, daß die betroffenen Schüler durch die Vergrößerung der Leistungsdifferenzen und durch ihre Lernschwierigkeiten die Leistungsstärkeren im Unterricht behindern und die methodische Gestaltung des Unterrichts erschweren. Sie ecken damit sowohl beim Lehrer als auch bei den Mitschülern an und geraten schnell in Außenseiterpositionen.

In jeder Phase des Sportunterrichts müssen sie spüren, daß sie weder als Übungspartner noch als Spielteilnehmer beliebt sind und den Ablauf des Unterrichts mehr hemmen als fördern. Da jeder Mensch ein Grundbedürfnis nach positiver Zuwendung, Anerkennung und Wertschätzung hat, führt die Außenseiterstellung nicht selten zu Störungen in der Persönlichkeitsentwicklung. „Ständige Zurückweisung, Nichtanerkennung, Tadel führen zur Verunsicherung, zur Hemmung der Aktivität, zur Lustlosigkeit, zur Angst vor Versagen. Dieser psychische Druck aber reduziert die Leistungsfähigkeit und erhöht die Mißerfolgswahrscheinlichkeit. Mißerfolge aber induzieren und verstärken wiederum Ablehnung und Zurückweisung, so daß der Prozeß des Versagens aufs neue in Gang kommt. So baut sich langsam aber sicher ein Teufelskreis auf, dessen Produkt schließlich Kinder und Jugendliche mit auffälligem und abweichendem Sozialverhalten sind, später mit Verhaltensstörungen, Schulversagen bis hin zu deliquentem Verhalten" (HARTMANN/ODEY 1977, 409).

Es ist vorhersehbar und verständlich, daß diese Kinder sich in Ersatzhandlungen flüchten. Schüler, die sich von den Klassenkameraden nicht akzeptiert und vom Lehrer kaum beachtet fühlen, haben es schwer, eine konstruktive Rolle im Schulalltag zu spielen. Oft suchen sie Kompensationsmöglichkeiten, um Anerkennung und Aufmerksamkeit zu erlangen oder sich gegen die Zurücksetzung aufzulehnen:

- sie stören den Unterricht, um überhaupt beachtet zu werden
- sie legen sich mit dem Lehrer an, um Eindruck bei den Mitschülern zu machen
- sie werden aggressiv gegenüber anderen, um das Gefühl der Unterlegenheit zu verdrängen
- sie ziehen sich zurück, werden übermäßig kontaktscheu, da sie von ihrer sozialen Umgebung enttäuscht worden sind
- sie spielen den Klassenclown, um auf diese Weise Anerkennung und Zustimmung von den Klassenkameraden zu erreichen.

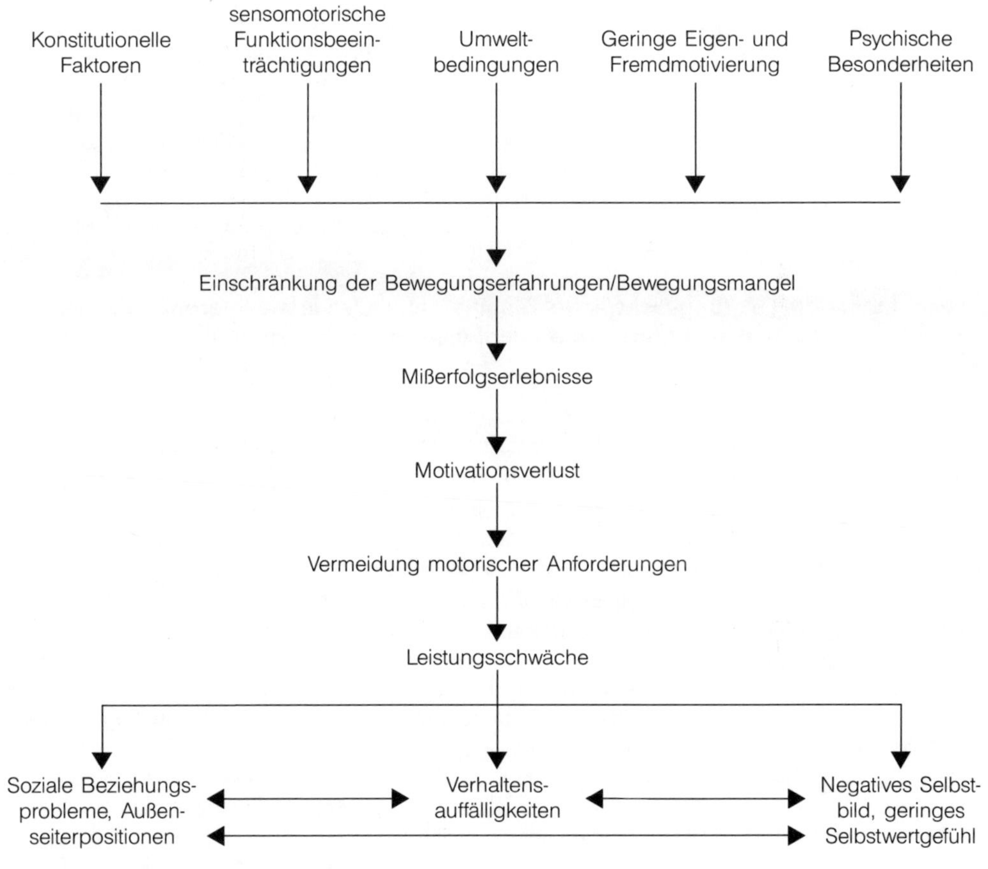

Abb. 3 Bedingungsfaktoren und Folgen motorischer Leistungsschwächen

Auffallend ist ihr geringes Interesse am Sportunterricht; es findet seinen Ausdruck in fehlender Mitarbeit im Unterricht, in geringer Leistungsbereitschaft, in der Äußerung von Unlust und dem Ausweichen in Ausreden oder Krankheiten.

Leistungsschwäche als Folge von Etikettierungsprozessen

Zum sportschwachen Schüler wird man nicht von heute auf morgen. Mangelnde Bewegungsanregungen und konstitutionelle Besonderheiten schlagen sich schon früh im Bewegungsverhalten und damit verbunden auch in der Selbst- und Fremdwahrnehmung des Kindes nieder. Was zunächst jedoch nur als individuelles Merkmal ohne äußere Folgen für das Kindergartenkind oder den Schulanfänger gilt, erweist sich im weiteren Verlauf der Sozialisation als wesentliches Kriterium für die soziale Integration und das Ansehen des Schülers. Spätestens im Sportunterricht, aber auch auf dem Schulhof und bei Spielen in der Freizeit erfährt er, welche große Rolle die sportliche Leistungsfähigkeit für das soziale Prestige spielt.

Die Charakterisierung „unbegabt" oder „leistungsschwach" ist nun keineswegs mehr eine neutrale Aussage über den Zustand der motorischen Fähigkeits- und Fertigkeitsentwicklung, sondern ein sich in der sozialen Interaktion ergebendes Werturteil. Erst die Bewertung des Bewegungsverhaltens von außen, die Interpretation von seiten der Interaktionspartner und die Verbindung mit Prestige und Anerkennung machen aus einem langsamen, ängstlichen und ungeschickten Schüler einen „Versager", „Außenseiter". Die Position dieser Schüler bildet sich in einem meist länger dauernden Prozeß von Mißerfolgserlebnissen, Diskriminierung und Resignation heraus. Oft induziert der Lehrer selbst — wenn auch unbewußt — Angst auf seiten des Schülers durch unüberlegte Äußerungen, durch Bloßstellung des Schülers, durch herabsetzenden Vergleich der Leistungen.

Diese „induzierte Leistungsschwäche" resultiert aus der Stigmatisierung, die diejenigen Schüler, die sich am unteren Ende der Leistungsskala befinden, häufig in ihrem Klassenverband erfahren.

HARTMANN/ODEY (1977) sprechen von einer „Außenseiterkarriere", die maßgeblich durch den traditionellen Schulsport bedingt ist. Im Sportunterricht laufen — häufig unbewußt — Stigmatisierungsprozesse ab, die den leistungsschwachen Schüler in eine Sackgasse zwingen.

So sieht PRENNER (1976) den Grund für das Auftreten von Leistungsschwächen, Motivationsmangel und fehlender Integration nicht allein in körperlichen Faktoren, sondern er betrachtet sie auch als Folge von Vorurteilen und daraus resultierenden Etikettierungsprozessen:

„Die sozialen Reaktionen von Sportlehrern und Mitschülern auf sportliche Lernschwierigkeiten — Hemmungen und auffälliges soziales Verhalten — verstärken und produzieren oft sportunterrichtliches Versagen, Desinteresse, Rückzug usw. Bei der Produktion abweichenden Verhaltens durch negative Typisierung und Etikettisierung handelt es sich um einen Vorgang, durch den dem Außenseiter, Störenfried und dem sportlichen Versager dieser Status oft unwiderruflich aufgestempelt wird . . ." (PRENNER 1976, 303).

Als Beispiel für diese Überlegung soll eine Untersuchung von BERNDT/REHS (1974) dienen, die normalgewichtige und übergewichtige Kinder während eines Basketballtrainings beobachteten. Am Anfang der Unterrichtseinheit konnten keine signifikanten Leistungsunterschiede hinsichtlich der Fertigkeiten im Basketball zwischen beiden Schülergruppen festgestellt werden. Im Verlauf des Trainings erzielten die Adipösen jedoch einen geringeren Lernzuwachs, so daß am Ende der Unterrichtseinheit in zwei Drittel der Übungen des angewandten „Basketball-Skill-Tests" signifikante Unterschiede festgestellt wurden.

Die Autoren führen das Ergebnis einerseits auf die Leistungsorientiertheit des Trainings zurück, andererseits war jedoch auch die Wirkung von Vorurteilen beteiligt. Die übergewichtigen Kinder besaßen nämlich bereits zu Beginn der Unterrichtseinheit einen geringeren soziometrischen Status und wurden während des Spielgeschehens weitgehend gemieden, so daß ihnen zudem auch weniger Lern- und Übungsmöglichkeiten zur Verfügung standen, als die Normalgewichtigen sie besaßen. Daraus ergibt sich der sogenannte „Schereneffekt": Unterschiedliche soziale Wahrnehmungsmuster und Erwartungshaltungen von seiten der Interaktionspartner führen bei zunächst gleichen Leistungen zu einer immer deutlicher werdenden Diskrepanz (nach dem biblischen Sprichwort: Wer hat, dem wird gegeben, wer wenig hat, dem wird auch das noch genommen, was er hat). Ein ursprünglich geringer Abstand potenziert sich infolge der sozialen Wahrnehmung, der Rückmeldung und der Selbstbewertung des Kindes und wird schließlich zu einem kaum überbrückbaren Leistungsunterschied, der gravierende Folgen im Hinblick auf das Selbstkonzept des Kindes und damit auch auf seine kognitiven Leistungen und sozialen Verhaltensweisen nach sich ziehen kann.

Leistungsschwäche als Resultat der Übernahme sportimmanenter Prinzipien

Leistungsschwache Schüler und Außenseiter im Sportunterricht sind häufig auch eine Folge der unreflektierten Übernahme sportimmanenter Prinzipien (z. B. Überbietung, Wettbewerb, Leistungsvergleich etc.).

Sportunterricht ist — obwohl dies viele Lehrer abstreiten und es manchen auch gar nicht bewußt wird — oft auf konkurrenzorientiertes Handeln hin ausgerichtet.

Im Sport etwas leisten heißt allzuoft zugleich: etwas schneller, höher, weiter, besser können als andere, sich mit anderen messen, einen Sieger und damit zugleich einen Verlierer ermitteln.

— „Wer kann den Ball prellen?" (Und was ist mit dem, der es nicht kann?)
— „Wer kann über den höheren Kasten springen?" (Wem gelingt dies nicht?)
— „Welche Gruppe ist zuerst fertig?"
— „Wer hat die meisten Punkte?"

Lehreräußerungen dieser Art provozieren und unterstützen ein konkurrenzorientiertes Verhalten. Es geht weniger um die Art und Weise, wie jeder einzelne mit einem vorgegebenen oder vorgefundenen Bewegungsproblem zurechtkommt, sondern um den Vergleich der eigenen Leistung mit der eines anderen.

Teilnehmen an Bewegungssituationen bedeutet zumeist auch, sich in einen motorischen Kräftevergleich begeben, aus dem letztlich eine zwar nicht offizielle, aber doch von Schülern wie Lehrern wahrgenommene Rangreihe resultiert. Insbesondere motorisch schwächere Kinder empfinden diese Assoziation des Bewegungshandelns mit Konkurrenz, Wettkampf und Vergleich als Belastung. Eine an sich angenehme Betätigung — und als solche wird Bewegung von den meisten Kindern empfunden — wird im Sportunterricht mit negativen Erfahrungen besetzt und folglich — je mehr sich diese Erlebnisse häufen — immer mehr gemieden. Wenn man sich dem Schulsport schon nicht entziehen kann, dann versucht man zumindest, dem Sport im Alltag zu entgehen.

Auswirkungen der motorischen Leistungsschwäche auf die soziale Integration der Schüler

Häufig sind Schüler, die durch geringe sportliche Belastbarkeit oder Ungeschicklichkeit auffallen, nicht leistungsunwillig, sondern einfach überfordert. Sie leiden unter ihren Schwächen, ihre negativen Erfahrungen führen zu einer deprimierten Grundstimmung und zum Gefühl der Hilflosigkeit, die sich wiederum — wie oben beschrieben — in Aggressivität, Clownerien oder übermäßiger Ängstlichkeit äußert.

Die Konsequenz der ursprünglich motorischen Leistungsschwäche ist häufig die Ablehnung des Kindes durch Mitschüler. Mehr noch als in anderen Fächern führen Leistungsprobleme im Sport zu Prestigeverlust in der Bezugsgruppe, die Schüler werden aufgrund ihrer Ungeschicklichkeit nicht ernst genommen oder sogar abgelehnt.

Die körperliche Leistungsfähigkeit spielt eine wichtige Rolle für das soziale Ansehen, das Kinder in der Gruppe der Gleichaltrigen genießen. Nicht-Mithalten-Können bei Bewegungsspielen bedeutet zumeist auch, am Rande zu stehen und nicht beachtet zu werden.

Im Schulsport wird besonders in Spielsituationen — und hier vor allem bei den „großen Sportspielen" — die Problematik der Verknüpfung motorischer und sozialer Handlungen deutlich. Die Diskriminierung der Leistungsschwächeren beginnt bei der Mannschaftseinteilung und endet im Umkleideraum, wo mehr oder weniger offen die Gründe für eine Niederlage personifiziert werden.

Während des Spiels bleibt der Ball meistens im Besitz der Leistungsstarken, zwischen ihnen laufen die Spielhandlungen ab. Welche Rolle spielt nun hier der leistungsschwache Schüler?

— Er wird weder angespielt, noch greift er aktiv ins Spielgeschehen ein.
— Um der Form Genüge zu tun, nicht ganz abseits zu stehen oder weil eben doch der Wunsch zum Mitmachen Bewegungsanstöße gibt, verfolgt er das Spielgeschehen durch Hin- und Herlaufen, er verfolgt den Ball und damit die räumliche Konzentration der Mitspieler durch Mitbewegung, indem er sich jeweils in die Richtung begibt, in der etwas los ist, vor- und zurückläuft, ohne jedoch das Spiel durch eigene Handlung zu beeinflussen (er spielt die Rolle des „flankierenden Spielbegleiters", der das Spielfeld füllt und quasi pantomimisch die Bewegungshandlungen der Spielakteure mitmacht, ohne den Ball zu besitzen und auch nur zu versuchen, ihn in Besitz zu nehmen).

Dieses in der Realität des Schulalltags beobachtete Beispiel ist sicherlich kein Einzelfall. Es gibt immer wieder Kinder, die die eben beschriebenen Rollen einnehmen, und es erübrigt sich die Frage, ob sie mit dieser Rolle zufrieden sind. Die Chancen, wirklich **mit**zuspielen, ein konstruktiver Teilnehmer des Spiels zu sein, dessen Handlungen Sinn haben, sind gering.

Schwachen Schülern widerfahren solche Begebenheiten im Sportunterricht ständig: Die Sportspiele sind typische Situationen für einen Teufelskreis, in den die Leistungsschwächeren im Schulsport geraten: Die mangelnde Integration in das Spielgeschehen und die fehlende Anerkennung als gleichwertiger Spielpartner ziehen ein Sich-Zurückziehen der Betroffenen nach sich, was wiederum die Lern- und Übungsmöglichkeiten reduziert und damit einen geringen Fertigkeitszuwachs zur Folge hat. Der Kreis schließt sich durch die soziale Zuschreibung, die sich aus der Außenseiterrolle im Sportspiel ergibt.

Die Erfahrungen im Sportspiel wirken in sozialer Hinsicht differenzierend — wenn nicht sogar diskriminierend:

Die Spaltung in die Gruppe derjenigen, die das Spiel bestimmen, und derer, die für den Spielerfolg eher störend als fördernd oder unterstützend betrachtet werden, zieht Konsequenzen für die Einstellung zum gesamten Schulsport nach sich.

Auswirkungen auf das Selbstkonzept und das Selbstwertgefühl

Das Bild, das ein Kind von sich selbst hat, ist in hohem Ausmaß abhängig von der Einschätzung seiner eigenen körperlichen Leistungsfähigkeit.

NEUBAUER (1976) betrachtet Körpermerkmale und körperliche Fähigkeiten als „Ankervariablen" für die Entwicklung des Selbstkonzeptes. Unter Selbstkonzept wird dabei das Bild, das ein Kind sich von seiner Person macht, verstanden. Dieses Bild wird vor allem in den ersten Lebensjahren geprägt von der Erfahrung im Umgang mit den körperlichen Fähigkeiten und ihrer Bewertung durch die Umwelt.

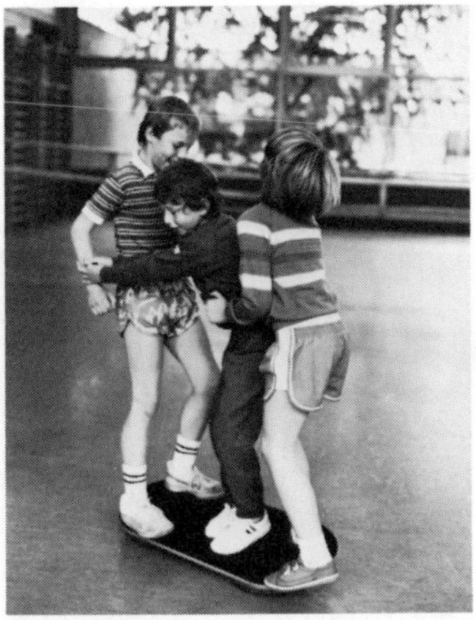

Abb. 4

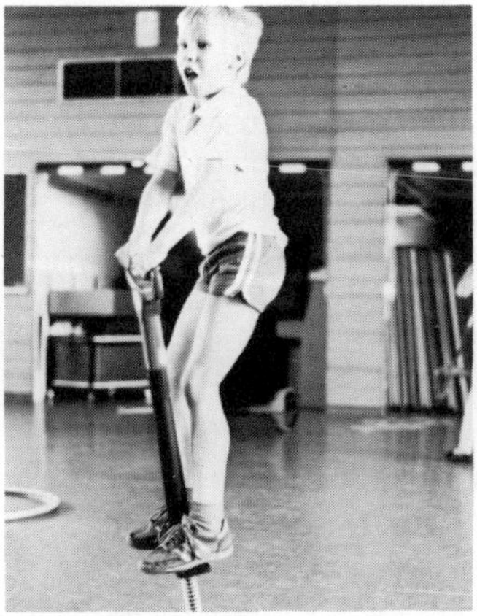

Abb. 5

Die emotional-affektive Bewertung des Selbstbildes wird als Selbstwertgefühl bezeichnet. Eine gute Einstellung zum eigenen Körper kann als Voraussetzung für ein positives Selbstwertgefühl gesehen werden: Über seinen Körper verfügen zu können, ihn in sportlichen Situationen als gelenkig und gefügig zu erfahren, so daß Ziele, die man angestrebt hat, auch erreicht werden können, stellt eine Grundlage für die Zufriedenheit mit dem eigenen Körper dar und kann zur Stabilisierung und Verbesserung des Selbstwertgefühls beitragen.

Wird der Körper dagegen als steif und sperrig erlebt und als „sich selbst im Wege stehend" empfunden, können körperliche Aktivitäten sogar als selbstwertbedrohend erfahren werden.

MRAZEK (1986, 243 f.) weist allerdings darauf hin, daß objektive anatomische und physiologische Merkmale zwar eine wichtige Voraussetzung des Selbstwertgefühls sind, wichtiger sei jedoch die Einstellung zu ihnen. So kann ein Kind eigene gute körperliche Fähigkeiten trotzdem negativ bewerten, ein anderes geringe Fähigkeiten noch positiv. Die Selbstwahrnehmung ist daher ein wesentlicher Aspekt, der bei der Förderung leistungsschwacher Kinder beachtet werden muß.

Wenn ein Kind alltäglich seine Insuffizienz im körperlich-motorischen Bereich erlebt, wenn Mißerfolg zur konstanten Erfahrung im Sportunterricht gehört und das Kind ständig das Gefühl hat, daß seine Handlungen keinerlei Folgen haben und daß es nichts bewirken kann, tritt ein Gefühl von Hoffnungs- und Hilflosigkeit auf. Hilflosigkeit bedeutet, einer Situation ausgeliefert zu sein (SELIGMAN 1979).

Das häufige Erleben von Hilflosigkeit kann das Selbstwertgefühl entscheidend beeinflussen; die besondere Gefahr besteht darin, daß das Gefühl des Ausgeliefertseins oft auch auf andere Situationen übertragen wird. Wenn ein Kind z. B. im Sportunterricht häufig erlebt, daß es überfordert ist, daß ihm keiner etwas zutraut, wird es auch in anderen Fächern wenig Zuversicht und Selbstvertrauen entwickeln.

Die Einschätzung der eigenen Fähigkeiten und Erwartungen an sich selbst kann die Wirkung einer „sich selbst erfüllenden Prophezeiung" haben: Versagt ein Schüler mit hohem Selbstwertgefühl in einer Aufgabe, wird er diese Leistung eher als wenig repräsentativ für seine Fähigkeiten ansehen, gute Leistungen dagegen als Beleg für seine Fähigkeiten bewerten. Hat jedoch ein Schüler mit geringem Selbstwertgefühl Mißerfolg, dann betrachtet er dies als einen Beweis für seine Wertlosigkeit. Bei Erfolg wird die Schwierigkeit der Aufgabe relativiert oder Glück oder Zufall verantwortlich gemacht (vgl. FILIPP 1984, 19).

Entscheidend für das Erlebnis der Hilflosigkeit ist die subjektive Bewertung der Situation: Da Sport und Bewegung für Kinder und Jugendliche meist eine sehr große Bedeutung haben, liegen in diesen Bereichen besondere Gefahren aber auch besondere pädagogische und therapeutische Möglichkeiten.

Der Versuch, Bewegungsauffälligkeiten und Leistungsschwächen der Kinder auszugleichen und ihre motorischen Fähigkeiten zu verbessern, um ihnen damit auch zu mehr Selbstvertrauen zu verhelfen, muß von vornherein zum Scheitern verurteilt sein, wenn nicht gleichzeitig die Bedeutung des Selbstkonzeptes des Kindes berücksichtigt wird.

Im Schonraum des Sportförderunterrichts entwickelt das Kind oft eine unrealistische Vorstellung von seinen körperlichen Fähigkeiten. Übertriebene positive Rückmeldung von seiten des Lehrers stärken zwar zunächst sein Selbstvertrauen, im regulären Sportunterricht muß es dann jedoch die Erfahrung machen, daß es gar nicht „so gut", „so geschickt" ist, wie es ihm in der Förderstunde vermittelt wurde.

Eine wesentliche Aufgabe ist daher die Stärkung des Selbstbewußtseins, und zwar unabhängig von oder trotz körperlicher und motorischer Mängel. Ziel ist also, das Kind selbstbewußt, leistungszuversichtlich und gegebenenfalls unabhängig von der Bewertung durch die soziale Umwelt zu machen.

Wichtig ist dabei ein bestimmtes Lehrerverhalten, das darauf abzielt, beim Kind eine Umstrukturierung der Selbstwahrnehmung zu erreichen.

Langfristig ist wohl nur dann eine Änderung der Selbstwahrnehmung des Schülers zu erzielen, wenn der interindividuelle Vergleich einer intraindividuellen Leistungsbeurteilung weicht und an die Stelle fremder Wertmaßstäbe der Aufbau internaler Bekräftigungsmechanismen tritt.

Der Sportförderunterricht kann hierzu beitragen, indem der Lehrer dem Kind konsequent die Erfahrung vermittelt, daß seine Leistungen wertungsfrei erlebt werden, daß der Erwachsene sie unabhängig von der Höhe als sinnvoll wahrnimmt. Unabhängig von der Bewertung durch andere sollte es Befriedigung aus der eigenen Tätigkeit gewinnen, sich vom Erwachsenen akzeptiert fühlen und gleichzeitig sich selbst und seine Tätigkeit als sinnvoll erleben, um auf diesem Weg zu lernen, sich selbst zu akzeptieren.

Alle Reaktionen des Lehrers auf Handlungen und Bewegungseinfälle des Kindes sollten ihm helfen, ein realistisches, aber leistungszuversichtliches Selbstbild aufzubauen. Negative und vergleichende Kommentare sollten möglichst ganz unterlassen werden, aber auch mit positiven Bekräftigungen sollte der Lehrer zurückhaltend umgehen.

Entscheidend ist, daß das Kind das Bewußtsein entwickelt, daß es selbst Zentrum seiner Handlungen ist und in diesen Handlungen unabhängig von der Höhe der Leistung akzeptiert wird und sich selbst akzeptiert (vgl. VOLKAMER/ZIMMER 1986, 57).

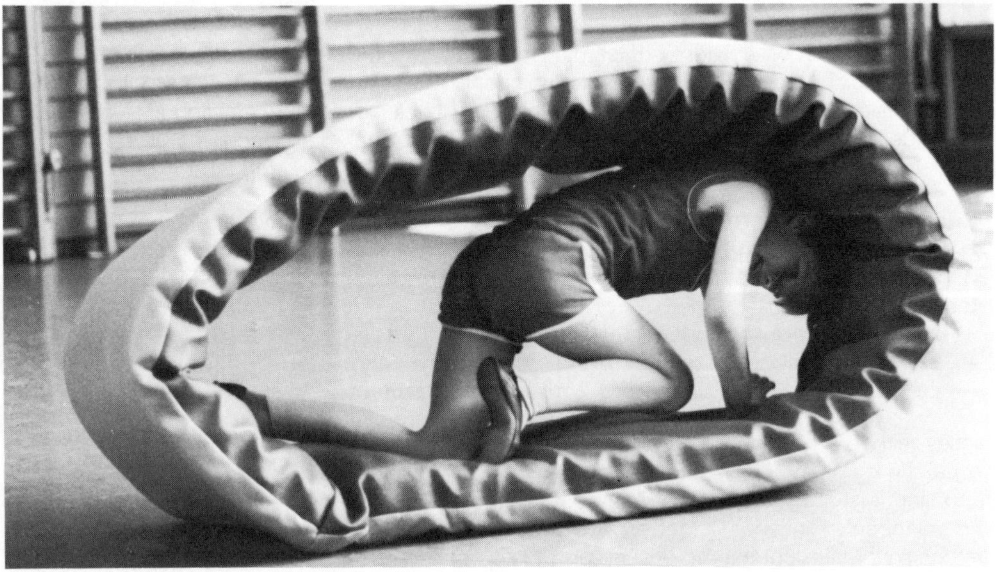

Abb. 6

Möglichkeiten der Förderung leistungsschwacher Schüler

Im normalen Sportunterricht wird die Problematik des leistungsschwachen Schülers kaum aufgefangen. Viele Unterrichtssituationen lösen Frustrationen aus und tragen zur Entmutigung bei. Die leistungsstarken Schüler bestimmen häufig Inhalte und Schwerpunkte des Sportunterrichts, da sie einerseits aufgrund ihrer Vorerfahrungen (z. B. im Verein) differenziertere Vorschläge zur Unterrichtsgestaltung machen können, andererseits werden ihre Wünsche vom Lehrer eher berücksichtigt, da sie die Ziele seines Unterrichts am ehesten erreichen und er sie im übrigen auch gerne auf seiner Seite haben will. Gerade die leistungsorientierten, sportstarken Schüler sind nun oft nicht in der Lage, Rücksicht auf die Situation der schwächeren zu nehmen und ihre Ansprüche hinsichtlich der Verbesserung der eigenen Leistung zurückzustellen.

Sie empfinden es als störend und lästig, ihr Lerntempo zugunsten derer zu reduzieren, die sich nicht so schnell auf neue Bewegungssituationen einstellen oder sich eine neue Technik aneignen können. Werden sie im didaktisch gut gemeinten Gruppenunterricht als „Hilfslehrer" eingesetzt, erscheint ihnen dies meist zu Anfang aufgrund der besonderen Rolle und des damit verbundenen Prestiges zwar interessant, sie melden aber bereits nach kurzer Zeit ihren Anspruch auf eigene Lernangebote an, die ihnen auch berechtigterweise im Sportunterricht zustehen.

So bestehen Vereinssportler z. B. darauf, „ihren" Fußball oder „ihr" Handballspiel auch im Sportunterricht zu spielen — und zwar nach den Regeln und unter den Bedingungen, die sie vom Vereinstraining her kennen.

Oberstes Ziel des Sportunterrichts sollte es sein, Kinder erst gar nicht zu Außenseitern werden zu lassen und für jede Könnensstufe adäquate Unterrichtsinhalte anzubieten.

Die Vielfalt der Interessen der Schüler, die Heterogenität ihrer Leistungsfähigkeit und die häufig auch im Schulsport anzutreffende Wettkampforientierung grenzen jedoch die Möglichkeiten einer Integration und Förderung leistungsschwacher Schüler ein. Da kurzfristig kaum eine Änderung in der Unterrichts- und Schulstruktur zu erwarten ist, kann die Einrichtung einer Art Schonraum für diese Schüler die Chance einer spezifischen Berücksichtigung ihrer Probleme bieten.

Der Sportförderunterricht ist ein an vielen Schulen bereits etabliertes Zusatzangebot zum regulären Sportunterricht. Häufig ist er in der Schulorganisation fest verankert und kann — wenn er richtig genutzt wird — leistungsschwachen Kindern Möglichkeiten geben
- **zur Verbesserung ihrer motorischen Leistungen;**
- **zum Ausgleich spezifischer motorischer Schwächen und Defizite;**
- **zur Verarbeitung sozialer und emotionaler Probleme.**

Dieses zeitbegrenzte Angebot kann wesentlich zur emotionalen Stabilisierung der an ihren motorischen Fähigkeiten und damit oft auch an sich selbst zweifelnden Kinder beitragen. Voraussetzung hierfür ist allerdings, daß es ein am Kind und seinen individuellen Problemen, Schwächen und Vorlieben orientiertes Angebot ist, das sowohl in bezug auf die Inhaltsauswahl wie auch in methodischer Hinsicht die motorische und die psychosoziale Situation der leistungsschwachen Kinder berücksichtigt.

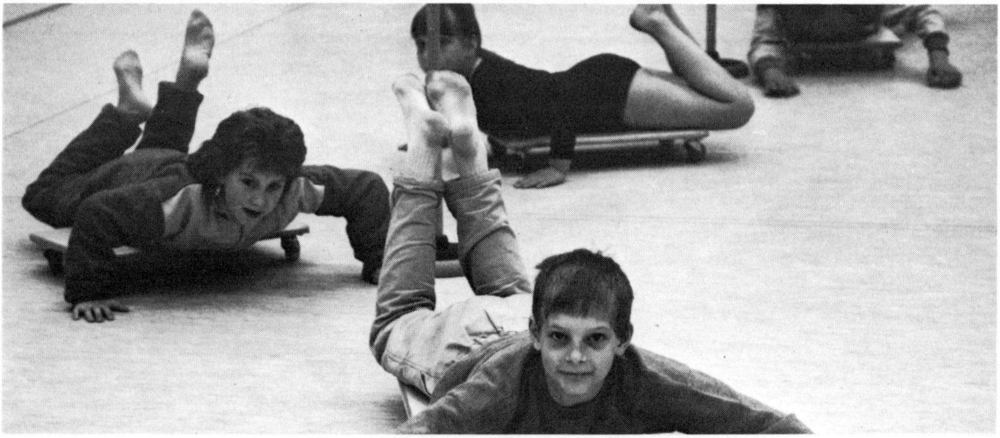

Abb. 7

3 Schulsonderturnen und Sportförderunterricht

Vom orthopädischen Turnen zur Integration von Problemschülern

Die populärste, traditionsreichste, organisierte und zugleich auch umstrittenste Maßnahme zur Bewältigung der Probleme leistungsschwacher Schüler im Sportunterricht ist das Schulsonderturnen bzw. der Sportförderunterricht.

Noch in der 7. Auflage des zum Standardwerk gewordenen „Lehr- und Arbeitsbuch Sonderturnen" wird das Schulsonderturnen als eine gezielte und planmäßige Maßnahme der Schule zugunsten der Kinder mit Haltungsmängeln und -schwächen definiert (CICURS/HAHMANN 1982, 7).

Obwohl die medizinische Orientierung des Schulsonderturnens schon seit Jahren einer pädagogischen Sichtweise des Förderangebotes gewichen ist, liegt die Gewichtung der Inhalte in fast allen Literaturquellen, die sich als Praxisanregung zur Gestaltung des Förderunterrichts verstehen, auf Ausgleichsübungen zur Behebung ganz bestimmter organischer, körperlicher und motorischer Auffälligkeiten (DIEM/SCHOLTZMETHNER 1974, SCHWOPE 1981, RUSCH 1983).

Die Dreiteilung „Haltungsschwächen, Organleistungsschwächen und Koordinationsschwierigkeiten" zieht sich als inhaltlicher Schwerpunkt sowohl durch die theoretischen Abhandlungen als auch durch praktische Unterrichtshilfen.

Die geschichtliche Entwicklung des Schulsonderturnens

Ein Blick in die Geschichte des Schulsonderturnens zeigt die Problematik, in der sich die Fördermaßnahme seit Jahren befindet.

Um die Jahrhundertwende (1903) wurden aufgrund der im Rahmen schulärztlicher Untersuchungen bei vielen Kindern festgestellten Haltungsanomalien Kurse unter der Bezeichnung „Orthopädisches Schulturnen" eingerichtet. Ein Grund für die festgestellten Haltungsfehler wurde vor allem im Sitzzwang der Schule gesehen und von daher auch die Schule dafür verantwortlich gemacht, einen Ausgleich für die von ihr verursachten Mängel zu schaffen.

Mit Unterstützung des Preußischen Kultusministeriums bestanden bereits 1910 in 32 preußischen Städten solche „orthopädischen Kurse". In dieser Zeit kamen auch Bezeichnungen wie „Skolioseturnen", „Hilfsturnen" und „Schwächlingsturnen" auf. Nach dem 1. Weltkrieg wurde die Idee des orthopädischen Schulturnens weitergeführt, jetzt allerdings unter dem Terminus „Vorbeugende und ausgleichende Leibesübungen". Eine Unterbrechung der Ausbreitung ist 1933 zu verzeichnen: Die Sonderkurse für haltungsgeschwächte Kinder wurden eingestellt, da man der Meinung war, durch eine Erweiterung der Stundenzahl für den Sportunterricht würden die zusätzlichen Förderkurse überflüssig.

Nach dem 2. Weltkrieg stagnierte die Weiterverbreitung der Förderkurse auch aufgrund personeller und räumlicher Engpässe; als sich jedoch bei Schuluntersuchungen und Musterungen ein Ansteigen der Haltungsfehler und Fußdeformationen zeigte, wurden die „ausgleichenden und vorbeugenden Leibesübungen" wieder aufgenommen.

1947 wurde die DSHS Köln mit der Ausarbeitung von Richtlinien für das Schulsonderturnen beauftragt, und 1952 erließ Nordrhein-Westfalen eine Prüfungsordnung für Lehrer, die den zusätzlichen Förderunterricht durchführen sollten (KLUTTIG 1976). Unter der Bezeichnung „Schulsonderturnen" sollten in verbindlichen Förderkursen Kinder mit Wachstums- und Entwicklungsschwächen (Muskelschwächen des Rumpfes und des Fußes), Koordinationsschwächen und Organschwächen besonders betreut werden (vgl. DORDEL 1984).

Die medizinische Gewichtung der Kurse wurde zugunsten pädagogischer Zielsetzungen abgeschwächt (der Begriff der „Haltung" blieb allerdings auf den somatischen Bereich beschränkt); sie erstreckten sich darauf, das Kind durch Verbesserung seiner körperlichen und motorischen Leistungen an das Leistungsniveau seiner Altersgruppe heranzuführen (DIEM/SCHOLTZMETHNER 1974).

In Hessen wurde der Begriff „Schulsonderturnen" durch die Bezeichnung „Kompensatorischer Sportunterricht" ersetzt, in Bayern hieß das zusätzliche Unterrichtsangebot „Sportförderunterricht", dieser — die Zielgruppe neutral beschreibende — Begriff scheint sich inzwischen immer mehr durchzusetzen.

Unabhängig von der Bezeichnung erinnern die Ziele und Methoden an eine krankengymnastische Behandlung: Gezielte Ausgleichsübungen zur Vermeidung oder Behebung von Haltungsschwächen, ein Training zum Abbau von Herz-Kreislauf-Schwächen und ein Programm zur Verbesserung der Koordinationsfähigkeit. Ausgangspunkt ist ein bestimmter Defekt, ein Mangel oder eine festgestellte Schwäche, und an diesen Defiziten orientieren sich Inhaltsauswahl und methodisches Vorgehen. Diese Auffassung von Sinn und Zweck eines Förderangebots für bewegungsauffällige und leistungsschwache Kinder traf in den letzten Jahren verstärkt auf skeptische und oft ablehnende Haltung. Die Kritik richtete sich dabei sowohl auf die Organisation des Schulsonderturnens und auf die Vorgehensweise bei der Auswahl der Kinder als auch auf inhaltliche Aspekte und die Effektivität der Fördermaßnahmen.

Kritik am traditionellen Konzept des Schulsonderturnens

Das traditionelle Konzept des Schulsonderturnens geht in erster Linie von körperlich-motorischen Schwächen aus, die es mit Hilfe gezielter Übungs- und Trainingsangebote auszugleichen gilt. Ziel dieser Fördermaßnahmen ist es, die körperlichen Schwächen zu beheben, um dem Schüler möglichst bald die Teilnahme am normalen Schulsport und das Erreichen des allgemeinen Leistungsstandards der Klasse zu ermöglichen.

In der Diagnose und Behandlung von Haltungs- und Bewegungsauffälligkeiten aus der traditionellen Sicht von Orthopäden, Sportmedizinern und Krankengymnasten spiegelt sich eine Auffassung über die Funktion der menschlichen Motorik wider, die auf einer überwiegend biomechanischen Betrachtungsweise basiert (SCHILLING 1982, 4). Abweichungen von der normalen Haltung werden als korrekturbedürftig angesehen, da man sie als Ursache späterer gesundheitlicher Beeinträchtigungen vermutete.

Darüber hinaus wurden Bewegungsauffälligkeiten vorwiegend unter dem Aspekt der körperlichen Beeinträchtigung gesehen; daß sie immer auch mit Beeinträchtigungen des sozialen Verhaltens und des Selbstbildes und damit auch der allgemeinen Handlungsfähigkeit einhergehen, wurde weniger berücksichtigt.

Die für die Teilnahme am Schulsonderturnen zu Auswahlkriterien erhobenen Schwächen legen nahe, daß im Förderunterricht ein funktionelles Programm zur Beseitigung bzw. Minderung der vorgefundenen Symptome zur Geltung kommt.

Unter dieser Perspektive geriet das Schulsonderturnen als quasi „Reparaturservice" für das Funktionieren im regulären Sportunterricht in Mißkredit, da

1. der Erfolg der Ausgleichsmaßnahme gerade von orthopädischer Seite, von der die Initiative zur Institutionalisierung des Schulsonderturnens ja ausgegangen war, bezweifelt wurde (ROMPE/SOMMER 1983);
2. das Übungsprogramm als wenig kindorientiert betrachtet wurde und die Altersstufen, in denen ein zusätzliches Bewegungsangebot am ehesten erfolgversprechend ist, eine ganz andere methodische und inhaltliche Schwerpunktsetzung erforderten;
3. die Problematik der Leistungsschwäche keine nur motorische oder körperliche ist, sondern immer auch im Zusammenhang mit der Gesamtpersönlichkeit des Kindes gesehen werden muß. Gerade der Aspekt der Ganzheitlichkeit wird bei der Symptomorientierung des Förderangebotes außer acht gelassen, und statt dessen werden medizinische Behandlungsmethoden angewendet.

Trotz vereinzelter Ansätze, eine Akzentverschiebung zugunsten pädagogischer Zielsetzungen zu erreichen (vgl. CICURS 1978, SEYBOLD 1982) hat die Kritik am Konzept des Sportförderunterrichts auch heute noch ihre Berechtigung.

Sportförderunterricht unter veränderten Perspektiven

Die Einrichtung besonderer Fördermaßnahmen für Kinder mit motorischen Beeinträchtigungen und den damit verbundenen psychischen und sozialen Problemen kann vor allem dann vorteilhaft sein, wenn Schüler in ihrer Klassengemeinschaft bereits so stigmatisiert sind, daß sie ihrer Rolle als Außenseiter nur schwer entkommen können. Die Einbindung in eine neue Gruppe und die vielleicht unvoreingenommenere Einstellung eines neuen Lehrers geben u. U. Impulse für einen Anstieg der Motivation und eine Änderung des Verhaltens. Allerdings sollte die Gestaltung des Förderunterrichts sich vor allem an pädagogischen Kriterien orientieren und dem Kind wirkliche Hilfen zur Bewältigung seiner Probleme geben. Ängstlichen, gehemmten und übermäßig zurückhaltenden Kindern nutzen Anweisungen und Übungen zur Korrektur ihrer Haltung und zur Verbesserung ihrer Bewegungsleistung nur wenig, sie brauchen Erfahrungen, durch die sie ermutigt werden und Vertrauen zu sich selbst finden.

Handelt es sich um Kinder, die hyperaktiv und unkonzentriert sind, brauchen sie keine Ermahnung zur Ruhe und Aufforderung zur Kontrolle ihrer Bewegungen, sondern Angebote, die ihren Bewegungsbedürfnissen entsprechen und durch die sie Entlastung und Entspannung erfahren.

Im Sportförderunterricht ist ein Eingehen auf die spezifischen Schwierigkeiten dieser Kinder eher als im regulären Sportunterricht möglich. Die geringere Anzahl der Teilnehmer, ein für spezielle Wünsche offenes Angebot und das Freisein von äußeren Zwängen (Notengebung, Lehrplan, Fachkonferenzbeschlüsse etc.) ermöglichen Bewegungserlebnisse, die von Kindern unmittelbar als sinnvoll wahrgenommen werden und in denen sie sich selbst wiederfinden können.

Dieser veränderten Zielsetzung tragen in der Zwischenzeit auch die 1982 von der Kultusministerkonferenz herausgegebenen „Grundsätze für die Durchführung eines Förderunterrichts im Schulsport (Schulsonderturnen)" Rechnung. Hier wird immer wieder auf psychologische und

und soziale Ziele des Förderunterrichts hingewiesen (Abbau von Hemmungen, kooperatives Handeln in der Gruppe, Erhöhung des Selbstwertgefühls, Abbau sozialer Sonder- und Randpositionen), mit welchen Inhalten und Methoden dies realisiert werden soll, bleibt jedoch offen.

Im Hinblick auf die Inhalte des Förderunterrichts wird lediglich der Hinweis gegeben, daß alle Formen des Schulsports einbezogen werden sollen — soweit dies organisatorisch möglich und sportmedizinisch sinnvoll ist. (Ob dies pädagogisch und psychologisch auch sinnvoll ist, bleibt unerwähnt.)

Ansonsten wird lediglich der Hinweis gegeben: „Anregungen aus dem Bewegungs- und Spielleben der Kinder sind mit aufzunehmen." Um Kindern wirklich bei der Bewältigung motorischer, psychomotorischer (und motivationaler) Probleme zu helfen, muß der Sportförderunterricht vielmehr die besondere psycho-soziale Situation der meist auf breiter Ebene entmutigten Kinder berücksichtigen. Hilfen geben bedeutet zwar einerseits, ihnen die Erfahrung zu vermitteln, daß durch Üben und vielleicht auch Trainieren die eigenen körperlichen Leistungen verbessert werden können, u. U. müssen die Kinder andererseits jedoch auch einsehen, daß ihnen Grenzen gesetzt sind und sie trotz intensiver Bemühungen nicht die gleichen Leistungen erreichen wie andere. Sie müssen lernen, ihre Fähigkeiten richtig einzuschätzen, die Bedeutung sportlicher Erfolge zu relativieren und sich selbst trotz vorhandener Schwächen zu akzeptieren (vgl. VOLCK 1977, 21).

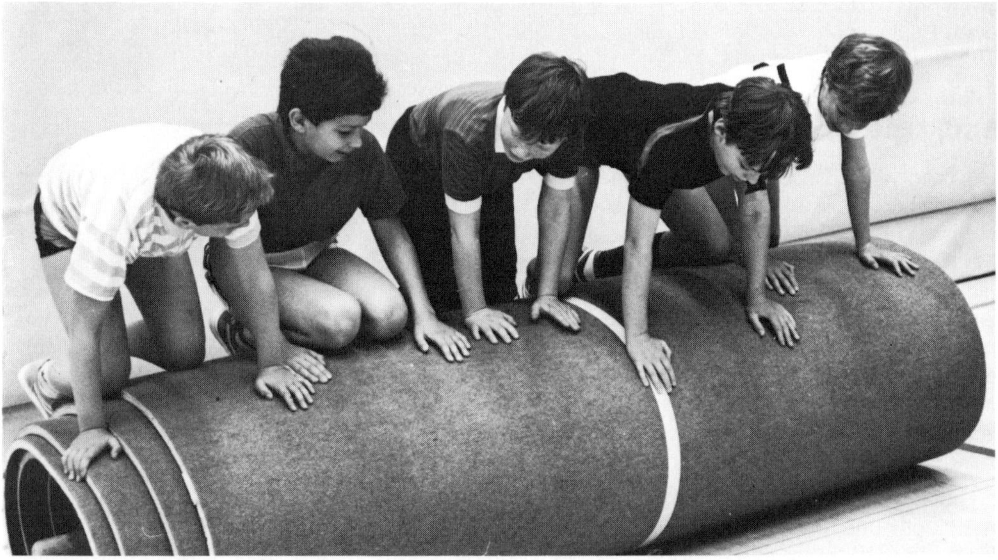

Abb. 8

Erst durch erlebnis- und lustbetonte Bewegungsangebote wird den Kindern wieder der Zugang zum Sport und zur eigenen Körperlichkeit erschlossen. Diese Kinder benötigen keine starren Bewegungsanweisungen und Übungsprogramme, sondern vielseitige Gelegenheiten zu psychomotorischen Selbsterfahrungen mit ihrem Körper, mit Gegenständen und Materialien und ihren sozialen Bezugspersonen. Sowohl die Inhaltsauswahl als auch die im Unterricht angewandten Methoden müssen dazu geeignet sein, vorhandene Ängste und Hemmungen abzubauen, das Selbstwertgefühl der Kinder zu stärken und Außenseiter zu integrieren.

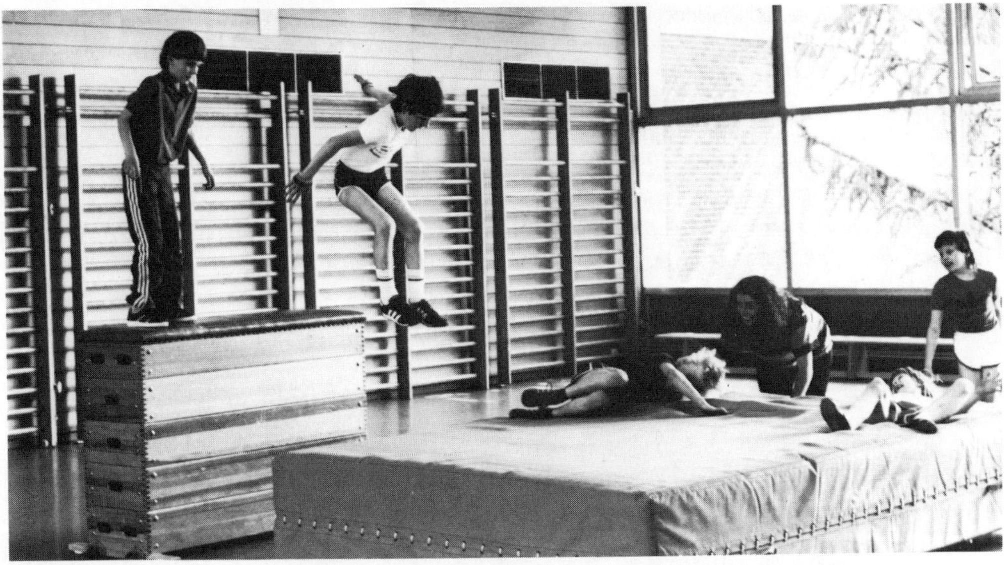

Abb. 9

Voraussetzung hierfür ist eine spielerische, lustbetonte und fröhliche Atmosphäre, in der jedes einzelne Kind sich ernstgenommen und angenommen fühlt und in der seine Spiel- und Bewegungsbedürfnisse mehr im Vordergrund stehen als seine Bewegungs- und Haltungsauffälligkeiten.

Ein solches Konzept von Sportförderunterricht muß ganzheitlich orientiert sein, d. h. es muß die gesamte Persönlichkeit der Kinder mit ihren motorischen, kognitiven, emotionalen und sozialen Anteilen berücksichtigen.

Die Erfolge, die die „psychomotorische Erziehung" in der Praxis aufweisen kann, machen deutlich, daß über ein solches ganzheitliches Vorgehen motorische Lernprozesse wie auch Wahrnehmungserfahrungen gleichsam von selbst, nämlich „selbsttätig" vollzogen werden und zu tiefgreifenderen Veränderungen in der Persönlichkeitsentwicklung des Kindes führen, als es eine intensive und regelmäßige Haltungs- und Bewegungsschulung jemals leisten könnte (KIPHARD 1982).

Organisatorische Hinweise zur Durchführung des Sportförderunterrichts

Der Sportförderunterricht ist ein zusätzlich zum Sportunterricht stattfindendes Angebot für „Kinder und Jugendliche, deren motorische Leistungsfähigkeit durch psycho-physische Schwächen eingeschränkt ist" (Empfehlungen der Kultusministerkonferenz 1982). Er wird durch speziell ausgebildete Lehrer erteilt und ist für alle Schulformen und Schulstufen vorgesehen; realisiert wird das Förderangebot allerdings größtenteils in der Grundschule und Orientierungsstufe. Die Anzahl der Teilnehmer wird nach den Rahmenrichtlinien des Niedersächsischen Kultusministers (1983) mit 8—15 Kindern angegeben; um eine wirklich individuelle Behandlung der Kinder zu gewährleisten, hat es sich jedoch nach unseren Erfahrungen als sinnvoll erwiesen, die Gruppengröße auf maximal 10—12 Schüler zu beschränken und in besonderen Fällen sogar auf 4—8 Schüler einzugrenzen, was nach den Rahmenrichtlinien zeitbegrenzt möglich ist.

Die Auswahl der Kinder erfolgt in der Regel durch den für den Förderunterricht verantwortlichen Lehrer gemeinsam mit dem Sportlehrer. Wenn möglich, sollte auch ein ärztliches Urteil in die Auswahl einbezogen werden; bei psycho-sozialen Auffälligkeiten ist es ratsam, den Schulpsychologen zu Rate zu ziehen (vgl. Kap. 5).

Das Förderangebot umfaßt zwei Stunden wöchentlich, die nach Möglichkeit als Einzelstunden und am Vormittag erteilt werden sollten. In der Grundschule werden hierfür vorrangig unterrichtsfreie „Eckstunden" (1. oder 5. und 6. Stunde) verwendet.

Ist aus organisatorischen Gründen der Unterricht nur am Nachmittag möglich, sollte er eine Doppelstunde umfassen.

Je nach Bundesland ist die Teilnahme am Förderunterricht freiwillig oder verbindlich. Zur Zeit besteht allein in Nordrhein-Westfalen Teilnahmepflicht für diejenigen Schüler, die für diese Förderkurse ausgewählt worden sind, in allen anderen Bundesländern wird lediglich eine Empfehlung ausgesprochen.

Alle Schüler und ihre Eltern sollten über Ziel und Inhalt des Sportförderunterrichts informiert werden, wenn an einer Schule die Fördermaßnahmen neu aufgenommen werden.

Die Eltern der betroffenen Kinder sollten über eine schriftliche Mitteilung hinaus die Gelegenheit haben, an einem Elternabend nähere Informationen über den Ablauf und die Gestaltung der Förderkurse einzuholen und unter Umständen auch besondere Wünsche und Probleme zu äußern.

Überblick über Zielgruppen und Organisation des Sportförderunterrichts (in Anlehnung an die Veröffentlichungen der Kultusministerkonferenz)

Ziel des Schulsonderturnens/ Sportförderunterrichts	Zusatzangebot zum regulären Sportunterricht, das der individuellen Förderung und Bereitschaft von Kindern, an Bewegung, Sport und Spiel teilzunehmen, dienen soll.
Teilnehmer	Kinder mit — körperlichen Leistungsschwächen — Bewegungs- und Haltungsauffälligkeiten — konstitutionellen Besonderheiten (Übergewicht etc.) — Wahrnehmungsschwächen — psycho-sozialen Problemen
Institutionen	alle Schulstufen, insbesondere Primarstufe und Orientierungsstufe, Vereine — freiwilliges Angebot
Zeitlicher Umfang	Zwei Stunden pro Woche (möglichst zwei Einzelstunden vormittags, nur bei organisatorischen Schwierigkeiten eine Doppelstunde nachmittags)
Gruppengröße	8 bis (max.) 15 Teilnehmer, in besonderen Fällen 4 bis 8 (klassen- und z. T. auch jahrgangsübergreifende Gruppen)
Auswahl der Schüler	der für den Sportförderunterricht zuständige Lehrer, Sportlehrer, u. U. Schularzt, Schulpsychologe und Klassenlehrer

Diskriminierung durch Differenzierung?

Die soziale Diskriminierung von Außenseitern im Sportunterricht ist nicht nur eine Gefahr, die im regulären Schulsport auftritt, sondern gerade in den für diese Kinder eingerichteten Fördergruppen ergibt sich das gleiche Problem.

Jede besondere Behandlung leistungsschwacher Kinder, jede Aussonderung und Differenzierungsmaßnahme trägt die Gefahr der Diskriminierung der Betroffenen in sich — auch wenn sie noch so gut gemeint und pädagogisch begründet ist.

Negative Typisierungen verbinden sich schnell mit einer durchaus wünschenswerten zusätzlichen Bewegungsförderung, so daß die im Sportunterricht schon wirksamen Status- und Rollenzuschreibungen nun noch institutionalisiert und nach außen wirksam werden. Einer Schulsonderturngruppe anzugehören bedeutet ja keine Auszeichnung, sondern eine offizielle Anerkennung der Außenseiterstellung.

Werden unsportliche, fettleibige, ungeschickte Schüler zu einer Gruppe zusammengefaßt, wird diese leicht mit einem negativen Etikett versehen. Jeder Gang zum Sportförderunterricht muß ihnen als Beweis ihrer Minderwertigkeit und ihres Leistungsversagens erscheinen. Das ursprüngliche Ziel — die Integration der leistungsschwachen Schüler — wird ins Gegenteil verkehrt: Während die Außenseiterstellung zunächst nur auf die eigene Klasse beschränkt blieb, wird nun auch Nachbarn, Freunden und anderen Außenstehenden deutlich, daß die Unsportlichkeit des Kindes offiziell „behandelt" werden muß.

Die Auswahl für das Schulsonderturnen ist eine Negativ-Auslese, und dies formt auch meistens das Bewußtsein der Schüler: Der Sonderstatus, den sie durch das zusätzliche Förderangebot erhalten, weist sie meist als „schwach", „ungeschickt", „unbegabt" aus. Auch die Bezeichnung „Schulsonderturnen" trägt sicherlich dazu bei, das negative Etikett zu unterstreichen. Neutraler ist hier wohl der Begriff „Sportförderunterricht", der sich allerdings infolge schulrechtlicher Bestimmungen innerhalb einzelner Bundesländer nicht etablieren konnte.

So ist z. B. in Niedersachsen der Begriff „Förderunterricht" beschränkt auf einen zusätzlichen (Pflicht-) Unterricht in den Kernfächern Deutsch, Mathematik etc. für Schüler, die auf diesen Gebieten Leistungsschwächen aufweisen.

Um die diskriminierende Wirkung der derzeit am meisten gebrauchten Termini Schulsonderturnen und Sonderturnen (in den Vereinen) zu vermeiden, können schulinterne Bezeichnungen wie „Sport-Extra" oder „Sport-AG" oder „Förderkurs Sport" etc. verwendet werden, die die Zielgruppe neutral beschreiben und damit einer negativen Einstellung der betroffenen Schüler, die sich zu einer Art Nachhilfeunterricht gezwungen fühlen, vorbeugen.

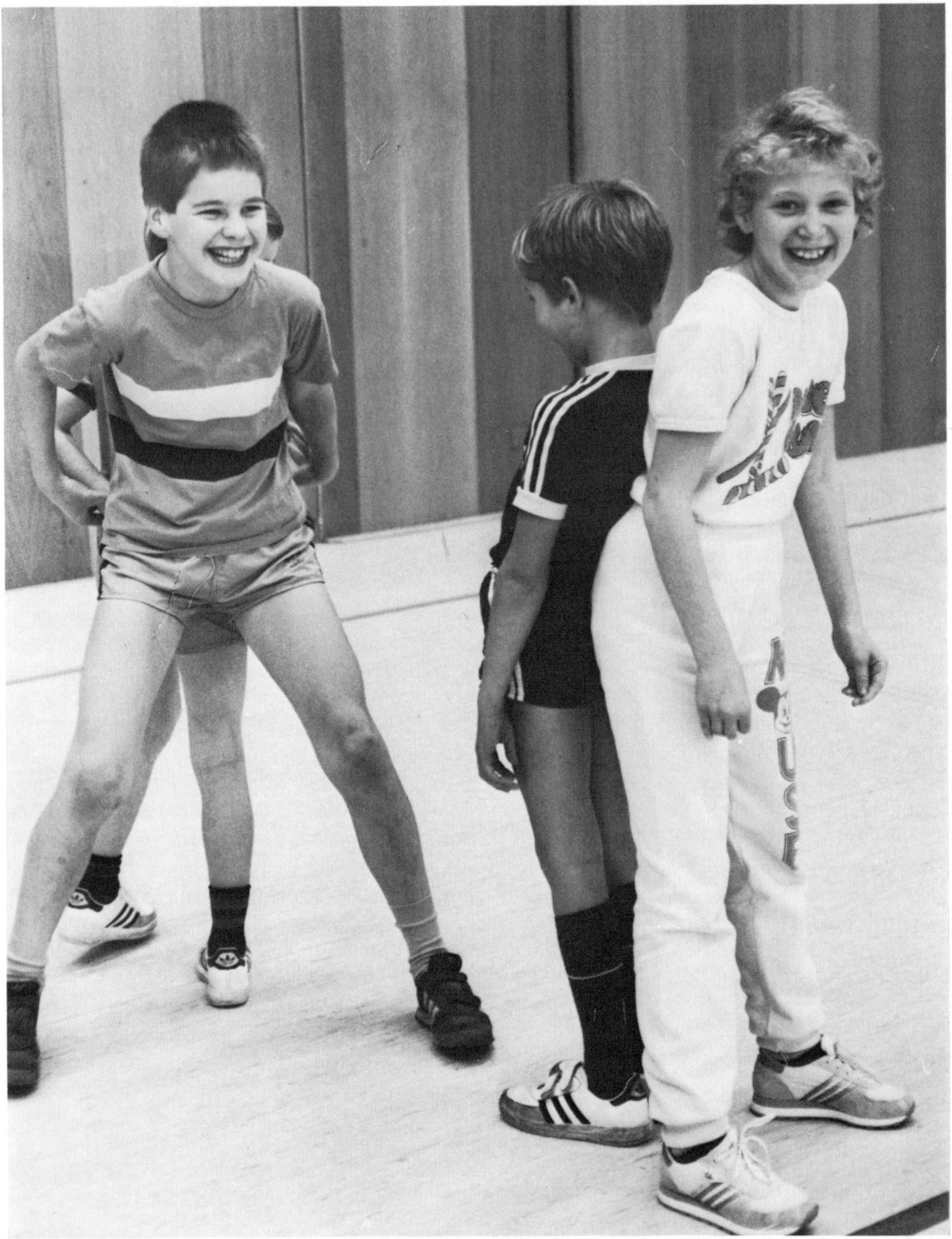

Abb. 10

4 Die Psychomotorik — wie sie entstand und was sie beinhaltet

Die Forderung nach einer an der Ganzheit des Kindes ausgerichteten Fördermaßnahme, in der der enge Bezug zwischen Bewegungsverhalten und psychischem Erleben berücksichtigt wird, führte zu einer in der BRD seit ca. 30 Jahren bestehenden zunächst mehr heilpädagogisch orientierten Richtung, die sich „Psychomotorik" nennt und über Bewegung Einfluß auf die Gesamtpersönlichkeitsentwicklung von Kindern nehmen will.

Im folgenden Kapitel soll die Grundidee der psychomotorischen Erziehung dargestellt und ihre spezifischen Inhalte und methodischen Vorgehensweisen — soweit sie für den Sportförderunterricht Geltung haben können — erläutert werden.

Da im Laufe der Entwicklung der psychomotorischen Erziehung auch spezifische Materialien konstruiert wurden, wollen wir die Besonderheiten und Einsatzmöglichkeiten dieser sogenannten „psychomotorischen Übungsgeräte" vorstellen.

Die didaktischen und methodischen Prinzipien der Psychomotorik sind eng geknüpft an ein spezielles Verhalten des Erziehers; abschließend soll daher auch die Rolle des Lehrers in einem psychomotorisch orientierten Sportförderunterricht diskutiert werden.

Die psychomotorische Erziehung

Die Psychomotorik beinhaltet eine spezifische Sicht menschlicher Entwicklung und deren Förderung, in der Bewegung als ein wesentliches Medium der Unterstützung und Anbahnung von Entwicklungsprozessen betrachtet wird.

Der Begriff „Psychomotorik" kennzeichnet die funktionelle Einheit psychischer und motorischer Vorgänge, die enge Verknüpfung des Körperlich-Motorischen mit dem Geistig-Seelischen.

In Frankreich hat sich die „Education psychomotrice" seit Beginn des 20. Jhds. als Möglichkeit der Prävention und Rehabilitation (oder besser: Rééducation) durchgesetzt und hat heute im schulischen und sonderpädagogischen Bereich ebenso wie in klinischen Einrichtungen einen hohen Stellenwert inne. So sieht z. B. Lapierre (1975) in der psychomotorischen Erziehung eine Basiserziehung für alle Kinder. Aufbauend auf den Arbeiten von Piaget und Wallon fordert er, die Vorschulerziehung ganz auf die Grundlage psychomotorischer Erziehung zu stellen.

Die psychomotorische Erziehung in der Bundesrepublik ist geprägt durch die Arbeiten von Kiphard, die ihren Ausgangspunkt haben in dem Versuch, Bewegung in die Therapie behinderter, verhaltensauffälliger und entwicklungsgestörter Kinder einzubeziehen. Die in der klinisch-heilpädagogischen Arbeit entstandene „psychomotorische Übungsbehandlung" versuchte, das „Brauchbarste und zur Förderung entwicklungsrückständiger Kinder Wesentlichste aus den Übungsbereichen der Rhythmik, der Gymnastik und des Turnens und Sports, der Sinnesschulung und des Rollenspiels und anderem mehr unter heilpädagogischem Aspekt zusammenzustellen" (Kiphard 1963 in Kiphard 1970, 17).

Das Bewegungsverhalten eines Kindes gibt häufig auch Aufschluß über seine psychische Befindlichkeit, über Prozesse, die es u. U. sprachlich nicht ausdrücken kann oder will, die aber zum Verständnis seiner Probleme von wesentlicher Bedeutung sind.

Der Kontakt zum Kind wird außerdem durch Bewegungsspiele und Bewegungsaufgaben erleichtert. Das Kind reagiert auf Bewegungsangebote unmittelbarer und spontaner, läßt sich leichter zur Aktivität anregen und zum Mitmachen verleiten.

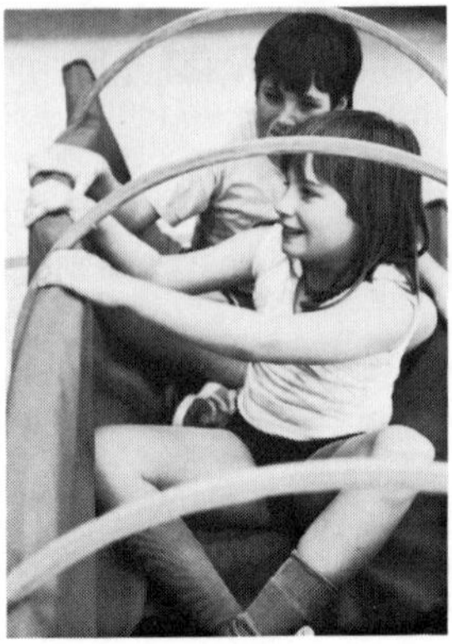

Abb. 11

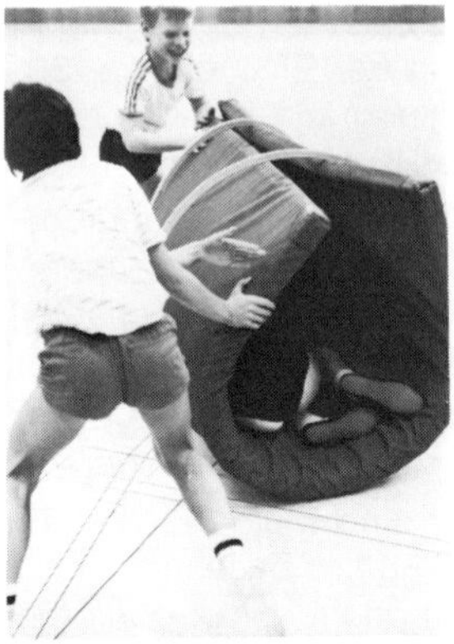

Abb. 12

Psychomotorische Erziehung geht davon aus, daß erst durch vielseitige Bewegungs- und Wahrnehmungserfahrungen die Grundlagen für eine harmonische Persönlichkeitsentwicklung geschaffen werden. Das Kind muß zunächst über möglichst breit angelegte Bewegungsmuster verfügen, um sich später auch spezifischere, an Sportarten ausgerichtete Bewegungstechniken aneignen zu können.

Bei leistungsschwachen Kindern ist die Entwicklung solcher grundlegender Bewegungserfahrungen oft gestört, dabei ist es zunächst gleichgültig, ob der Grund hierfür eine sozialisationsbedingte, entwicklungsbedingte Ursache ist, ob Überforderung im Sportunterricht der Grund ist oder das Kind an einer mehr oder weniger stark ausgeprägten Behinderung leidet (vgl. PRENNER/MIEDZINSKI 1983).

Entsprechend entwicklungspsychologischen Erkenntnissen wird die Art der Aneignung der gegenständlichen und sozialen Umwelt wesentlich bestimmt durch die sensomotorischen Erfahrungen, die Kinder in ihren ersten Lebensjahren machen. Bewegungserfahrungen liefern die Basis jeder Erkenntnisgewinnung und haben auch noch danach über die sogenannte sensomotorische Phase hinaus Bedeutung für den Prozeß der Auseinandersetzung mit der Umwelt. So lassen sich z. B. in den ersten Lebensjahren die Zusammenhänge zwischen Motorik und Intelligenz auch empirisch eindeutig nachweisen und darüber hinaus kognitive Leistungen auch durch motorische Förderangebote verbessern, wobei allerdings bestimmte methodische und didaktische Prinzipien beachtet werden müssen (vgl. ZIMMER 1981).

Die psychomotorische Erziehung verfolgt einerseits das Ziel, über Bewegungserlebnisse zur Stabilisierung der Persönlichkeit beizutragen (Verbesserung des Selbstwertgefühls, Stärkung des Selbstvertrauens), andererseits soll sie jedoch auch die motorischen Voraussetzungen für eine erfolgreiche Teilnahme an einem mehr an Sportarten ausgerichteten Sportunterricht schaffen (vgl. SCHILLING 1982).

Obwohl die psychomotorische Erziehung aus den Erfahrungen, die in der Bewegungs- und Sporterziehung in heilpädagogischen Institutionen gemacht wurden, entstanden ist, braucht ihr Geltungsbereich nicht allein auf Leistungsschwache und Problemschüler beschränkt werden.

Gerade in jüngeren Lebensjahren kann psychomotorische Erziehung sogar als methodisches Prinzip von Erziehung und Unterricht verstanden werden. Über Bewegungs- und Wahrnehmungserfahrungen werden grundlegende Lernprozesse in Gang gesetzt, durch die nicht nur die motorische, sondern auch die kognitive und soziale Handlungsfähigkeit erweitert wird.

Damit stellt die Psychomotorik eine bewegungspädagogische Konzeption dar, die vor allem im Sportförderunterricht, aber auch im regulären Sportunterricht der Grundschule ihre Berechtigung hat.

Nicht immer können die Probleme leistungsschwacher Kinder durch die traditionellen Inhalte des Sportunterrichts gelöst werden; bei motorisch Frustrierten stoßen die an Sportarten orientierten Themen — auch bei erheblicher Minderung der Anforderungen — oft auf psychische Blockierungen, die aus den negativen Erfahrungen in Sport- und Bewegungssituationen erwachsen sind. Die psychomotorische Erziehung beinhaltet spezielle Fördermöglichkeiten vor allem im Bereich der Wahrnehmung, des Körpererlebens und der Körpererfahrung und des sozialen Lernens, die für bewegungsauffällige Kinder wie auch für Außenseiter im Sportunterricht integrierend und fördernd wirken können und ihnen den Zugang zur Bewegung erschließen helfen (vgl. Kap. 6).

Seit der Entstehung der Psychomotorik haben sich also ihre Anwendungsgebiete und ihre Lerninhalte erweitert. Aufgrund der in der praktischen Arbeit mit Kindern beobachteten positiven Auswirkungen bewegungsorientierter Fördermaßnahmen wurden sie nicht nur rehabilitativ, sondern auch als Prävention eingesetzt. Unter dem Anspruch einer ganzheitlichen Vorgehensweise steht die Förderung der gesamten Persönlichkeitsentwicklung eines Kindes durch das Medium Bewegung im Vordergrund. Ziel ist die Unterstützung der kindlichen Handlungsfähigkeit in der Auseinandersetzung mit sich selbst und mit seiner dinglichen und sozialen Umwelt.

Didaktisch-methodische Prinzipien der psychomotorischen Unterrichtsweise

Sportförderunterricht unter psychomotorischen Aspekten unterscheidet sich sowohl hinsichtlich der Inhaltsauswahl als auch im Hinblick auf die methodische Vorgehensweise vom traditionellen Förderunterricht.

Unter dem Aspekt der Ganzheitlichkeit wird die Ausrichtung auf eventuell festgelegte Störungen der Haltung und Bewegung vermieden. Anstelle von funktions- und symptomorientierten Übungen zum Ausgleich ganz bestimmter Auffälligkeiten und Schwächen soll das Kind über Bewegung in all seinen Sinnen angesprochen werden, seinen Körper annehmen und mit ihm umgehen lernen, sich selbst als wichtiges Element einer Gruppe erfahren.

Die in einer Fördergruppe zusammengefaßten Kinder können in ihrer Bewegungsentwicklung und in ihrem motorischen Verhalten sehr unterschiedlich sein. So sind z. B. Kinder mit übermäßiger Aktivität und aggressivem Verhalten anzutreffen wie auch solche mit sehr gehemmter Aktivität und ängstlicher Zurückhaltung (vgl. Kap. 5). Der Lehrer muß in der Planung und Gestaltung seines Unterrichts außerdem berücksichtigen, daß ein Teil der Schüler sicherlich zu den vom Sport Frustrierten gehört; eine völlige Ausschaltung des Leistungsgedankens und des Wett-

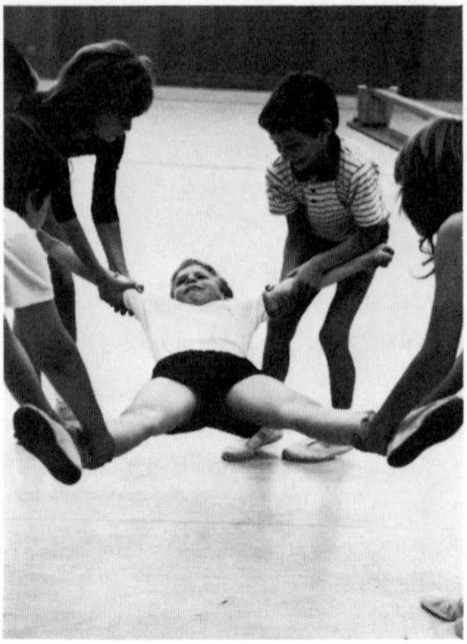

Abb. 13

kampfes soll zunächst einmal den Abbau einer negativen Haltung gegenüber sportlichen Bewegungsformen bewirken. Spielerische Bewegungsangebote, die Mitgestaltung des Unterrichts durch die Kinder, ein Freiraum für eigene Planungen und Ideen kann dazu beitragen, daß die negativ besetzten Einstellungen gegenüber dem Schulsport und vielleicht auch gegenüber dem eigenen Körper aufgegeben werden.

Inhalte eines psychomotorisch orientierten Sportförderunterrichts

Im Sportförderunterricht sollte vor allem in jüngeren Altersstufen zunächst der Erwerb grundlegender Bewegungs- und Wahrnehmungserfahrungen im Vordergrund stehen. SCHILLING (1977) weist darauf hin, daß bei Bewegungsauffälligkeiten und leichten Bewegungsbehinderungen häufig Unsicherheiten im Bewegungsverhalten zu beobachten sind, wenn das Kind flexibel auf Variationen der Bewegungsbedingungen reagieren soll. Kinder mit motorischen Bewegungsbeeinträchtigungen haben häufig nicht genug Gelegenheit gehabt, beim Erlernen von Bewegungsmustern verschiedene Wege zu erproben, Lernerfahrungen zu übertragen und so die Anpassungsfähigkeit an neue Situationen zu üben. In Alltagssituationen ist ihr motorisches Verhalten oft unauffällig, werden sie jedoch mit ungewohnten Anforderungen konfrontiert oder sollen sie sich in einer neuen Situation selbst zurechtfinden, werden sie unsicher und versagen.

Als Prinzip psychomotorischer Erziehung und Therapie fordert SCHILLING daher, daß das Training weniger im Erlernen bestimmter Fertigkeiten bestehen sollte als in einer möglichst breiten Variation von Bewegungshandlungen in unterschiedlichen Situationen. Die Schwierigkeit und der Komplexitätsgrad von Bewegungsaufgaben sollte zunächst in verschiedenen Situationen mehrmals variiert werden und erst dann durch Veränderung des Materials und der Situation in jeweils kleinen Schritten gesteigert werden (vgl. SCHILLING 1978).

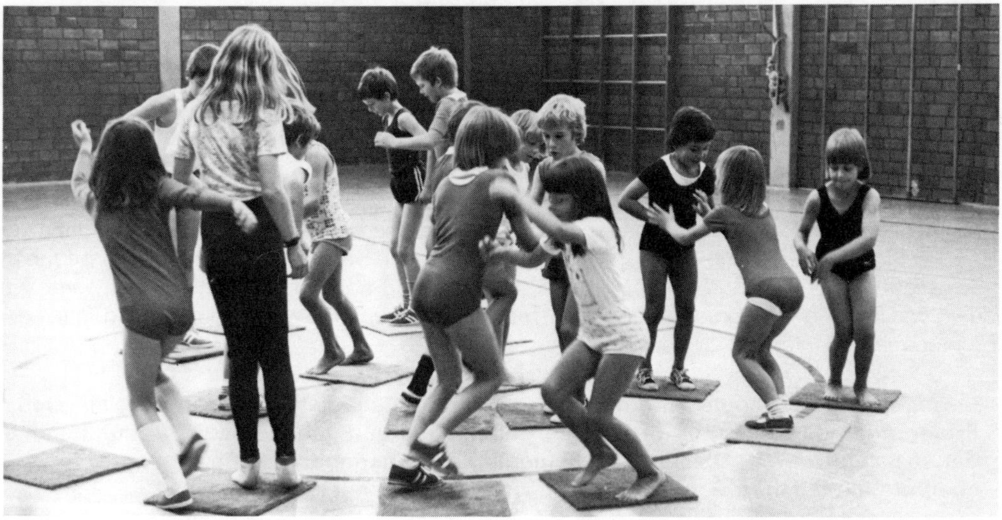

Abb. 14

Erst auf der Grundlage eines umfassenden Repertoires an Bewegungsmustern sollten spezifische Fertigkeiten, die zum Erlernen von Sportarten notwendig sind, vermittelt werden.

Abb. 15

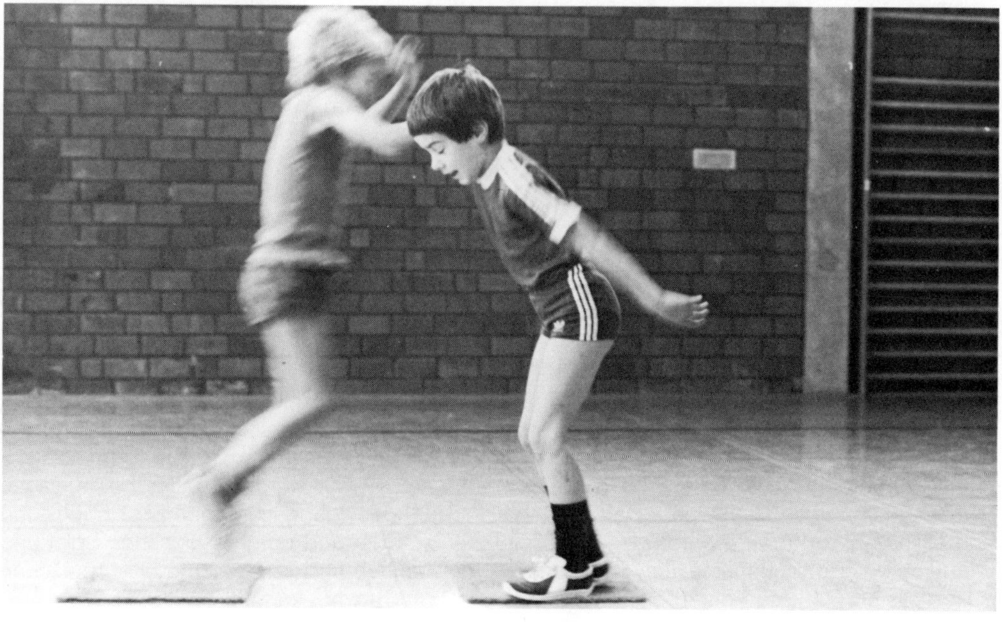

Neben Spiel- und Bewegungsformen, in denen die Auseinandersetzung mit dem eigenen Körper, mit der dinglichen und sozialen Umwelt im Vordergrund steht, sollten im Sportförderunterricht auch Inhalte des regulären Sportunterrichts behandelt werden.

Gerade traditionelle Inhalte des Schulsports wie Gerätturnen oder die großen Spiele sind oft repräsentativ für Situationen, in denen die Teilnehmer des Sportförderunterrichts Versagenserlebnisse hatten. Ihr Aufgreifen im Förderunterricht kann dann bedeutsam sein, wenn die Schüler selbst den Wunsch verspüren, über das zusätzliche Übungsangebot Anschluß an die Leistungen ihrer Klasse zu finden. Auf diese mehr sportartspezifischen Fertigkeiten sollte erst dann zurückgegriffen werden, wenn sich bei den Kindern durch die Berücksichtigung ihrer spezifischen Interessen und Bedürfnisse wieder Freude an Bewegung und Sport eingestellt hat, wenn sie durch das Erleben von persönlichem Erfolg motiviert sind, auch gezielte Übungs- und Trainingsprogramme im Unterricht zu verfolgen.

Bewegungserfahrungen sind immer zugleich auch sinnliche Erfahrungen, sie sind Erfahrungen des eigenen Körpers, der räumlichen und gegenständlichen und auch der sozialen Umwelt. Diesen unterschiedlichen Funktionen der Bewegung entsprechen die inhaltlichen Schwerpunkte psychomotorischer Erziehung.

Sie sollen im folgenden kurz vorgestellt und im zweiten Teil des Buches durch konkrete Beispiele für die Praxis eines psychomotorisch orientierten Sportförderunterrichts realisierbar gemacht werden.

Grundlage für die motorische Lern- und Leistungsfähigkeit ist ein gut entwickeltes Wahrnehmungsvermögen.

Perzeptive Aufnahme- und Verarbeitungsprozesse stellen eine wesentliche Bedingung für die Auseinandersetzung des Kindes mit seiner materialen und sozialen Umwelt dar; darüber hinaus kann die sinnliche Erfahrung als grundlegende Erkenntnisform des Menschen bezeichnet werden.

Im Lebensalltag wird das Funktionieren der Sinne meist als ausreichend ausgebildet vorausgesetzt. Psychomotorische Erziehung bezieht bewußt Übungen und Spielformen zur Förderung sinnlicher Wahrnehmung ein, um über die Differenzierung verschiedener Sinnesmodalitäten zu einer Verbesserung der intersensorischen Integration (Verknüpfung der Informationen aus verschiedenen Sinneskanälen) beizutragen.

Voraussetzung für die selbständige Handlungskompetenz des Kindes ist seine Fähigkeit, sich mit den materialen Gegebenheiten der Umwelt auseinanderzusetzen, d. h. sich ihnen anzupassen oder sie sich passend zu machen. Explorierendes und experimentierendes Umgehen mit Materialien und Gegenständen ermöglicht das Verstehen der Umwelt, der Eigenschaften und Gesetzmäßigkeiten ihrer Handlungsobjekte. Diese Ziele setzen eine bestimmte methodische Vorgehensweise voraus, die weiter unten näher erläutert werden soll.

Bewegungshandlungen sind beim Kind nicht nur Medium der Erfahrungsgewinnung, es lernt dabei gleichzeitig auch seinen eigenen Körper kennen. Unter der Zielsetzung „Körpererfahrung und Körperwahrnehmung“ sollte der Sportförderunterricht dazu beitragen, daß Kindern körperliche Veränderungen bei Belastung oder Entspannung bewußt werden, daß sie körperliche Signale erkennen und verstehen. Darüber hinaus sollten Bewegungsaufgaben zur Entwicklung und Differenzierung des Körperschemas angeboten werden und durch szenisches Spiel und Elemente des Bewegungstheaters Situationen zum Erkennen und Verbessern der körperlichen Ausdrucksmöglichkeiten gegeben werden.

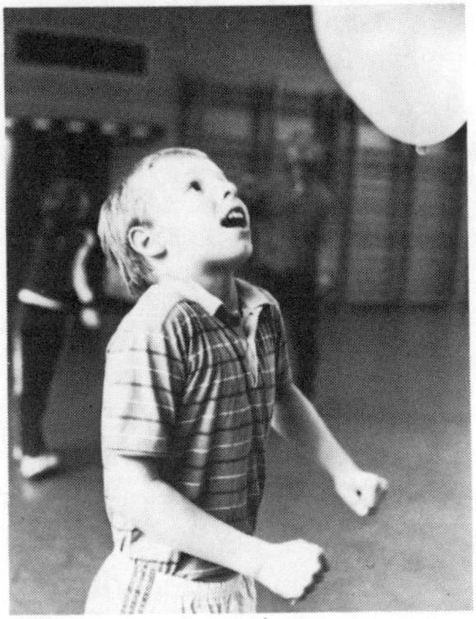

Abb. 16

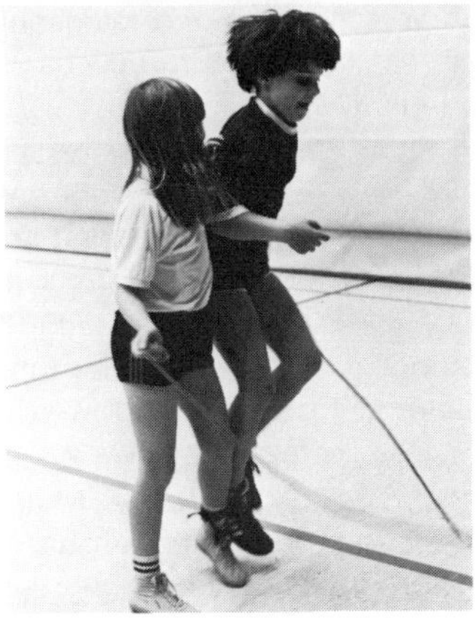

Abb. 17

Schließlich ist Bewegung auch eine wesentliche Kommunikationsform, über die das Kind Kontakt zu seinen Mitmenschen aufnimmt und sich ihnen mitteilt. Die Erörterung der Problematik leistungsschwacher Schüler hat gezeigt, daß dem Sportunterricht vor allem im Hinblick auf die Vermittlung sozialer Lernerfahrungen eine wichtige Rolle beigemessen werden muß. Im Rahmen psychomotorischer Bewegungsangebote wird versucht, durch die Bevorzugung bestimmter Aktions- und Organisationsformen die Integration leistungsschwacher Schüler zu ermöglichen, Kooperation und Kommunikation zu fördern und die Entwicklung positiver Sozialkontakte durch gemeinsame Bewegungserlebnisse zu unterstützen.

Methodische Vorgehensweisen im Sportförderunterricht

Eine Neukonzipierung des Sportförderunterrichts zieht auch methodische Konsequenzen nach sich. Die besonderen organisatorischen Voraussetzungen (zusätzlicher Unterricht, kleine Gruppen von maximal 12—15 Schülern etc.) ermöglichen ein individuelles Eingehen auf die Probleme einzelner Schüler. Die veränderten Ziele und die inhaltlichen Schwerpunkte verlangen eine mehr induktive Vorgehensweise, bei der offene Bewegungssituationen und die Förderung der eigenen Aktivität der Schüler im Vordergrund stehen.

Eine zu strenge und straffe Methodisierung des Unterrichts im Sinne festgelegter Übungsreihen widerspricht der in der psychomotorischen Erziehung im Vordergrund stehenden Intention, zur Entwicklung von Selbständigkeit und Eigenaktivität beizutragen. Die Schüler sollten in jeder Phase des Unterrichts das Gefühl haben, daß das, was sie tun, „ihre Sache" ist, daß sie am Verlauf und an der Auswahl der Inhalte mitbeteiligt sind und dadurch für den Unterrichtsverlauf mitverantwortlich sind.

Die Lernsituationen sollten so arrangiert werden, daß sie für unterschiedliche Könnensstufen Einstiegsmöglichkeiten bieten, z. B. können bei Gleichgewichtsaufgaben Geräteangebote mit gestaffelten Schwierigkeiten vorhanden sein, in die die Schüler sich selbst einteilen und wo sie nach eigenem Ermessen verweilen können.

Grundsätzlich lassen sich zwei unterschiedliche methodische Vorgehensweisen unterscheiden: Ist der Unterricht sachlogisch vorstrukturiert und werden seine Prozesse in erster Linie durch den Lehrer gesteuert, herrschen „direktive" Methoden vor; orientiert sich der Unterricht dagegen mehr an den Vorstellungen und Intentionen der Schüler und ist er charakterisiert durch einen großen Anteil selbständigen Erarbeitens und Entwickelns, finden eher „nichtdirektive" Methoden Anwendung (vgl. JOST 1979, 14).

In der praktischen Unterrichtssituation wird es immer Übergänge zwischen beiden methodischen Vorgehensweisen geben: Steht das kreative Lösen von Bewegungsaufgaben oder das Sammeln von Bewegungserfahrungen im Vordergrund, wird die Initiative weniger vom Lehrer ausgehen, der Unterrichtsverlauf damit auch weniger direktiv sein, als wenn z. B. konkrete Übungsformen zur Förderung der Wahrnehmungsfähigkeit durchgeführt werden sollen.

Folgende Grundsätze sollten bei der Einbeziehung psychomotorischer Übungsinhalte in den Sportförderunterricht berücksichtigt werden:

— Die Motivation zur Teilnahme am Sportförderunterricht sollte von der Attraktivität des Bewegungsangebotes ausgehen. Dies ist am ehesten zu erreichen durch erlebnisorientierte Bewegungssituationen, durch den Einsatz interessanter Materialien, durch Inhalte mit größtmöglichem Aufforderungscharakter und durch die Berücksichtigung der Bedürfnisse und Interessen der Schüler.

— In den Unterrichtsstunden ist es wichtig, eine freundliche, vertrauensvolle Atmosphäre zu schaffen, in der die Kinder sich mit allen Schwächen angenommen und in ihren Wünschen ernst genommen fühlen.

— Die Bewegungsangebote sollten so strukturiert sein, daß die Selbsttätigkeit der Schüler gefördert und experimentierendes Lernen ermöglicht wird. In Bewegungssituationen, die zum

Abb. 18

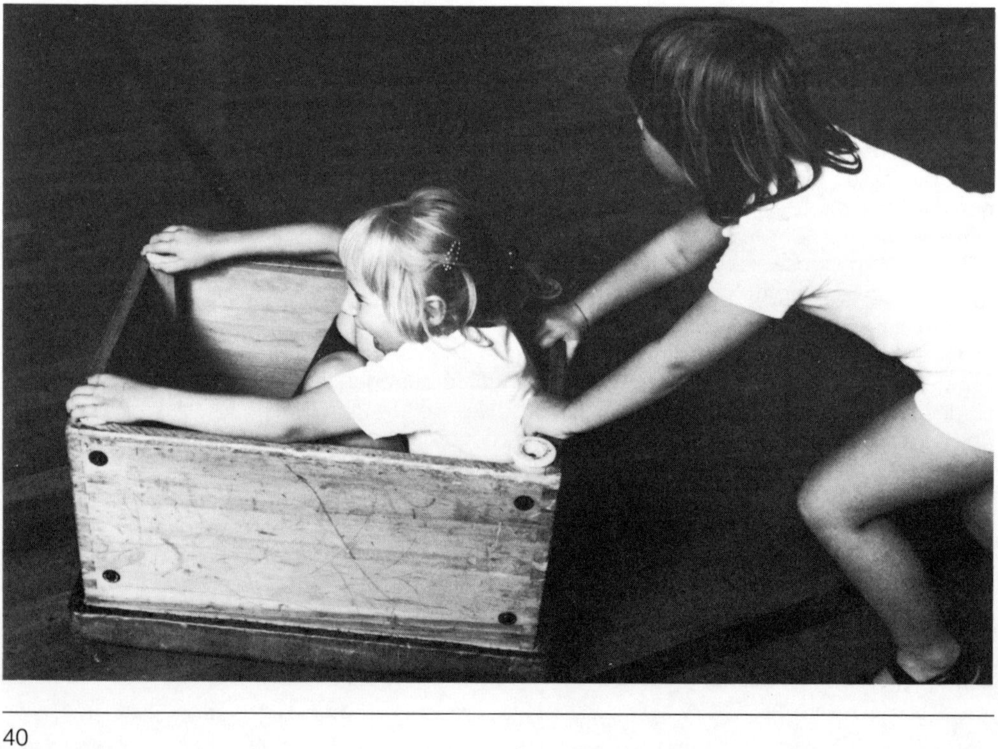

selbständigen Handeln auffordern, sollte auch gewährleistet sein, daß das Kind den Sinn seiner Handlungen selbst bestimmen kann und dieser vom Lehrer akzeptiert wird.

— Individuelle Stärken der Kinder sollten als Einstieg in die Fördermaßnahme genutzt, motorische Schwächen dagegen vorerst ignoriert werden. Erst nach einer Phase der Stabilisierung und Motivierung kann dann auf spezifische Schwierigkeiten Bezug genommen werden.

— Die für den Ablauf des Unterrichts notwendigen Grenzen (Ordnungsprinzipien, soziale und organisatorische Regeln) sollten besprochen und damit einsichtig gemacht und möglichst konsequent eingehalten werden.

— Die Aktivität des Kindes — auch wenn es sich z. B. um „Hyperaktivität" handelt — sollte nicht durch Verbote eingeschränkt und gehemmt werden, vielmehr sollte das Bewegungsangebot Entlastungssituationen enthalten, die zu einer besseren Organisation des Verhaltens führen.

— Die Unterrichtsstunden sollten so gestaltet werden, daß sowohl die individuelle Auseinandersetzung des einzelnen Kindes mit Bewegungssituationen und Geräten möglich ist als auch Gruppeninteraktionen (Partneraufgaben, gemeinsame Spiele etc.) eingeplant werden.

— Selbst geringe Erfolge bei der Bewältigung von Bewegungsaufgaben und kleinste Lernfortschritte sollten bekräftigt und dem Kind bewußt gemacht werden. Die Verstärkung kann z. B. auch durch Beachtung, Anteilnahme und Ernstnehmen gefundener Bewegungslösungen erfolgen.

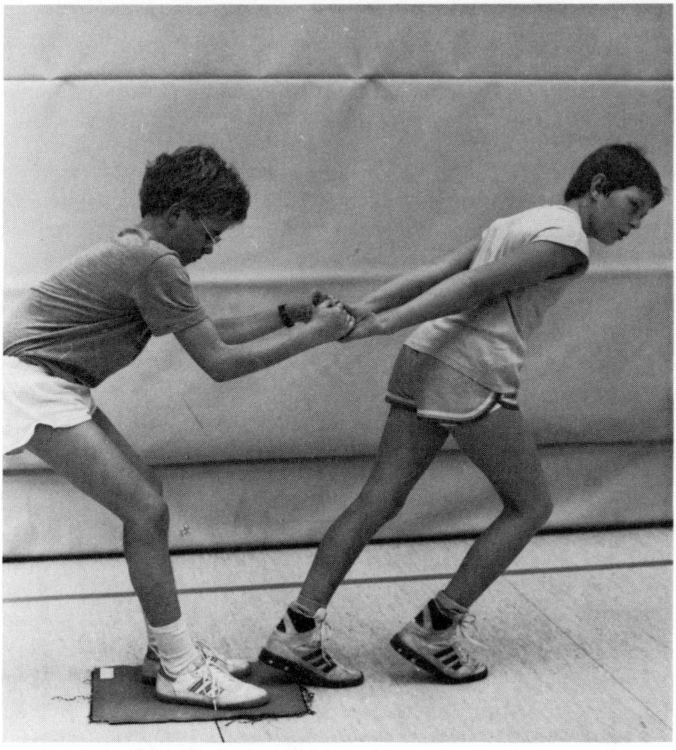

Abb. 19

- Leistungsdruck und vor allem Leistungsvergleiche mit anderen sollten vermieden werden. Hierzu gehört auch der Verzicht auf Wettkampfformen, bei denen die Einzelleistung sichtbar und am Können der anderen gemessen wird. Statt dessen sollte der intraindividuelle Vergleich unterstützt werden; Bezugspunkt ist hier nicht, was ein Kind, gemessen an einem anderen, kann, sondern was es selbst dazugelernt hat.
- Anstelle deduktiver Bewegungsanweisungen sollte induktiven Vorgehensweisen der Vorrang gegeben werden (von einem bestimmten Problem ausgehen und daran Übertragungsmöglichkeiten aufzeigen).
- Schwierigkeiten und Komplexität der Bewegungsaufgaben sollte dem individuellen Lernniveau der Schüler angepaßt sein. Möglichst unterschiedliche Schwierigkeitsgrade anbieten, in die die Schüler sich selbst einordnen können.
- Zum Aufbau und zur Stabilisierung neuer Bewegungsmuster (z. B. Pedalfahren etc.) sollte ausreichend Übungszeit zur Verfügung stehen. Lernarrangements mit vielseitiger Variation der Bewegungsmöglichkeiten und Anforderungen (Einbeziehung anderer Medien, Veränderung der Bedingungen), sollten eine Übertragung und Generalisierung der Erfahrungen ermöglichen.
- Auf beabsichtigtes Störverhalten einzelner Kinder sollte der Lehrer mit Nichtbeachtung der Provokationen und Störmanöver reagieren. Durch Übergeben verantwortlicher Aufgaben kann er Vertrauensbeweise liefern, an Abmachungen erinnern und an die Selbständigkeit und Eigenverantwortung der Kinder appellieren.

Die Rolle des Lehrers im Sportförderunterricht

Der Umgang mit leistungsschwachen Schülern verlangt vom Sportlehrer nicht nur besondere fachspezifische Kenntnisse, sondern auch besonderes Einfühlungsvermögen in die Probleme der Kinder. Motivationsmangel im Sport empfindet er allzuoft als persönlichen Angriff; schlechte motorische Leistungen und geringe Lernfortschritte stellen sein Selbstverständnis in Frage und lassen ihn unter Umständen an der Qualität seines Unterrichts und dem Erfolg seiner Methoden zweifeln.

Seine eigene Biographie gab ihm wohl selten die Gelegenheit, die Beziehungsschwierigkeiten und Selbstwertprobleme übergewichtiger, ungeschickter, bewegungsauffälliger und übervorsichtiger Kinder aus der Sicht des Betroffenen kennenzulernen. Er selbst war nie leistungsschwach, sonst wäre er wohl kaum Sportlehrer geworden. Die eigene Erfahrung gibt ihm also keine Hilfen für den Umgang mit Problemschülern.

Der Lehrer muß sich in eine Rolle hineinversetzen, die er selbst nie innegehabt hat und für die er keine Verhaltensstrategien entwickeln konnte. So ist es für ihn zunächst oft auch schwer einsehbar, von der langfristigen Zielplanung, die er im regulären Sportunterricht verfolgt, abzuweichen und mehr kurzfristig zu erreichende Ziele für den Förderunterricht aufzustellen.

Der leistungsschwache Schüler ist auf den unmittelbaren Erfolg in seinen Lernerfahrungen angewiesen; bei ihm spielt weniger das langfristige Verbessern seiner motorischen Leistungen eine Rolle, als der Prozeß des augenblicklichen Erlebens: die unmittelbaren Erfahrungen, die er in sportlichen Betätigungen gewinnt, das Erlebnis, daß auch er einen Fortschritt erzielt und dieser von anderen registriert wird.

In vielen Fällen haben leistungsschwache Schüler kein positives Verhältnis zu ihrem Sportlehrer. Sie fühlen sich durch ihn zurückgesetzt und klagen über mangelndes Verständnis und geringe Hilfen. Bei einer Befragung von ROHRBERG (1977, 90) urteilten Schülerinnen über ihren Lehrer: „Wenn einer nicht gut turnen kann, dann wird nur geschimpft, und es wird selten erklärt" oder „Man sollte es bei einigen Schülern anerkennen, wenn sie sich große Mühe geben und es doch nicht schaffen".

Für den Lehrer bedeutet es eine große Verpflichtung, verantwortlich zu sein für die Art und Weise, wie Kinder Bewegung und Sport erleben und empfinden, und damit u. U. auch für die Folgen, die aus einem gestörten Verhältnis zum Körper und zu der Bewegung entstehen.

Die im vorherigen Abschnitt behandelten methodischen Grundsätze bringen nicht nur eine ganz bestimmte Sicht des Kindes zum Ausdruck, sondern stellen auch ganz spezifische und unumgängliche Anforderungen an das Verhalten des Lehrers.

Selbständiges Handeln, Eigeninitiative und intrinsisch motivierte Aktivität sind abhängig von einem positiven emotionalen Unterrichtsklima und von einem Lehrer, der sich durch Geduld, Verständnis und Einfühlungsvermögen auszeichnet.

Anstelle von Anweisungen, Befehlen und Kritik gibt er Ratschläge, hilft dort, wo Hilfe benötigt wird, nimmt interessiert Anteil an der Tätigkeit des Kindes. Seine Lenkung bezieht sich vorwiegend auf die Vorbereitung der Unterrichtsangebote, auf das Aufgreifen von Ideen und Vorschlägen der Kinder.

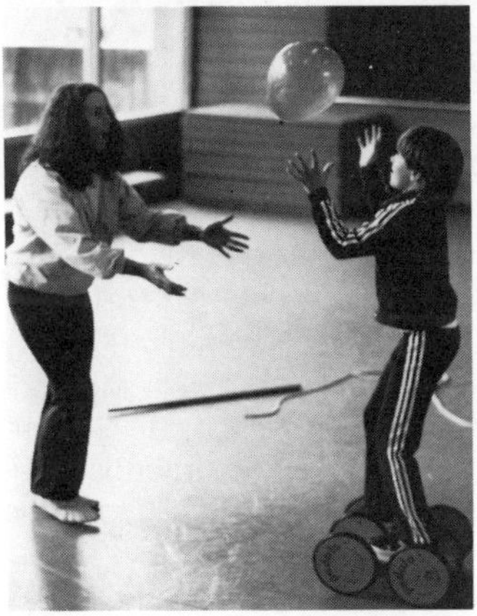

Abb. 20

So hat man auch in der Diskussion um die Auswirkungen unterschiedlicher Erziehungsstile auf das kindliche Lernen und Verhalten herausgefunden, daß die günstigsten Erziehungseffekte bei Lehrern zu finden sind, die ein mittleres Maß an Lenkung (z. B. durch Bereitstellung anregender Materialien) und dazu ein hohes Maß akzeptierenden und respektierenden Verhaltens verwirklichen (vgl. GÖTZE/JAEDE 1984, 14).

Diese Überlegungen haben für den Sportförderunterricht als auch für den regulären Sportunterricht Geltung. Im Förderunterricht ist jedoch eine noch größere Sensibilität des Lehrers gegenüber Auffälligkeiten im motorischen und im sozial-emotionalen Verhalten der Kinder erforderlich.

Der Lehrer sollte sich um das Vertrauen eines jeden einzelnen Schülers bemühen und ein Unterrichtsklima herstellen, in dem die Schüler ihre Schwächen eingestehen, eigene Unzulänglichkeiten zugeben und über Ängste sprechen können, um so gemeinsam mit Lehrern und Mitschülern Strategien zur Bewältigung ihrer Probleme zu entwickeln.

Er sollte darauf achten, daß er allen Schülern unbefangen, freundlich und interessiert gegenübertritt, daß Schwächen und Blößen der Schüler (und auch des Lehrers) nicht heruntergespielt und verdrängt werden müssen, sondern mit Humor und Toleranz akzeptiert werden. Auftretende Konflikte sollten möglichst sofort besprochen werden, vor allem bei „aufsässig", „frech" und „aggressiv" erscheinenden Schülern sollte der Lehrer soziales Lernmodell sein und die Probleme im ruhigen Gespräch zu lösen versuchen.

Insgesamt sollte sich der Lehrer um eine freudvolle, entspannte und fröhliche Atmosphäre bemühen, in der jedes Kind sich angenommen fühlt, intensive Zuwendung erhält und in der es durch Spaß und Lust an der Bewegung wieder Mut erhält, seine Leistungsangst zu überwinden, soziale Außenseiterpositionen aufzugeben und sich mit Freude am Sport und Spiel seiner Mitschüler zu beteiligen.

Bereits bei der Diskussion der Folgen motorischer Schwächen für das Selbstkonzept des Kindes wurden Überlegungen zum Lehrerverhalten angestellt, die hier noch einmal betont werden sollen.

Will der Lehrer das Kind ermutigen und zur Entwicklung eines positiven Selbstbewußtseins beitragen, muß er ihm deutlich machen, daß er es so akzeptiert, wie es ist und seine motorischen Handlungen unabhängig von der Höhe ihrer Leistungen als sinnvoll betrachtet.

Zu häufiges, unangemessenes Lob macht das Kind abhängig von der Zustimmung durch den Erwachsenen, außerdem besteht die Gefahr, daß es ein unrealistisches Selbstbild aufbaut, welches im regulären Sportunterricht oder bei Freizeitspielen schnell wieder zusammenbricht.

Die Verstärkung sollte vielmehr in die Tätigkeit des Kindes verlagert werden; d. h. jedoch auch, daß die motorischen Handlungen dem Kind selbst sinnvoll erscheinen müssen, daß es Entscheidungen treffen kann und an der Gestaltung des Unterrichts mitbeteiligt wird.

Zwar muß sich der Lehrer bemühen, durch geeignete Methoden und Inhalte den Kindern die Möglichkeit zu geben, ihre motorischen Fähigkeiten zu verbessern und Beeinträchtigungen und Fehlentwicklungen im Bewegungs- und Wahrnehmungsbereich abzubauen und soweit wie möglich auszugleichen, andererseits sollte dem Kind jedoch immer das Gefühl vermittelt werden, daß sportliche Leistungen nur relativ sind und daß es sich unabhängig von der sozialen Bewertung durch andere machen kann. Nur durch eine bewußte Umstrukturierung der Selbstwahrnehmung („Ich bin etwas wert und werde von den anderen geachtet, auch wenn ich auf bestimmten Gebieten weniger kann als andere") können leistungsschwache Kinder, deren motorische Probleme ja nicht immer vollständig zu beheben sind, im Aufbau einer zuversichtlichen Selbsteinschätzung und der Bildung eines positiven Selbstwertgefühls unterstützt werden.

Die psychomotorischen Übungsgeräte

Um die Bereitschaft und die Motivation zur Selbsttätigkeit der Schüler zu wecken, sollten im Sportförderunterricht vor allem Geräte und Materialien eingesetzt werden, die für Kinder einen

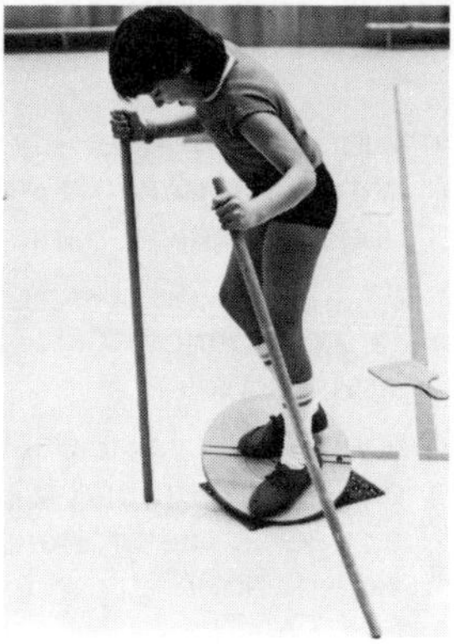

Abb. 21

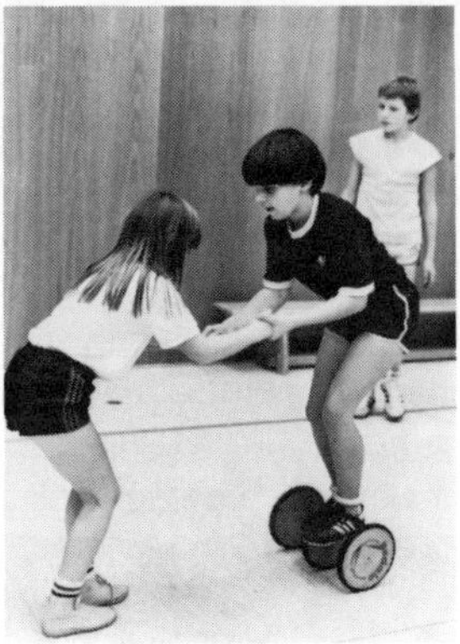

Abb. 22

hohen Aufforderungscharakter haben und deren Anziehungskraft sie sich kaum entziehen können.

Da die Erprobungsmöglichkeiten für Gleichgewicht, Wahrnehmung, Geschicklichkeit und Koordinationsvermögen mit den zur Normausstattung einer Turnhalle gehörenden Geräten nicht erschöpft ist, sollten im Sportförderunterricht vor allem auch die sogenannten ,,psychomotorischen Übungsgeräte" eingesetzt werden. Psychomotorische Übungsgeräte wie z. B. Pedalos, Rollbret-

Abb. 23

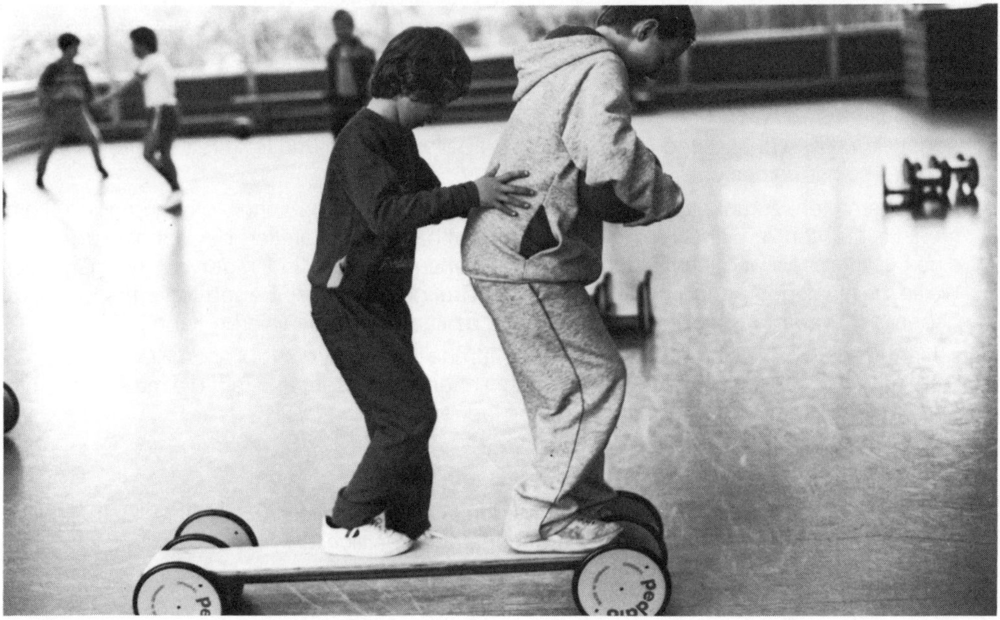

ter, Zeitlupenbälle und Therapiekreisel haben eine starke Eigendynamik, durch die die Kinder sich zu spontanen Bewegungsaktivitäten verleiten lassen und die nur geringes Maß an Technik und Bewegungsbeherrschung voraussetzen.

Der Vorteil gegenüber den üblichen Sportgeräten liegt auch darin, daß Kinder ihnen gegenüber zunächst einmal unvoreingenommen sind; sie übertragen nicht so schnell negative Erfahrungen, die sie in früheren Situationen z. B. mit einem Bock oder Barren gemacht haben, auf spätere Begegnungen mit den gleichen Geräten.

Neben den speziell für Bewegung und Sport entwickelten Geräten können auch Alltagsmaterialien und Gebrauchsgegenstände Kinder zu reizvollen Bewegungsspielen animieren.

Solches „lebensnahes Material" verleitet sie zu neuen Sinngebungen: Mit Bettlaken, die über den Kopf gezogen werden, ergeben sich spontan Spiele, die akustische und taktile Wahrnehmungserfahrungen ermöglichen, Autoreifen fordern zur Gleichgewichtserprobung auf und mit Wäscheklammern, die man sich an die Kleidung steckt und die von anderen „abgejagt" werden, kann man wilde Lauf- und Fangspiele arrangieren, bei denen die Ausdauer ganz von selbst trainiert wird.

Unabhängig davon, ob im Sportförderunterricht nun herkömmliche Sportgeräte, psychomotorische Übungsgeräte oder Alltagsmaterialien verwendet werden, sollten folgende Grundsätze beachtet werden:

— Das verwendete Material sollte wiederholt in abwechslungsreichen Situationen angeboten werden, um den Aufbau stabiler Bewegungsmuster zu unterstützen.
— Reizüberflutung sollte vermieden werden, d. h. der Lehrer sollte eine Strukturierung des Geräteangebotes vornehmen und nur die Geräte zugänglich machen, die auch im Unterricht Verwendung finden können. Einem offenen Geräteraum kann sich kein Kind verschließen, und ein Minitramp fordert auch dann zur Bewegung auf, wenn es nicht zum Unterrichtsangebot gehört.
— Bei neuen Geräten sollte genug Zeit zur Verfügung stehen, damit die im Material liegenden Eigenschaften erprobt werden können. Aus der gegebenen Situation sollten so — ohne große methodische Arrangements — materiale Erfahrungen erwachsen.
— Durch die Kombination von Geräten können Impulse zu neuen Verwendungsmöglichkeiten gegeben werden (Stäbe und Ball, Seil und Luftballon, Kasten und Rollbrett etc.), die von den Kindern selbst entdeckt und erprobt werden können.
— Bei gehemmten, zurückhaltenden Kindern sind Materialien von Vorteil, die „zum Kind" kommen. Hier sollten zunächst Kleingeräte (Bälle, Luftballons, Rollbretter) bevorzugt werden, die eine bestimmte Eigendynamik haben und mit denen sich das Kind in der von ihm gewählten Weise beschäftigen kann (im Gegensatz zu Großgeräten oder Bewegungssituationen, zu denen sich das Kind begeben muß und die es kaum umfunktionieren kann).

Vorschlag für die zusätzliche Ausstattung einer Turnhalle (neben den üblichen Klein- und Großgeräten) mit Alltagsmaterialien und psychomotorischen Übungsgeräten (auf die meisten der hier angegebenen Geräte wird im Praxisteil Bezug genommen):

1. Alltagsmaterialien:

— Teppichfliesen in verschiedenen Farben (in den Grundfarben Rot, Grün, Blau, Gelb sind die Fliesen auch als psychomotorische Übungsgeräte erhältlich)
— Bettlaken und große Leinentücher
— Wolldecken

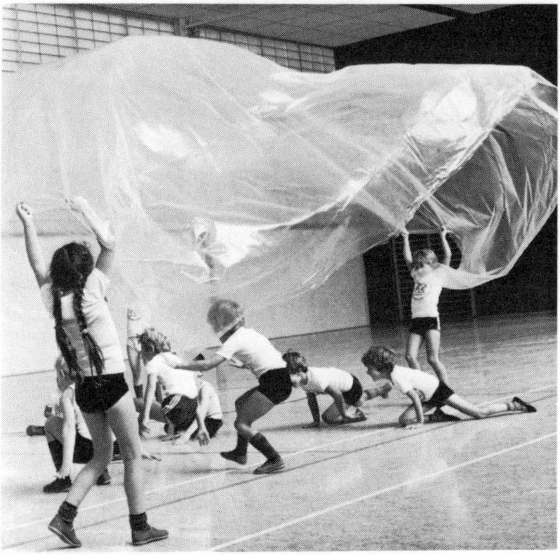

Abb. 24

— große Plastikfolie (Malerfolie) in unterschiedlichen Stärken
— Autoreifen und Autoschläuche
— Plastikwäscheklammern
— Pappkartons in unterschiedlichen Größen
— Waschmitteltonnen
— Zeitungen, Papprollen, Taschentücher, Dosen, Joghurtbecher

Abb. 25

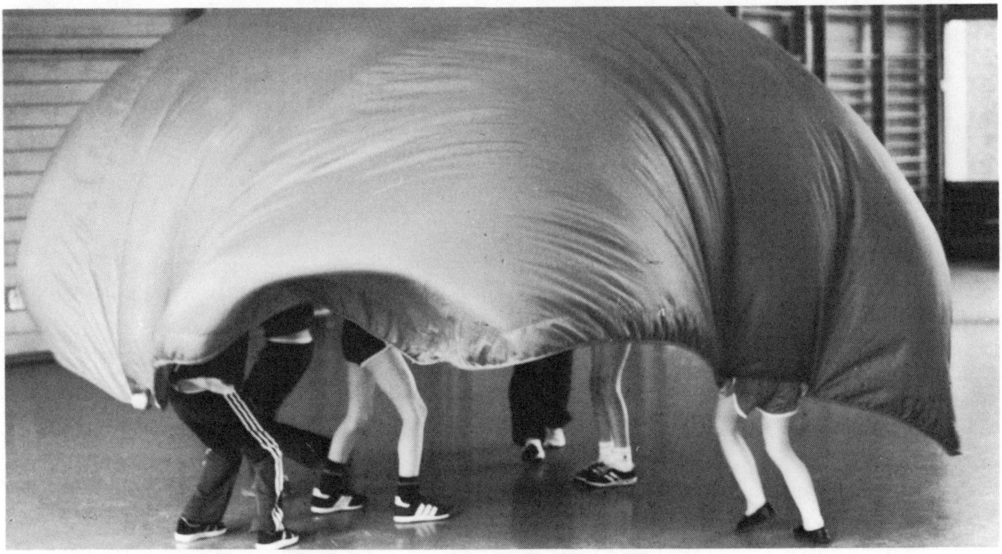

2. Psychomotorische Übungsgeräte

— Baumwolltücher (80 × 80 cm) in den Grundfarben Rot, Gelb, Grün und Blau
— Sandsäckchen in unterschiedlichen Farben
— Baumwollseile in unterschiedlichen Farben
— Schleuderhörner
— Luftballons in unterschiedlichen Größen (auch „Riesenluftballons")
— Moosgummibälle in verschiedenen Farben
— Zeitlupenbälle (Durchmesser 25, 30 und 40 cm)
— „Pezzi" — Gymnastikbälle (Durchmesser 42 und 53 cm)
— Rollbretter (35 × 55 cm)
— Einerpedalos
— Doppelpedalos
— Tandempedalos
— Wackelbretter
— Therapiekreisel
— Speckbretter und Tischtennisschläger
— Kombinationsmaterialien (Stab- und Reifenhalter, Stab- und Reifenklammern, Balancierbalken, Stäbe und Reifen etc.)
— Schwungtuch
— Trimm-polin

Abb. 26

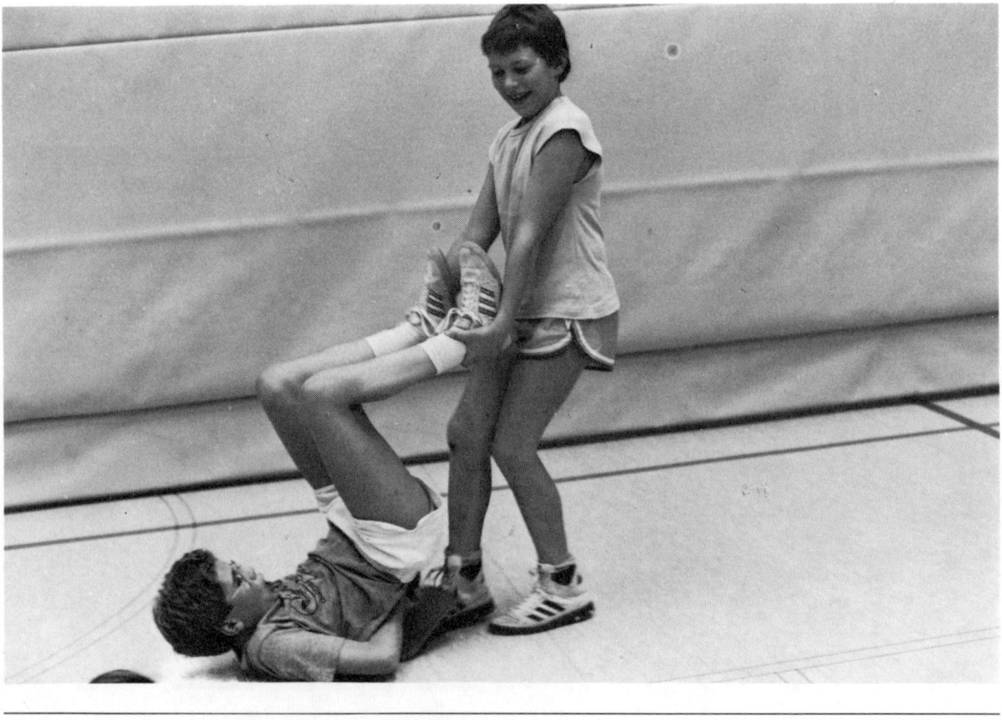

5 Zur Auswahl von Schülern für den Sportförderunterricht

In der Vergangenheit lag die Verantwortlichkeit für die Auswahl der Schüler zum Sportförderunterricht in erster Linie bei den Ärzten. Im Vordergrund der Diagnostik standen Haltungsauffälligkeiten und Fußschwächen, die aufgrund des äußeren Erscheinungsbildes eines Kindes erfaßt wurden. Diese Vorgehensweise war geprägt von der Annahme, daß Abweichungen von der Normalhaltung zu Beeinträchtigungen der körperlichen Befindlichkeit und der motorischen Leistungsfähigkeit führen. Organische Leistungsschwächen und Einschränkungen der Koordinationsfähigkeit konnten dabei meist nicht berücksichtigt werden, weil die ärztliche Untersuchung weder Bewegungssituationen umfaßte noch gesicherte Kriterien zur Beurteilung der motorischen Entwicklung und der motorischen Leistungsfähigkeit vorhanden waren.

Ein kurzfristiger Verhaltensausschnitt, der in erster Linie den körperlichen Zustand beurteilt, kann vor allem nicht die sozial-emotionalen Faktoren berücksichtigen, die mit Bewegungsauffälligkeiten verknüpft sind.

Heute wird dem Sportlehrer die Auswahl der Schüler übertragen, da er sowohl den allgemeinen motorischen Entwicklungsstand als auch die in spezifischen Bewegungssituationen aufgetretenen Auffälligkeiten und Schwächen wohl am ehesten beurteilen kann.

Koordinationsstörungen und erst recht Bewegungsauffälligkeiten, die mit Verhaltensproblemen einhergehen, bedürfen allerdings einer vielschichtigen Diagnose und sind nicht immer an körperlichen Merkmalen des Kindes abzulesen.

Die Beobachtung des Bewegungsverhaltens muß daher in komplexeren Bewegungssituationen erfolgen; außerdem sollten neben der reinen Beobachtung standardisierte und ökonomische Meßverfahren herangezogen werden, die eine möglichst objektive Erfassung des leistungsschwachen Schülers ermöglichen. Um alle Aspekte, die eine sogenannte „Leistungsschwäche“ im Sportunterricht charakterisieren, berücksichtigen zu können, sollte die Auswahl in Zusammenarbeit von Sportlehrer, Klassenlehrer und einem für den Sportförderunterricht ausgebildeten Lehrer vorgenommen werden. Gegebenenfalls können auch ein Arzt, ein Schulpsychologe und auch die Eltern zu Rate gezogen werden.

Zumindest der für den Sportförderunterricht qualifizierte Lehrer sollte über motodiagnostische Grundkenntnisse verfügen und Erfahrung in der Anwendung standardisierter Auswahlverfahren (z. B. motorische Tests) haben, um über die subjektive Beurteilung hinaus auch objektive Maßstäbe an das motorische Verhalten eines Kindes anlegen zu können.

In der Literatur (DIEM/SCHOLTZMETHNER 1974), SCHUSTER/FUHRMANN 1977, RUSCH 1983, DORDEL 1976) werden unterschiedliche Kriterien zur Auswahl von Kindern für den Sportförderunterricht angegeben. Die vorgeschlagenen Verfahren reichen vom traditionellen Haltungstest („Matthiass-Test“) über einzelne Übungen, die die Funktionsfähigkeit der Fußmuskulatur oder die Beweglichkeit der Wirbelsäule überprüfen, bis zum Dauerlauf über bestimmte Zeiten oder Strecken mit anschließender Pulskontrolle etc. zur Feststellung der Organleistungsfähigkeit.

Die meisten dieser Verfahren wurden nicht auf ihre Gütekriterien hin überprüft. Wenn es sich um meßbare Leistungen handelt, geben sie jedoch Durchschnittswerte an und liefern damit Anhaltspunkte, was von einem Kind in einem bestimmten Alter normalerweise erwartet werden kann.

Vor allem bei der Beurteilung der Koordinationsfähigkeit weichen die zur Anwendung empfohlenen Methoden stark voneinander ab. So bleibt es dann auch dem Lehrer überlassen, ob er sich auf Gleichgewichtsaufgaben und die Überprüfung der Arm- und Beinkoordination beschränkt (DIEM/SCHOLTZMETHNER 1974), ob er darüber hinaus Übungen zur Zielgerichtetheit der Bewegung oder der Auge-Hand-Koordination aufnimmt (RUSCH 1983) oder sich zur Anwendung standardisierter Verfahren (z. B KTK oder MOT 4—6) entschließt. Die Vergleichbarkeit der Ergebnisse bleibt damit ausgeschlossen, ein allgemeingültiger Maßstab, nach dem ein Kind am Sportunterricht teilnehmen sollte, ist nicht gegeben.

Bei der Einbeziehung psychosozialer Probleme als Indikator für die Teilnahme an einer bewegungsorientierten Fördermaßnahme scheint es auch fragwürdig, ob es einen solchen objektiven Maßstab überhaupt geben kann.

Zwar sind Organleistungsschwächen und Haltungsauffälligkeiten anhand meßbarer Daten zu definieren, die Abgrenzung von Koordinationsstörungen ist jedoch schon schwieriger, und spätestens bei Verhaltensproblemen und mangelnder Integration eines Kindes wird deren Erfassung zu einem komplexen und damit situativen Einflüssen notwendigerweise unterliegenden Vorgang, der nicht durch die Angabe eindeutiger Kriterien zu objektivieren ist. Sofern sich der Lehrer dessen bewußt ist, wird er seine Entscheidung unter Heranziehung möglichst vieler Informationen treffen. Da zur Auswahl von Kindern für das Schulsonderturnen höchst unterschiedliche Methoden zur Gewinnung von Informationen angewendet werden, soll die folgende Darstellung diagnostischen Vorgehens das jeweilige Niveau der Datenerhebung verdeutlichen und damit Hinweise auf ihre Objektivität geben.

Dabei sollen die verschiedenen Methoden der Motodiagnostik erläutert und anhand von Beispielen veranschaulicht werden, um anschließend ihre Brauchbarkeit als Auswahlkriterium für den Sportförderunterricht zu diskutieren.

Methoden der Motodiagnostik

Ziel der Motodiagnostik ist es, Aussagen über die menschliche Bewegung zu machen, Entscheidungen über spezielle Fördermaßnahmen zu treffen und damit Hinweise für die Veränderung des Bewegungsverhaltens zu geben.

Der Begriff Motodiagnostik umfaßt also alle Verfahren und Vorgehensweisen, die dazu geeignet sind, qualitative Merkmale des Bewegungsverhaltens zu beschreiben, die Bewegungsleistungen zu messen oder den Bewegungsverlauf mit Hilfe verschiedener technischer Medien aufzuzeichnen.

Diese unterschiedlichen diagnostischen Vorgehensweisen werden als

— motoskopische
— motometrische
— motographische

Verfahren bezeichnet.

Motoskopie — Bewegungsbeobachtung

Grundlage jeder motodiagnostischen Entscheidung ist die Beobachtung des Bewegungsverhaltens. Dies kann im Rahmen allgemeiner Bewegungsangebote, z. B. innerhalb des Sportunterrichts, erfolgen oder aber in standardisierten Situationen, die eigens für den Zweck der Beobachtung eines Kindes arrangiert werden (z. B. Aufbau einer Gerätebahn, die das Kind überwinden soll). Die Beobachtungen des kindlichen Bewegungsverhaltens können entweder frei beschrieben werden oder vorgegebenen, strukturierten Merkmalen zugeordnet werden.

Standardisierte Beobachtungen werden z. B. beim „Trampolin-Körperkoordinationstest" (KIPHARD 1978) vorgenommen. Die Beschreibung der Bewegungsmerkmale erfolgt hier mit Hilfe festgelegter Kategorien. Auch die „Checkliste motorischer Verhaltensweisen' (CMV, SCHILLING 1976) verwendet solche Kategoriensysteme.

Für die Praxis sehr aufschlußreich ist die sogenannte „Ereignisstichprobe", d. h. es werden bestimmte Bewegungssituationen angeboten und die von den Kindern gezeigten Verhaltensweisen bei der Bewältigung gegebener Aufgaben oder der Erprobung bestimmter Materialien festgehalten (vgl. IRMISCHER 1983).

IRMISCHER (1983, 10) stellt u. a. folgende Merkmale zusammen, die bei der Durchführung von Bewegungsbeobachtungen beachtet werden sollten:

1. *Bewußte Beobachtung*
   Das zu beobachtende Bewegungsverhalten muß vorher genau festgelegt werden.
2. *Bewußte Selektion*
   Anstelle einer größeren Zahl von Beobachtungen gleichzeitig auszuführen, ist es günstiger, einzelne Sachverhalte nacheinander abzufragen.
3. *Kritische Nachprüfung*
   Eine einmalige Beobachtung kann relativ zufällig sein, der Beobachter sollte sich daher vor voreiligen Rückschlüssen auf das Gesamtverhalten des Kindes hüten.
4. *Umfassende Situationsanalyse*
   Bei der Auswertung der Beobachtungen müssen die genauen Umstände, die das Bewegungsverhalten bedingen, berücksichtigt werden; genaue Angabe der jeweiligen Situation, Zeit und Dauer der Beobachtung.
5. *Genaue Kennzeichnung*
   Beobachtete Erscheinungen müssen soweit wie möglich von ihrer Interpretation abgegrenzt werden; jede bewußte Interpretation muß gekennzeichnet sein.
6. *Hermeneutischer Schluß*
   Da das sichtbare Verhalten nur Ausgangsmaterial der Beobachtung ist, muß der wirkliche Gegenstand, die innere Steuerung des Bewegungsverhaltens, durch Interpretation erschlossen werden.

Die motoskopischen Verfahren haben den Vorteil, daß sie das Kind in seiner ganzen Person zum Mittelpunkt der Beobachtung machen. Neben Haltungs- und Bewegungsauffälligkeiten können auch psychosoziale Besonderheiten im Gesamtverhalten des Kindes (Ängstlichkeit, Motivationsprobleme, Hyperaktivität etc.) in die Beurteilung eingeschlossen werden. Allerdings unterliegt die Bewegungsbeobachtung in hohem Maße subjektiven Entscheidungskriterien und birgt damit die Gefahr, daß die Beurteilung durch die Erwartungshaltung des Beobachters beeinflußt wird.

Als motoskopisches Verfahren zur Aufdeckung motorischer Auffälligkeiten hat sich der Trampolin-Körper-Koordinationstest (TKT) von KIPHARD (1978) bewährt.

Kiphard hält das Trampolin für besonders geeignet, um pathologische Bewegungsmuster sichtbar werden zu lassen: „In der motoskopischen Bewegungssituation des Trampolinspringens werden gesamtkörperliche Steuerungsmängel oft in bizarrster Übertreibung sichtbar. Dieser Vergrößerungs- und Vergröberungseffekt wird durch die zusätzlich zur Eigenmuskelkraft einwirkende Federkraft des Sprungtuches erreicht" (KIPHARD 1979, 54). Voraussetzung für die Anwendung des Verfahrens ist, daß das Kind noch keine Bewegungserfahrungen auf dem Trampolin gemacht hat.

Die für die meisten Kinder neuartige Bewegungssituation erfordert eine spontane Anpassung ihrer sensomotorischen Reaktionen. Während normal entwickelte Kinder sich sehr schnell auf die neuen Anforderungen einstellen, haben bewegungsbeeinträchtigte Kinder erhebliche Schwierigkeiten, das Gleichgewicht auf dem Tuch zu halten, die aufrechte Haltung zu bewahren oder die Armhaltung an die Sprungbewegungen anzupassen.

Der TKT kann auch in Reihenuntersuchungen (20—30 Kinder) eingesetzt werden:

Nach einer Demonstration der erforderlichen Standsprünge durch den Beobachter soll jedes Kind ca. 1—2 Min. auf dem Trampolin springen. Auf Zuruf des Versuchsleiters soll es sich dabei mehrere Male um 90 Grad in die gleiche Richtung drehen, ohne allzuweit von der Mitte des Sprungtuches abzukommen.

Hat das Kind die Ausgangsposition erreicht, soll es in der gleichen Weise auch in die andere Richtung drehen („aufdrehen") (vgl. KIPHARD 1978, 129).

Der Beobachter protokolliert den Eindruck, den er vom Bewegungsablauf des Kindes gewonnen hat, indem er auffällige Bewegungsmerkmale auf einem Beurteilungsbogen ankreuzt. Dieser Beobachtungsvorgang muß anschließend wiederholt werden, um dann Test- und Retestergebnisse miteinander zu vergleichen und auszuwerten. Werden in einer Kategorie mehrfach Symptome beobachtet, kann auf Schwächen bzw. Störungen in der Körperkoordination geschlossen werden.

Der Trampolinkoordinationstest setzt eine intensive Beobachterschulung voraus. In der Durchführung ist er ökonomisch und eignet sich besonders für eine Grobauslese auch leicht bewegungsauffälliger Kinder. Daher kann er zur ersten Auswahl von Kindern für den Sportförderunterricht eingesetzt werden.

Zur Kurzüberprüfung entwickelte Kiphard einen „Trampolinscreeningtest" (TST). Das Kind soll hierbei 1 Minute auf dem Trampolin springen; der Testleiter legt seiner Beobachtung folgende Kriterien zugrunde:

1. Gleichmäßiges Springen
2. Sichere Balance
3. Gerader Körper
4. Angemessene Spannung
5. Symmetrische Armführung
6. Symmetrischer Beinabdruck
7. Symmetrische Beinbelastung
8. Keine Extrabewegungen (Zuckungen, Drehungen etc.)

Motographie

Bei dieser Methode wird der Bewegungsablauf aufgezeichnet, um ihn anschließend einer eingehenden Analyse zu unterziehen. Bewegungsaufzeichnungen können mit Video-, Film-, Lichtspuraufnahmen sowie mit Hilfe mechanischer, elektrischer und elektronischer Registriertechniken gewonnen werden (vgl. BAUM/KIPHARD 1981). Für den Einsatz im Sportförderunterricht kommen hier wohl in erster Linie Auszeichnungen durch Video-Aufnahmen in Frage. So können Aufnahmen aus dem Sportunterricht als Entscheidungskriterium für die Zuweisung zum Sportförderunterricht herangezogen werden; sie ermöglichen eine intensivere und vor allem auch eine wiederholbare Analyse des kindlichen Bewegungsverhaltens, als es die kurzzeitige Hospitation im Unterricht leisten kann.

Motometrie

Bei den motometrischen Verfahren handelt es sich um Untersuchungsmethoden, die die Messung motorischer Merkmale mit Hilfe objektiver Leistungstests gestatten. Die Bewegungsmerkmale werden sowohl quantitativ (durch Festhalten der Häufigkeit, Zeit, Höhe oder Weite) als auch qualitativ (unter Angabe eindeutig festgelegter Kriterien, nach denen die Ausführung als richtig bezeichnet oder eine bestimmte Punktzahl vergeben werden kann) erfaßt.

Motorische Testverfahren können folgendermaßen definiert werden: „Ein motorischer Test ist ein unter Standardbedingungen durchführbares Verfahren zur Untersuchung bestimmter Bereiche oder Aspekte des Bewegungsverhaltens mit dem Ziel einer möglichst quantitativen Aussage über den relativen Grad der individuellen Ausprägung bestimmter Verhaltensmerkmale" (RAPP/SCHODER 1977, 17).

Die Aufgabenbereiche motorischer Testverfahren lassen sich folgendermaßen zusammenfassen:

- Erfassung des motorischen Entwicklungsstandes
- Objektivierung oder Korrektur der Ergebnisse aus Bewegungsbeobachtungen
- Einordnung der individuellen Leistung eines Kindes innerhalb einer vergleichbaren Gruppe (bezogen auf das Alter, die Herkunft, eine bestimmte Behindertengruppe)
- Ermittlung von Merkmalsveränderungen innerhalb festgelegter Zeitspannen (Verlaufsprofil), z. B. bei Altersgruppen (Längsschnittuntersuchungen),
  Grundlage hierfür sind wiederholte Anwendungen der Testverfahren unter den gleichen Bedingungen
- Überprüfung der Effektivität von Fördermaßnahmen im motorischen Bereich (bezogen auf die Verbesserung bestimmter Bewegungsqualitäten und Fähigkeiten)
- Nachweis der Förderungsbedürftigkeit einzelner Kinder
- Differenzierung quantitativer als auch qualitativer Aussagen über die motorische Leistungsfähigkeit.

Für den Sportförderunterricht kommt in erster Linie der Nachweis der Förderbedürftigkeit eines Kindes in Frage; um diesen mit einer möglichst objektiven Begründung zu belegen, kann gerade die Einordnung in seine Altersgruppe, die über die Normen vorgenommen wird, von Vorteil sein.

Das Feststellen des motorischen Entwicklungsstandes ist z. B. nur über den Vergleich mit den in der entsprechenden Altersstufe normalerweise erreichten bzw. erreichbaren Leistungen möglich. Darüber hinaus ist durch die Anwendung eines objektiven Maßstabes auch die Überprüfung intrapersonaler Entwicklungsfortschritte im Verlauf eines Förderangebots möglich: Wie hat sich das individuelle Leistungsvermögen eines Kindes verändert, können Fortschritte in ganz bestimmten motorischen Bereichen oder auch im motorischen Gesamtverhalten nachgewiesen werden?

Jeder Test muß bestimmten wissenschaftlichen Anforderungen genügen. Die Bewertung eines Tests wird abhängig gemacht von den sogenannten Hauptgütekriterien (Objektivität, Reliabilität,

Validität) und den Nebengütekriterien (Normierung, Ökonomie, Nützlichkeit und Vergleichbarkeit).

Ein Test kann nur dann als gut und brauchbar bezeichnet werden, wenn er

- objektiv ist, d. h. sowohl in der Durchführung, Auswertung als auch in der Interpretation der mit seiner Hilfe gewonnenen Ergebnisse unabhängig ist von der Person, die den Test anwendet;
- zuverlässig ist, d. h. daß er das Merkmal, das er zu messen vorgibt, möglichst genau erfaßt; bei Meßwiederholungen müßte also — wenn es sich um ein relativ stabiles Merkmal handelt — das gleiche Ergebnis herauskommen;
- gültig ist, d. h. daß er das Merkmal, zu dessen Messung er konstruiert wurde, auch wirklich erfaßt. Will ein Test z. B. die Koordinationsfähigkeit überprüfen, dann müssen auch tatsächlich Aufgaben enthalten sein, die koordinative Anforderungen beinhalten und nicht in erster Linie die Kondition oder die Konzentrationsfähigkeit eines Kindes beanspruchen.

Zur Überprüfung des motorischen Entwicklungsstandes und zur Aufdeckung von Bewegungsauffälligkeiten können folgende Testverfahren herangezogen werden:

LOS KF 18 (Eggert 1975)
MOT 4—6 (Zimmer/Volkamer 1984)
KTK (Kiphard/Schilling 1975)

Da der „Körperkoordinationstest für Kinder" (KTK) das für die Anwendung im Schulalter am meisten bekannte Verfahren ist und der „Motoriktest für vier- bis sechsjährige Kinder" (MOT 4—6) neben der Koordinationsfähigkeit auch andere Bereiche der Motorik erfaßt und bereits im Kindergartenalter eingesetzt werden kann, sollen diese beiden Tests im folgenden näher dargestellt werden:

MOT 4—6 (Motoriktest für 4- bis 6jährige Kinder)

Der MOT 4—6 (Zimmer/Volkamer 1984) ist als Auswahlverfahren für den Förderunterricht in der Schule aufgrund seiner Altersbegrenzung zunächst nur beschränkt (in der 1. Klasse) anwendbar. Bei entwicklungsretardierten und in ihrer Motorik beeinträchtigten Kindern ist er jedoch durchaus noch bei sieben- und achtjährigen einzusetzen; außerdem eignen sich einzelne Aufgaben des Tests auch als Grundlage für eine standardisierte Beobachtung. Infolge der eng umgrenzten Altersstufe beinhaltet der Test vor allem Bewegungsaufgaben, die den Spielinteressen jüngerer Kinder entsprechen und auf deren Bedürfnisse nach variationsreichen Bewegungssituationen abgestimmt sind.

Die Testaufgaben wurden sowohl nach inhaltlichen Kriterien (Berücksichtigung möglichst vielseitiger Aspekte der Motorik) als auch unter praktikablen Gesichtspunkten (z. B. schnelle und einfache Durchführbarkeit, wenig aufwendiges Material) ausgewählt. Insgesamt besteht der Test aus 18 Aufgaben, die z. T. quantitativ, z. T. aber auch qualitativ ausgewertet werden. Für jedes Item können bis zu 2 Punkte vergeben werden. Die Summe der in den einzelnen Aufgaben erzielten Werte ergibt den Gesamtrohwert. Testnormen liegen für normal entwickelte vier-, fünf- und sechsjährige Kinder vor. Als Standardwerte wurden — zur Vergleichbarkeit mit anderen Testergebnissen — MQ-, T- und C-Werte, Stanine und Prozentrangwerte angegeben.

Die 18 Aufgaben beinhalten folgende motorische Dimensionen:

1. Gesamtkörperliche Gewandtheit und Koordinationsfähigkeit
2. Feinmotorische Geschicklichkeit

3. Statisches und dynamisches Gleichgewichtsvermögen
4. Reaktionsvermögen
5. Sprungkraft
6. Bewegungsgeschwindigkeit
7. Bewegungsgenauigkeit und Steuerungsfähigkeit.

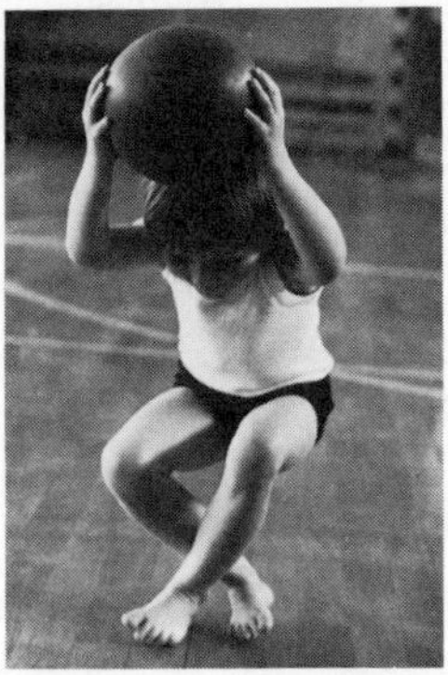

Abb. 27

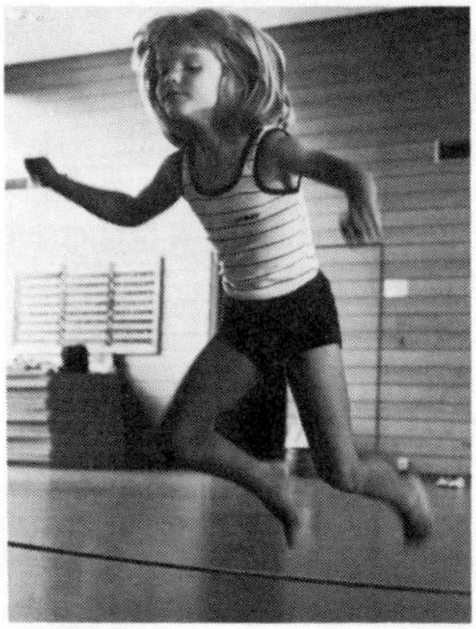

Abb. 28

Der Test hat eine Durchführungszeit von ca. 20—25 Minuten, das Material setzt sich aus Sportgeräten (Ball, Reifen, Seil etc.) und Alltagsgegenständen (Streichhölzer, Taschentuch etc.) zusammen. Die angegebenen Altersnormen beziehen sich auf normalentwickelte Kinder. Mit Hilfe dieser Standardwerte (z. B. Motorikquotient, T-Werte, Prozentrang) kann eine Klassifikation der motorischen Leistung vorgenommen werden: Bei einem MQ von 86—115 gilt die Leistung als „normal", bei 71—85 als „unterdurchschnittlich" und bei 56—70 als „auffällig".

Durch die Zuordnung der einzelnen Testaufgaben zu den jeweiligen motorischen Bereichen ist auch eine qualitative Auswertung der Testergebnisse eines Kindes möglich, die eine Identifizierung motorischer Schwächen zuläßt bzw. Hinweise auf besonders in Erscheinung tretende motorische Fähigkeiten gibt. Diese „Stärken" des Kindes können vor allem beim Einstieg in eine Fördermaßnahme als Motivationshilfe genutzt werden.

Nach eingehenden Erfahrungen der Testanwendung bei Kindern erscheint es uns sinnvoll, den Kindern die Teilnahme am Sportförderunterricht zu empfehlen, die einen MQ unter 85 haben. Da der MQ-Berechnung die Normalverteilung zugrunde liegt, kann man davon ausgehen, daß mit dieser Grenze ca. 15% aller Schüler erfaßt werden.

KTK (Körperkoordinationstest für Kinder)

Ein zunächst für klinische Einsatzfelder konstruiertes Verfahren ist der Körperkoordinationstest für Kinder (KTK) von F. SCHILLING und E. J. KIPHARD (1974). Anhand von vier Aufgaben soll die Gesamtkörperkoordination 5- bis 14jähriger Kinder erfaßt werden. Die motorische Leistung in den einzelnen Aufgaben wird rein quantitativ gemessen, indem z. B. die Anzahl der Bewegungswiederholungen in einer bestimmten Zeit ermittelt wird.

Der KTK eignet sich zur Differenzierung frühkindlicher Hirnschädigungen; er kann dazu eingesetzt werden, Störungen in der Körperbeherrschung aufzudecken, die in der Alltagsmotorik häufig nicht beobachtet werden können (BAEDKE 1981, 283).

Jedem Kind jeder Altersstufe werden die gleichen Aufgaben vorgegeben. Durch die unterschiedliche Punktzahl, die bei jeder Aufgabe zu erreichen ist, wird die individuelle Leistungsgrenze eines Kindes ermittelt.

Kurzbeschreibung der Testaufgaben:

1. *Balancieren rückwärts*
   Über drei Balken von 3 m Länge und unterschiedlicher Breite (3, 4, 5 und 6 cm) soll das Kind insgesamt dreimal rückwärts balancieren. Erfaßt wird die Anzahl der Schritte beim Rückwärtsgehen.
2. *Monopedales Überhüpfen*
   Schaumstoffplatten von je 5 cm Höhe sollen auf einem Bein übersprungen werden, wobei vor und nach dem Überspringen jeweils 2 Hüpfer auf demselben Bein erfolgen sollen. Das rechte und linke Bein wird getrennt bewertet, für jedes Bein sind pro Höhe 3 Versuche möglich. Die Höhe der Schaumstoffteile kann bis 60 cm gesteigert werden.
3. *Seitliches Hin- und Herspringen*
   In Schlußsprüngen soll innerhalb von 15 Sek. so oft wie möglich über eine Holzleiste hin- und hergesprungen werden. Die Anzahl der Sprünge wird gezählt (2 Durchgänge).
4. *Seitliches Umsetzen*
   Das Kind steht auf einem Brettchen und soll innerhalb von 20 Sek. ein weiteres Brett so schnell wie möglich mit den Händen zur Seite setzen, umsteigen und wieder das Brett umsetzen etc. Gemessen wird die Häufigkeit des Umsteigens und Umsetzens (2 Durchgänge).

Für die Durchführung des KTK wird spezielles Testmaterial benötigt. Seine Anwendung dauert ca. 30 Minuten.

Altersnormen liegen für Normalentwickelte, Lernbehinderte, Hirngeschädigte und Verhaltensgestörte vor. Als Standardwerte werden Motorikquotienten und Prozentränge angegeben. Der MQ kann sowohl für die einzelnen Untertests als auch für das Gesamttestergebnis berechnet werden.

Praktisches Vorgehen bei der Auswahl von Kindern

Das praktische Vorgehen bei der Auswahl der Kinder wird im Einzelfall abhängen von den situativen Gegebenheiten (Vorhandensein von Testmaterial, personelle Voraussetzungen) und von der zur Verfügung stehenden Zeit. Wir halten für die Einrichtung neuer Gruppen eine „Diagnostikphase" von 4—6 Wochen für erforderlich, die folgendermaßen aufgeteilt werden sollte:

In den ersten drei Wochen sollte der für den Sportförderunterricht verantwortliche Lehrer (falls dieser nicht identisch ist mit der Lehrkraft, die den regulären Sportunterricht erteilt) im normalen Sportunterricht hospitieren und aufgrund seiner Beobachtungen und der Informationen von Sport- und Klassenlehrer eine Grobauswahl der in Frage kommenden Schüler treffen. Anschließend sollten in einer „Testzeit" von zwei bis drei Wochen standardisierte, messende Verfahren angewendet werden, um vergleichbare Ergebnisse zu ermitteln und die subjektive Beobachtung u. U. zu korrigieren. Für diese „Diagnostikphase" schlagen wir folgendes Vorgehen vor (angenommen werden zwei bis drei Sportstunden wöchentlich):

Während der Unterrichtshospitationen sollte zunächst einmal das Gesamtverhalten der Schüler im Vordergrund der Beobachtung stehen. Besonders beachtet kann dabei werden, ob Kinder sich in ihrem motorischen Entwicklungsstand von anderen abzuheben scheinen oder Schwierigkeiten im Lerntempo haben, ob es Außenseiter in der Klasse gibt, bei welchen Kindern Motivationsprobleme vorhanden sind, welche Schüler besonders ängstlich sind oder durch konstitutionelle Faktoren (Fettleibigkeit, Haltungsanomalien, körperliche Behinderungen etc.) auffallen.

Zeitplan	Motodiagnostisches Vorgehen	Spezifische Verfahren	Besonders zu berücksichtigende Methoden und Kriterien
1. Woche	Freie Bewegungs- und Verhaltensbeobachtung Gespräch mit Sportlehrer, Klassenlehrer	Protokollierung der Beobachtungsergebnisse	— Allgemeine motorische Entwicklung der Kinder, — soziale Integration, — Gesamtverhalten (z. B. Motivation und Mitarbeit, Ängstlichkeit etc.), — konstitutionelle Faktoren
2. Woche	Gebundene Verhaltens- und Bewegungsbeobachtung; einfache Gruppentests	— Ereignisstichproben (z. B. Aufgaben zur Erprobung der Gleichgewichts-, Steuerungs- und Reaktionsfähigkeit), — Tests zur Beurteilung der Ausdauerleistung (z. B. Erholfähigkeitstest), — Haltungstest	— Verhalten bei freier Aufgabenstellung, — Verhalten bei konkreter Aufgabenstellung, — Beobachtung der Körperhaltung, der Organleistungsfähigkeit und der Körperkoordination
3. Woche	Standardisierte Beobachtungsverfahren	— Trampolinkoordinationstest, — evtl. Beobachtungsbögen	Festhalten von Bewegungsauffälligkeiten

Grobauswahl der evtl. in Frage kommenden Schüler

4.–5. Woche	Standardisierte motometrische Verfahren	KTK oder MOT 4—6 evtl. Fitneßtests	Vergleich der subjektiven Beobachtungsergebnisse mit Altersvergleichswerten und Normen. Zusätzliche Verhaltens- und Bewegungsbeobachtung in den Testsituationen
6. Woche	Endgültige Auswahl der Schüler; evtl. Gespräche mit Eltern und Schülern. In besonderen Fällen Empfehlung einer ärztlichen Untersuchung (z. B. bei starken Auffälligkeiten im Organleistungsbereich oder zur Klärung von organischen Hör- oder Sehschwächen).		

Diese Beobachtungen sollten ergänzt werden durch Gespräche mit dem Sportlehrer und dem Klassenlehrer, um deren Hinweise auf Kinder mit besonderen Problemen aufzunehmen und ihre Situation in der Klasse einschätzen zu können.

Die 2. Woche sollte in Absprache mit dem Sportlehrer für bestimmte Aufgabenstellungen, die für die Auswahl der Kinder Anhaltspunkte geben können, genutzt werden. Hierbei sollte das Verhalten der Kinder sowohl in offenen Bewegungssituationen (z. B. zu Beginn einer Unterrichtsstunde beim Erproben der Geräte etc.) als auch bei konkreten Anforderungen festgehalten werden.

Durch gezielte Bewegungsaufgaben kann z. B. die Koordinationsfähigkeit und mit Hilfe von Dauerläufen die Organleistungsfähigkeit überprüft werden. Bei stärkeren Haltungsauffälligkeiten sollte mit Hilfe von Muskelfunktionstests eine Abgrenzung von Haltungsschäden vorgenommen werden (siehe Anhang).

In der 3. Woche können bereits standardisierte Beobachtungsverfahren eingesetzt werden, um auch vergleichbare Kriterien zur Verfügung zu haben. Hierbei sollte jedoch auf ökonomische Verfahren zurückgegriffen werden, die in der Gruppe anwendbar sind und nicht allzuviel Zeit benötigen (z. B. — sofern ein Trampolin zur Verfügung steht und die Kinder hieran noch nicht allzuviele Bewegungserfahrungen gesammelt haben — der Trampolin-Koordinationstest).

Anhand der nun vorliegenden Beobachtungsergebnisse ist eine Grobauswahl der für den Sportförderunterricht in Frage kommenden Kinder möglich.

Um die subjektive Entscheidung zu überprüfen und durch objektive Vergleichsmaßstäbe belegen oder auch revidieren zu können, sollten mit dieser kleinen Gruppe von Kindern in den folgenden 2 Wochen metrische Verfahren durchgeführt werden (Motorik-Tests) wie KTK oder MOT 4—6, u. U. auch Fitneß-Tests).

Bei nicht exakt einzuordnenden Ausdauerschwächen (z. B. sehr lange Erholungszeit) sollte ein Arzt konsultiert werden, um evtl. Schädigungen des Herzkreislaufsystems auszuschließen. Auch bisher nicht einwandfrei festgestellte Hör- oder Sehschwächen sollten vom Arzt überprüft werden.

Die endgültige Auswahl der Kinder sollte mit den Kindern selbst besprochen werden, um ihnen Hinweise darauf zu geben, warum sie an einer Fördergruppe teilnehmen sollen und was sie dort erwarten wird. Darüber hinaus sollte vor der endgültigen Entscheidung möglichst mit den Eltern Rücksprache genommen werden, um weitere Informationen über das Kind und seine speziellen Interessen zu erhalten und ihre Unterstützung der Fördermaßnahme zu gewinnen.

Nach Vorliegen aller Beobachtungs- und Testergebnisse sollte die Teilnahme am Sportförderunterricht *den* Kindern empfohlen werden,

- **die bei den Unterrichtshospitationen und auch aus der Sicht des Sportlehrers durch Ängstlichkeit, Gehemmtheit und übermäßige Zurückhaltung oder aber aufgrund von hyperaktivem, ungesteuertem Verhalten aufgefallen sind;**
- **deren Bewegungsverhalten in den Beobachtungssituationen unkoordiniert und ungeschickt erschien und deren motorische Leistungen weit unter dem Klassendurchschnitt liegen;**
- **die in der Klassengemeinschaft Außenseiterrollen einnehmen und von der Gesamtgruppe deutlich isoliert werden;**
- **die Beeinträchtigung in der Wahrnehmungsfähigkeit aufweisen, z. B. bei Reaktionsspielen auffallend langsam sind, Schwierigkeiten in der Raumorientierung oder in der Gleichgewichtsfähigkeit haben;**
- **bei denen im Rahmen einer Haltungsüberprüfung eine Muskelfunktionsschwäche festgestellt wurde;**

- **die bei Ausdauerläufen folgende Auffälligkeiten zeigen: eine auffallende Gesichtsfarbe (starke Blässe), Schwindelgefühl, Übelkeit, kalter Schweiß, schnelle Ermüdbarkeit, lange Erholungszeit;**
- **die bei den motorischen Tests einen Motorik-Quotienten (MQ) unter 85 erreicht haben.**

Ein Protokollbogen, der die Auswahlkriterien für die Teilnahme am Sportförderunterricht zusammenfaßt, ist im Anhang wiedergegeben.

Diese kurze Darstellung möglicher Vorgehensweisen bei der Auswahl von Kindern für den Sportförderunterricht verdeutlicht bereits das Problem, auf das der für die Durchführung des Förderangebotes verantwortliche Lehrer trifft:

Die Auswahl wird sich immer an den für den Förderunterricht geltenden Zielen orientieren müssen. Orthopädisch und sportmedizinisch ausgerichtete Auswahlverfahren lassen auch ein funktionsorientiertes Vorgehen zur Behebung der vorgefundenen Schwächen erwarten. Außenseiter und Problemschüler im Sportunterricht lassen sich weder durch spezielle Übungen noch durch Tests eruieren, sondern müssen in der realen Situation des Sportunterrichts beobachtet werden, um ihre soziale Problematik erkennen und verstehen zu können.

Ihr Problem läßt sich ebensowenig mit spezifischen Trainingsaufgaben wie mit Hausaufgaben lösen und setzt eine besondere methodische und didaktische Gestaltung des Förderunterrichts voraus.

Auf jeden Fall sollte darauf geachtet werden, daß die Auswahl der Kinder für den Sportförderunterricht nicht bereits mit einer Stigmatisierung verbunden ist. Schon in der Beobachtungsphase (Hospitation) sollten die Kinder z. B. darüber informiert werden, daß es ein Extra-Angebot für Sport in der Schule gibt, das allerdings vor allem den Schülern offenstehen soll, die bisher weniger Gelegenheit hatten, Sport zu treiben und die sich bei Bewegungsspielen oder bestimmten Sportformen nicht so sicher fühlen.

Bei der Anwendung von Tests und Einzelübungen sollte dem Kind in den Situationen, in denen es gerechtfertigt ist, positive Rückmeldung über seine Leistungen gegeben werden, so daß auch die Testsituation bereits positive Erfahrungen der eigenen Bewegungsleistung hervorruft.

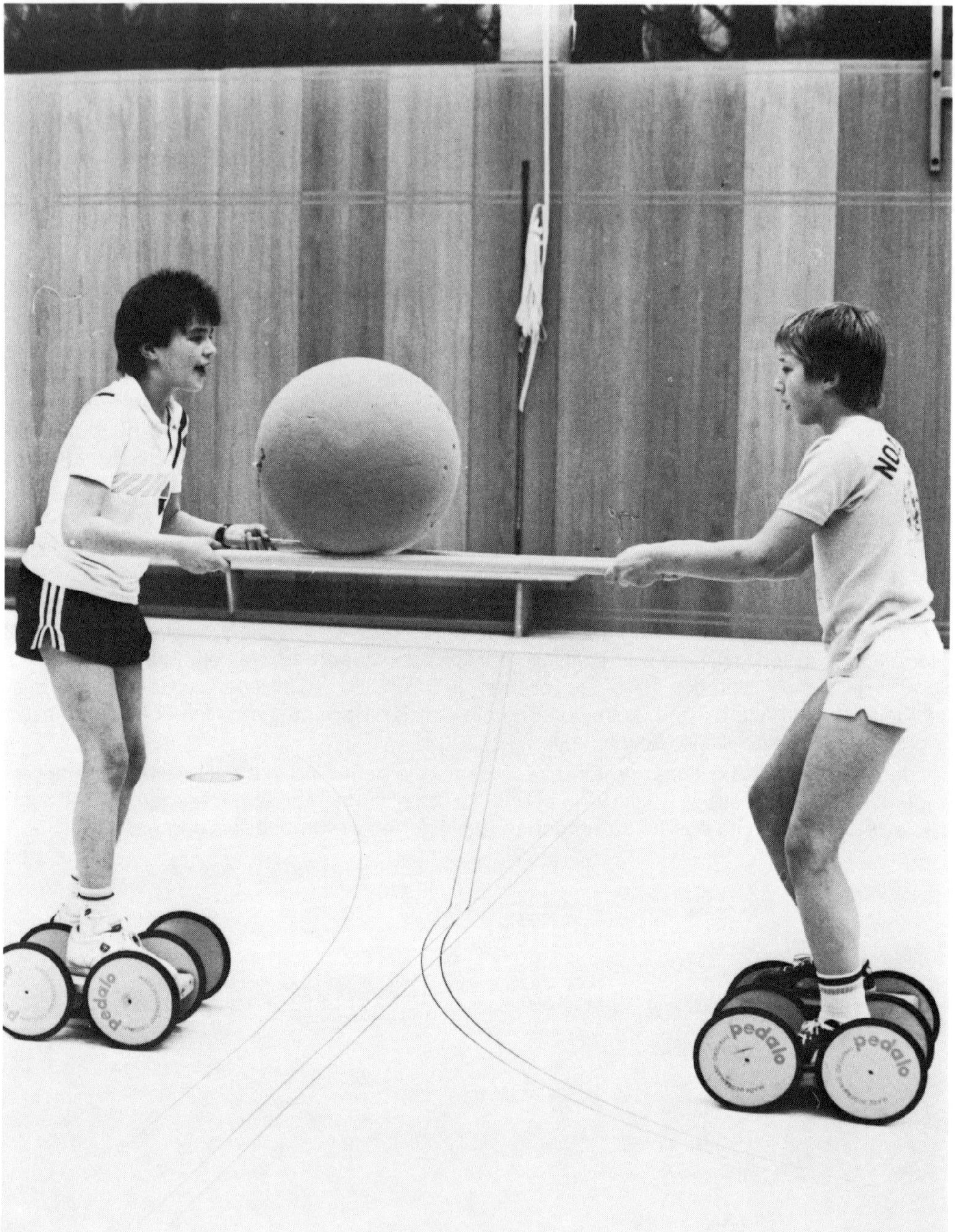

Abb. 29

6 Praktische Beispiele zur Gestaltung eines psychomotorisch orientierten Sportförderunterrichts

Ziel des Sportförderunterrichts ist es, das leistungsschwache Kind zu befähigen, sich mit sich selbst, seiner *dinglichen* und personalen Umwelt auseinanderzusetzen, um so zur Bewältigung seiner motorischen und psycho-sozialen Probleme beizutragen.

Bewegung und Sport ermöglichen die Erfahrung:
- der eigenen Person, des Körpers
- der materialen und räumlichen Umwelt
- der sozialen Umwelt.

Das Kind erlebt sich in Bewegungssituationen einerseits als *Person* mit individuellen Gefühlen, Motiven, Bedürfnissen und Handlungsmöglichkeiten, andererseits werden aber auch seine Bedürfnisse, Motive und Gefühle durch Bewegung und Sport beeinflußt.

Erfahrbar gemacht werden diese Prozesse über den eigenen *Körper.* Er ist gleichzeitig der Vermittler solcher Ich-Erfahrungen und der Gegenstand, auf den sich die Erfahrungen beziehen.

Bewegung und Sport spielen sich immer in einer ganz konkreten *dinglichen Umwelt* ab, sie sind eingebunden in materiale Situationen, die sich sowohl auf die Geräte und Gegenstände beziehen, *mit* und *an* denen sich das Kind bewegt, als auch die spezifische räumliche Umwelt (Wasser, Schnee etc.), *in* der es sich bewegt. Diese materiale Umwelt wird sinnlich wahrgenommen und über die Bewegung erfahren und begriffen.

Darüber hinaus stellen Sport und Bewegung auch soziale Ereignisse dar: sie geben Gelegenheiten zu Erfahrungen des Mit- und Gegeneinander, des Akzeptiertseins oder des Abgelehntwerdens; die sozialen Erfahrungen können also sowohl positiver als auch negativer Art sein.
In jedem dieser Erfahrungsbereiche hat die Bewegung eine andere Bedeutung, die unterschiedlich hervorgehoben werden kann.

Derselbe Anlaß, dasselbe Bewegungsspiel kann unter dem Gesichtspunkt betrachtet werden, daß ich mich selbst wahrnehme, daß ich meinen Körper erlebe, daß ich Informationen über die Gegenstände, mit denen ich umgehe, gewinne und daß bestimmte soziale Interaktionen ablaufen, die mir bewußt werden und die ich verarbeiten kann. Die hier vorgenommene Unterscheidung dient lediglich dazu, einzelne Aspekte der über Bewegung vermittelbaren Erfahrungen in den Vordergrund zu stellen. In der praktischen Unterrichtssituation treten die genannten Erfahrungsbereiche oft gleichzeitig in Erscheinung:

So werden materiale Erfahrungen über den eigenen Körper wahrgenommen und zumeist im sozialen Kontext erworben, z. B. kann das Schwungtuch bewußt zur Erfahrung der Eigenschaften eines leichten, schwebenden Materials herangezogen werden, um die Wirkungsweise und die Steuerungsmöglichkeit des Schwingens und die Bedeutung des Luftwiderstandes erfahrbar zu machen. Da das große Tuch jedoch erst in einer Gruppe von Kindern zu handhaben ist, vermittelt es gleichzeitig auch soziale Erfahrungen. Die soziale Interaktion zwischen den Schülern und zwischen Schülern und Lehrern beeinflußt die Aktivitätsbereitschaft und die Experimentierfreudigkeit. Wo das soziale Klima nicht dazu angetan ist, daß Kinder das Gefühl des Akzeptiertwerdens und des Vertrauens haben, sind sie auch kaum bereit, selbst ihre Grenzen zu ermitteln und das Risiko eines Mißerfolgs einzugehen.

Die Unterscheidung in einzelne Erfahrungsbereiche darf daher nicht so verstanden werden, als handele es sich um voneinander unabhängige Aspekte.

Das Kind erlebt die Bewegung als Ganzes: Sie ist zentriert im Körperlichen, äußert sich im Umgang mit Geräten und Gegenständen und ist eingebettet in soziale Beziehungen.

Die folgenden Übungsbeispiele hätten daher in ihren jeweiligen Erfahrungsaspekten ausgetauscht werden können — das Pedalo also unter dem Thema der Sozialerfahrung, die Lauf- und Fangspiele unter dem Gesichtspunkt der Körpererfahrung und die Spiele mit dem Gleichgewicht (Sportkreisel) unter dem der Materialerfahrung behandelt werden können.

Die Vorschläge sind eine Ideensammlung, die in der Arbeit mit Kindern entstanden ist und die vor allem die Kreativität des Lesers anregen soll.

Sind bei den einzelnen Spiel- und Übungsvorschlägen besondere organisatorische oder methodische Maßnahmen zu beachten, werden diese im Anschluß an die Darstellung der Bewegungsaufgaben unter „Hinweise" zusammengefaßt.

KÖRPERERFAHRUNG

Obwohl der Körper Quelle und Ursache von Gefühlen und Empfindungen ist und als das Zentrum der Erfahrungen betrachtet werden kann, laufen Körpererfahrungen häufig unbewußt ab. Die eigene Körperlichkeit erscheint dem Individuum meistens zu selbstverständlich, um ihr besondere Aufmerksamkeit zu widmen.

Körpergefühle wie Ermüdung, Streß, Trägheit weisen uns zwar im Alltag ständig auf die Grenzen unserer körperlichen Leistungsfähigkeit hin, wir nehmen sie jedoch oft erst dann wahr, wenn sie unausweichlich sind. So gelangt der Körper oft erst dann wieder ins Bewußtsein, wenn er nicht mehr „funktioniert", wenn Schmerzen, Verletzungen oder Krankheiten auftreten und seine Funktionsfähigkeit beeinträchtigen.

Die Betonung der Wahrnehmung und des Erlebens des eigenen Körpers hat in jüngster Zeit immer mehr Popularität erlangt und zu einem regelrechten „Körperboom" geführt. Zwar drückt sich in den vielen alternativen Freizeitsportaktivitäten (Tai chi, Yoga, Stretching etc.) eine veränderte Einstellung zu Sport und Bewegung aus, und die zahlreichen Körpertherapien weisen auf eine Rückbesinnung auf elementare körperliche Erlebnisbereiche hin, andererseits zeugen jedoch Aerobic, Jogging und Bodybuilding weniger von einer gesteigerten Sensibilität gegenüber dem eigenen Körper, sondern schaffen neue Instrumentalisierungstendenzen: Der Körper wird zum Gegenstand von Ideologien, Modewellen und Werbekampagnen, körperliche Fitneß wird zur Grundlage menschlichen Wohlbefindens erhoben und damit neuen Zwängen und Leistungsstandards unterworfen.

Will man der Gefahr einer erneuten Entfremdung vom Körper entgehen, bietet sich ein Weg zwischen traditioneller Sportvermittlung mit ihrer Technisierung von Bewegungsabläufen und dem von einer „alternativen Bewegungskultur" propagierten Körperenthusiasmus an:

Nicht nur über seinen Körper zu verfügen und ihn zu beherrschen, sondern ihn bewußt wahrzunehmen, seine Signale zu verstehen, seine Fähigkeiten und Reaktionen kennenzulernen und die körperlichen Möglichkeiten einzuschätzen, könnte als Ziel körperlich sinnlicher Erfahrungsprozesse formuliert werden.

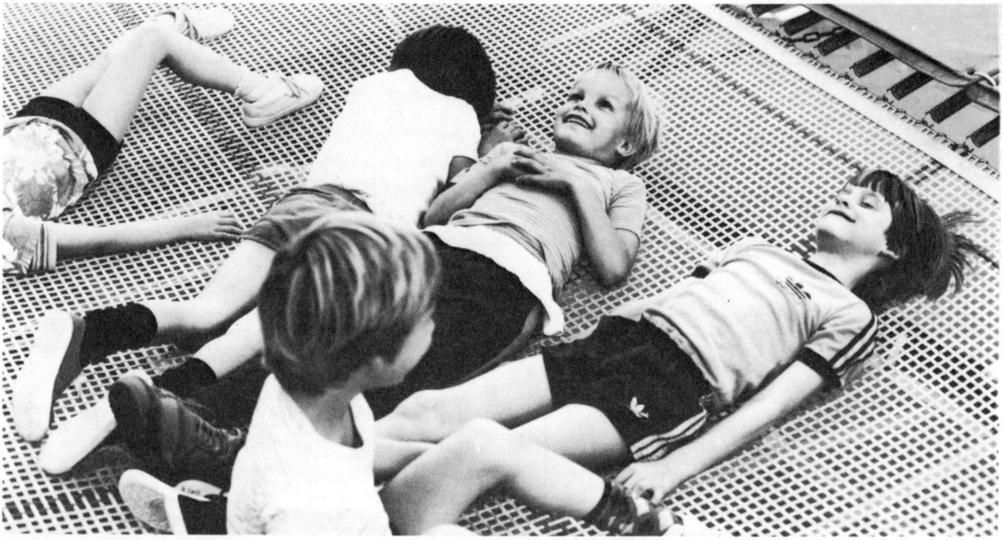

Abb. 30

Der Körper als Subjekt und Objekt der Erfahrung

Im Sinne psychomotorischer Erziehung haben Körpererfahrungen sowohl eine instrumentelle Bedeutung (Erfahren des Körpers bei sensorischen und motorischen Anforderungen) als auch eine eigenständige Dimension (ich erfahre mich selbst mit meinem Körper).

Körpererfahrung muß jedoch nicht nur „Abfallprodukt" beim Erlernen und Ausführen von Bewegungsfertigkeiten sein, sie hat auch als Selbstzweck ihre Berechtigung und kann somit zur pädagogischen Aufgabe werden.

Das Kind wird sich in der Bewegung seiner selbst — des Körper-Ichs — bewußt. Es bewirkt etwas in der Außenwelt, wenn es mit Gegenständen umgeht und sich an Geräten bewegt; gleichzeitig spürt und erfährt es „am eigenen Leibe".

FROSTIG (1973, 44) betont die Bedeutung des Körperbewußtseins für eine normale seelische und körperliche Entwicklung: „Ohne dies kann ein Kind nicht realisieren, daß es ein ‚Ich'. . . darstellt". In ihrem Konzept einer Bewegungserziehung unterscheidet sie drei Funktionen des Körperbewußtseins: Das *Körperimago* als die auf den Körper bezogenen Empfindungen, das *Körperschema,* das sich auf die „automatische Anpassung von Teilen des Skelettsystems und auf die Spannung und Entspannung der Muskeln, die man benötigt, um eine Körperhaltung beizubehalten. . ." bezieht und den *Körperbegriff,* mit dem die faktische Kenntnis des Körpers gemeint ist.

Diese Begriffe werden in der Literatur sehr uneindeutig verwendet. Sofern überhaupt Bezug genommen wird auf praktische Verwirklichung von Körpererfahrungen, liegt die Gewichtung auf der Vermittlung schematischer Vorstellungen vom eigenen Körper (Größe, Körperausdehnung, Rechts-/Linksunterscheidung etc.).

Berücksichtigt man die Bedeutung, die der Körpererfahrung beim Aufbau des Selbstwertgefühls und des Selbstvertrauens eines Menschen zukommt, muß das Spektrum der Erfahrungen, die mit und über den Körper gemacht werden, noch weiter gefaßt werden.

KÖRPERERFAHRUNG

- die Gesamtheit aller im Verlaufe der individuellen wie gesellschaftlichen Entwicklung erworbenen Erfahrungen mit dem eigenen Körper, die sowohl kognitiv wie affektiv, bewußt wie unbewußt sein können.

KÖRPERSCHEMA

- der neurophysiologische Teilbereich der Körpererfahrung, umfaßt alle perceptiv-kognitiven Leistungen des Individuums bezüglich des eigenen Körpers.

▷ KÖRPERORIENTIERUNG
die Orientierung am und im eigenen Körper mit Hilfe der Extero- und Interoceptoren, d. h. der Oberflächen- und Tiefensensibilität, insbesondere der kinästhetischen Wahrnehmung (das KÖRPERSCHEMA im engeren Sinne!)

▷ KÖRPERAUSDEHNUNG
das Einschätzen von Größenverhältnissen sowie der räumlichen Ausdehnung des eigenen Körpers.

▷ KÖRPERKENNTNIS
die faktische Kenntnis von Bau und Funktion des eigenen Körpers und seiner Teile einschließlich der Rechts-Links-Unterscheidung (auch KÖRPERBEGRIFF / KÖRPERSTELLUNG / KÖRPERWAHRNEHMUNG)

↔

KÖRPERBILD

- der psychologisch-phänomenologische Teilbereich der Körpererfahrung, umfaßt alle emotional-affektiven Leistungen des Individuums bzgl. des eigenen Körpers.

▷ KÖRPERBEWUSSTSEIN
die psychische Repräsentation des eigenen Körpers oder seiner Teile im Bewußtsein des Individuums, bzw. die auf den eigenen Körper gerichtete Aufmerksamkeit (auch KÖRPERBEWUSSTSEIN/BODY AWARENESS).

▷ KÖRPERAUSGRENZUNG
das Erleben der Körpergrenzen, d. h. den eigenen Körper als deutlich von der Umwelt abgegrenzt zu erleben.

▷ KÖRPEREINSTELLUNG
die Gesamtheit der auf den eigenen Körper, insbesondere auf dessen Aussehen gerichteten Einstellung, speziell die (Un-)Zufriedenheit mit dem eigenen Körper.

Abb. 31 Versuch einer Strukturierung des Gesamtkomplexes „Körpererfahrung" (Aus BIELEFELD *1986, 17).*

Insgesamt läßt sich eine mehr sensorisch-kognitive Seite der Körpererfahrung (z. B. Erkennen und Einschätzen der eigenen körperlichen Möglichkeiten) aufdecken, die einem mehr affektiv geprägten Körpererleben (Akzeptieren des Erscheinungsbildes und der Gegebenheiten des eigenen Körpers, Identifikation mit den körperlichen Voraussetzungen) gegenübersteht.

BIELEFELD (1986) versucht, die unterschiedlichen Gebiete, die als Teilbereiche der Auseinandersetzung mit dem eigenen Körper in der Literatur zu finden sind, in einen systematischen Zusammenhang zu bringen. Er ordnet sie in ein Strukturmodell ein, in dem die perzeptiv-kognitiven Leistungen des Individuums (Körperorientierung, Körperausdehnung, Körperkenntnis) unter dem Überbegriff „Körperschema" den emotional-affektiven Leistungen (Körperbewußtsein, Körperausgrenzung, Körpereinstellung), die als „Körperbild" bezeichnet werden, gegenübergestellt sind (vgl. Abb. 31).

Im Hinblick auf die Konzipierung von Fördermaßnahmen zur Vermittlung und Bewußtwerdung von Körpererfahrungen kann das Modell konkrete Realisierungshilfen geben.

Körpererfahrungen in Sport und Bewegung

Sport und Bewegung bieten eine Fülle von Erlebnissen, die ihren Mittelpunkt im Körperlichen haben. Hierzu gehören z. B.:

— das Erleben von Erschöpfung und Ermüdung
— die Wahrnehmung der körperlichen Leistungsfähigkeit und ihrer Veränderungen
— das psycho-physische Befinden nach körperlicher Beanspruchung (Zufriedenheit, Entlastung, Unwohlsein)
— das Erleben der körperlichen Grenzen (z. B. Ausdauer und Kraft)
— die Erfahrung von Anspannung und aktiver Entspannung.

Diese körperlichen Erlebnisse und Erfahrungen sind nicht immer ausdrücklich intendiert und mit pädagogischen Zielsetzungen verbunden. Die Reflexion des Erlebten trägt jedoch zur Bewußtmachung bei. Zu ihrer Unterstützung kann es wichtig sein, wahrgenommene körperbezogene Erfahrungen im Unterricht im Anschluß an die konkrete Situation zu diskutieren und zu besprechen, wo der Grund für die Körpererlebnisse liegt, wie sie zustande gekommen sind und was sie ausgelöst haben (z. B. die Voraussetzung für das Gefühl der Entspannung kann die vorherige Anspannung gewesen sein).

Zwar vermittelt jede Bewegungshandlung Erfahrungen mit dem Körper und ebenso über den Körper, Bewegungserfahrungen sind also immer zugleich Körpererfahrungen, da sie ja körperlich realisiert werden müssen. Allerdings sind beide Erfahrungsbereiche nicht als identisch zu betrachten, da der Körper auch in Ruhe oder durch passiv empfangene Bewegungen (z. B. Massage) erfahren werden kann (vgl. FUNKE 1986).

Der richtige und sensible Umgang mit dem eigenen Körper ist von Natur aus gegeben, nur haben wir verlernt, auf seine Signale zu achten und die Reaktionen des Körpers, z. B. auf Streßsituationen, zu verstehen.

Die Körperwahrnehmung kann verfeinert und die Auseinandersetzung mit körperlichem Erleben kann systematisch gefördert werden. In allen Praxisanregungen zur Motopädagogik und zur psychomotorischen Erziehung stehen Übungen zur Körpererfahrung daher an hervorragender Stelle.

Aber auch die im Schulsonderturnen zentrale Frage nach der Körperhaltung und der Korrektur von Fehlhaltungen kann unter dem Gesichtspunkt der Körperwahrnehmung neu diskutiert werden.

Voraussetzung für die Wahrnehmung des eigenen Körpers ist eine sinnliche Aufgeschlossenheit. Durch gut funktionierende Sinne kann ich wahrnehmen, was in meinem Körper und im Kontakt meines Körpers mit der Umwelt geschieht. Körpererfahrungen sind daher eng gebunden an die Sensibilität für das, was in den Bewegungshandlungen abläuft. Damit setzen Körpererfahrungen auch die Bewußtmachung von kinästhetischen, visuellen, taktilen, akustischen und vestibulären Sinneswahrnehmungen voraus.

Die folgenden Praxisbeispiele sollen einen Einblick in die Möglichkeiten zur Vermittlung von Körpererfahrungen im Sportförderunterricht geben. Ausführliche Hinweise zur theoretischen und zum Teil auch praktischen Bearbeitung des Bereichs Körpererfahrung finden sich bei BAUMANN, S. (1978), BIELEFELD/BIELEFELD (1980), FUNKE (1983), KULLMANN (1983), JORASCHKY (1983), KLEIN (1984), BAUMANN, C./GRÖSSING, S. (1984), BIELEFELD (1986), MRAZEK (1986), MRAZEK/RITTNER (1986), TREUTLEIN, u. a. (1986).

Praktische Anregungen und Übungsbeispiele

Körperwahrnehmung und Körperhaltung

Erfahrung von Anspannung und Entspannung

In den meisten Lehrbüchern zum Schulsonderturnen wird als ein wesentlicher Inhalt des Förderunterrichts die dosierte Belastung der Herz-Kreislauf-Funktionen zur Vermeidung oder zum Abbau von Ausdauerschwächen gefordert. VAN DER SCHOOT (1978) macht darauf aufmerksam, daß ein Teil der am Schulsonderturnen teilnehmenden Kinder Phänomene der Hyperaktivität aufweisen und daß vor allem auch koordinationsschwache Kinder oft unter motorischer Unruhe und „Zappeligkeit" leiden. Für diese Kinder sei die physische Aktivität nicht nur unter dem Gesichtspunkt der Belastung, sondern auch unter dem der Entlastung und Entladung zu planen. Hierzu müßten demnach auch Übungen zur psychophysischen Regulation enthalten sein wie sie z. B. von der Eutonie (ALEXANDER 1980), der progressiven Relaxation (JACOBSON 1938) oder des autogenen Trainings (SCHULZ 1970) angeboten werden.

Alle Entspannungsverfahren gehen von der Überlegung aus, daß die psychische Befindlichkeit in direktem Zusammenhang mit dem Muskeltonus steht und daß durch gezielte Übungen zur Herabsetzung der muskulären Anspannung eine affektiv-emotionale Entspannung erreicht werden kann.

Ein häufiger Irrtum im allgemeinen Verständnis von Entspannung ist, daß Spannung mit Verspannung gleichgesetzt wird. Ziel des Entspannungstrainings ist auch keine ständige „Erschlaffung", sondern die bewußte Regulierung von Spannung und Entspannung.

So läßt eine Muskelanspannung die nachfolgende Entspannung nicht nur deutlicher erleben, sondern verstärkt und unterstützt sie sogar. Muskelbewegung bedeutet Energieabfuhr und damit Spannungsabfuhr. Die Anspannung dient also unter anderem der Wahrnehmungsschulung für Spannungsunterschiede. Durch willentliche Erhöhung der Muskelkontraktionen und Beobachtung der dabei auftretenden Spannungsänderungen soll der Übende im Lauf der Zeit lernen, auch feinste Veränderungen im Muskeltonus wahrzunehmen. Durch diese Sensibilisierung für körperliche Spannungszustände sollen Anspannungen und beginnende Verspannungen frühzeitig wahrgenommen werden, um mit Entspannung darauf zu reagieren.

Bei der Anwendung von Entspannungsübungen sollte den Verfahren der Vorzug gegeben werden, die auch von Pädagogen ohne langfristige Zusatzausbildung erlernt und angewendet werden können und leicht vermittelbar sind. Außerdem sollten Methoden und Übungen bevorzugt werden, die körperliche Veränderungen rasch spürbar werden lassen und bei Kindern zu deutlich wahrnehmbaren Körperempfindungen führen.

Ein solches — selbst von Kindern leicht durchführbares Verfahren — ist die progressive Relaxation, die von JACOBSON (1961) entwickelt wurde und für den Einsatz im Sport und Sportunterricht von BUCHMANN (1974) unter der Bezeichnung Tiefmuskelentspannung (TME) modifiziert wurde.

Die Grundmethode der progressiven Relaxation besteht darin, nacheinander einzelne Muskelpartien des Oberkörpers, der Bauchmuskulatur, der Ober- und Unterschenkel und der Füße kurzfristig willentlich anzuspannen und anschließend zu lockern.

Im Sportförderunterricht und ebenso im Sportunterricht kann ein Entspannungstraining dazu beitragen, daß die Schüler lernen,

- ihren Körper bewußt zu empfinden und zu erspüren
- physiologische Veränderungen wahrzunehmen (Tonussenkung, Gefäßerweiterung) und sie auf ihre Weise sprachlich auszudrücken (z. B. „Es kribbelt in den Beinen, es wird warm, ich habe das Gefühl, daß die Finger dicker sind . . .")
- nach körperlicher Belastung bewußt wieder zu innerer Ruhe zu kommen
- muskuläre Anspannungen bei anderen ertasten und sie von gelöster Haltung unterscheiden zu können
- die Wechselbeziehung von körperlicher und emotionaler Spannung zu erkennen und in kritischen Situationen, z. B. durch Anwendung von Entspannungsübungen, angemessen zu reagieren
- bei sich selbst früh genug auf Angst, Unruhe, Nervosität und Hektik aufmerksam zu werden und diese Gefühle reduzieren zu können (vgl. ANDERS 1984).

Methodisch-didaktische Hinweise

ANDERS (1984) schlägt zum Erlernen von Entspannungstechniken zwei wöchentliche Übungseinheiten von je 1 Stunde vor, in denen 10 bis 20 Minuten für Körper/Konzentrationsarbeit und die übrige Zeit für Bewegungsaktivitäten oder Gespräche benutzt werden.

Im Rahmen des Sportförderunterrichts halten wir es nach unseren Erfahrungen für sinnvoll, Entspannungsphasen von zunächst 5—10 Minuten Dauer in jede Stunde zu integrieren und diese vor allem an bewegungsintensive Phasen anzuschließen. Kindern erscheint es nur dann sinnvoll, eine Zeitlang ruhig am Boden zu liegen, wenn sie auch selbst das Bedürfnis danach haben. Der Wechsel von Ruhe und Bewegung, Anstrengung und Entspannung, Konzentration und körperlicher Belastung trägt zur Bereitschaft bei, sich auf zunächst ungewohnte Übungen einzulassen und sich auf den eigenen Körper zu konzentrieren.

Geschlossene Augen unterstützen die Konzentrationsfähigkeit und helfen dabei, die Aufmerksamkeit auf sich selbst und nach innen zu richten.

Leise Musik im Hintergrund kann die auf Kinder oft befremdend wirkende Stille im Raum füllen und so den gefürchteten Albernheiten, die schnell die ganze Gruppe anstecken und jede Konzentration zunichte machen, entgegenwirken.

Die Musik sollte jedoch nicht zu rhythmisiert sein, um den Übenden die Freiheit zu lassen, ihren eigenen Rhythmus zu finden. Langsame, getragene, meditative Musik kann den Pulsschlag senken, ebenso wie ruhiges, gleichmäßiges und wohltönendes Sprechen unbewußt den Herzschlag regulieren kann (vgl. FLACKUS 1977).

Bei jüngeren Kindern müssen die Übungsanweisungen der kindlichen Verständnisebene angepaßt werden. Konkrete Vorstellungshilfen tragen dazu bei, daß Prozesse der Spannung und Lösung konkret nachvollziehbar und auf den eigenen Körper übertragbar sind.

Ein großer Teil der nachfolgenden Übungen ist der progressiven Relaxation entnommen. Zunächst wird der Aufbau eines Entspannungstrainings im Sinne der Progressiven Relaxation/TME (vgl. BUCHMANN 1974, KIRKCALDY/THOME 1984) dargestellt und anschließend Beispiele für eine mehr spielorientierte und vorstellungsbetonte Einführung in die Entspannungsübungen gegeben.

Praktische Anweisungen zur Tiefmuskelentspannung
Die Schüler liegen auf einer Matte auf dem Rücken.

Folgende Anweisungen werden vom Lehrer gegeben:

Atmung

Atmet einige Male tief ein und aus. Die Luft wird durch die Nase langsam in den Bauch eingesogen — der Bauch wird ganz dick — und danach unter die Achseln gezogen. Dann atmet tief durch Mund und Nase aus.

Nackenmuskulatur

Zieht jetzt die Schultern hoch — fast bis zu den Ohren, macht mit den Schultern kleine Kreise, zieht sie wieder hoch und spannt sie dabei an. Jetzt bringt sie wieder in die Ausgangslage zurück. Atmet ruhig und entspannt ein und aus.

Arme

Ballt die rechte Hand zu einer Faust. Schließt die Faust so fest, als ob ihr einen Gegenstand ganz festhalten wolltet. Der Druck wird immer härter, so daß ihr ihn bis zum Ellenbogen und zum Oberarm spürt.

Nun öffnet die Hand und laßt die Spannung aus dem Arm herausfließen. Macht das gleiche mit der linken Hand . . . Dann dreht die Handflächen auf den Boden und preßt mit beiden Händen gleichzeitig in den Boden hinein. Der Oberkörper hebt sich nicht vom Boden ab, der Druck geht bis in die Oberarme. Langsam entweicht der Druck und eure Arme entspannen sich. Ruhig und entspannt ein- und ausatmen.

Beine

Zieht die Ferse des rechten Fußes an und setzt ihn an eurem Gesäß auf. Jetzt preßt mit dem Fuß fest in den Boden hinein. Spannt die gesamte Muskulatur des Beines dabei an, auch die Muskeln am Oberschenkel werden hart und fest.

Schiebt das Bein jetzt wieder in die Ausgangslage und entspannt es.

Führt die gleiche Übung mit dem linken Bein durch . . .

Jetzt zieht beide Beine an und preßt die Fersen fest in den Boden hinein . . .

Streckt einen Fuß so weit wie möglich vor; stellt euch vor, ihr seid Ballettänzer, die die Fußspitzen ganz intensiv strecken müssen; nun entspannt die Beine wieder und laßt sie ganz locker auf dem Boden liegen.

Bauchmuskulatur

Hebt beide Beine gleichzeitig an und haltet sie nur wenig vom Boden entfernt. Spürt, wie die Bauch- und Hüftmuskulatur angespannt wird, auch die Oberschenkelmuskulatur ist ganz fest. Haltet die Spannung eine Zeitlang und legt dann die Beine ab und entspannt. (Abb. 32)

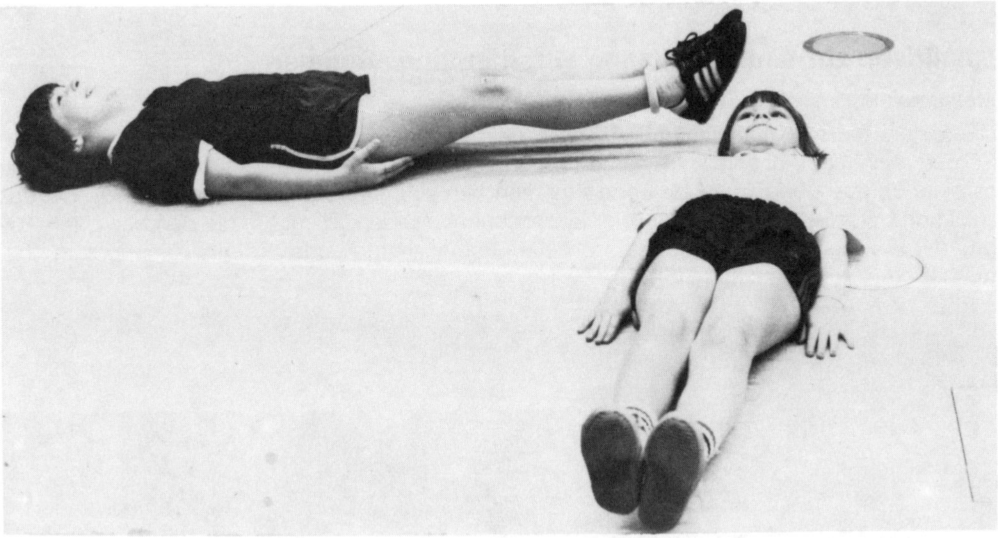

Abb. 32

Becken

Fühlt mit einer Hand, ob zwischen Eurem Rücken und dem Boden ein Zwischenraum ist. Versucht nun, den Rücken fest auf den Boden zu pressen, so daß der Spalt verschwindet. Verstärkt den Druck vor allem im unteren Bereich der Wirbelsäule (Lendenwirbelsäule) und bleibt dann wieder ganz entspannt liegen.

Gesicht

Konzentriert euch jetzt einmal auf die Muskeln in eurem Gesicht. Probiert aus, welche Muskelgruppen sich hier anspannen lassen: Schließt die Augen ganz fest, als ob ihr überhaupt nichts sehen wolltet, runzelt die Nase, beißt die Zähne aufeinander. Und nun entspannt euer Gesicht.

Ihr seid jetzt ganz ruhig und entspannt, ihr atmet ruhig ein und aus, die Arme fühlen sich schwer an, auch die Beine sind warm und schwer. Bleibt eine Zeitlang so liegen und atmet dann tiefer durch, spürt, wie wieder Kraft in Hände und Füße kommt und in den ganzen Körper strömt. Öffnet jetzt die Augen und steht auf.

Hinweis:

Während der einzelnen Übungen sollten die Schüler immer wieder aufgefordert werden, in sich hineinzuspüren, um festzustellen, wo der Körper angespannt ist, welche Muskelgruppen beteiligt sind und wie die Entspannung empfunden wird (Gefühl der Wärme, Kribbeln etc.). Die Atmung sollte auch während der Anspannungsphasen nicht gepreßt werden, daher bei jeder Übung den Hinweis auf ruhiges Ein- und Ausatmen wiederholen.

Musik, die zur Unterstützung der Entspannungsübungen geeignet ist:
- Pink Floyd: Wish you were here
- Klaus Schulze: P.T.O. In: Bodylove
- Paul Horn: Inside the Magic of Findhorn
- Georg Deuter: Celebration

Spielideen zur Einführung von Entspannungsübungen

Methodische Hinweise

Die folgenden Bewegungsaufgaben stellen eine spielerische Einführung in das Erfahren von Körperspannung und -entspannung dar. Sie sind nicht an ein bestimmtes Verfahren oder an eine offizielle Entspannungsmethode angelehnt, sondern stammen z. T. aus Kinderspielen, die das „plötzliche Stillstehen" beinhalten oder tänzerische Aufgabenstellungen, die den bewußten Aufbau der Körperspannung und die anschließende Ganzkörper- oder Teilentspannung zum Thema haben (vgl. ZIMMER 1984, 59ff.).

Abb. 33

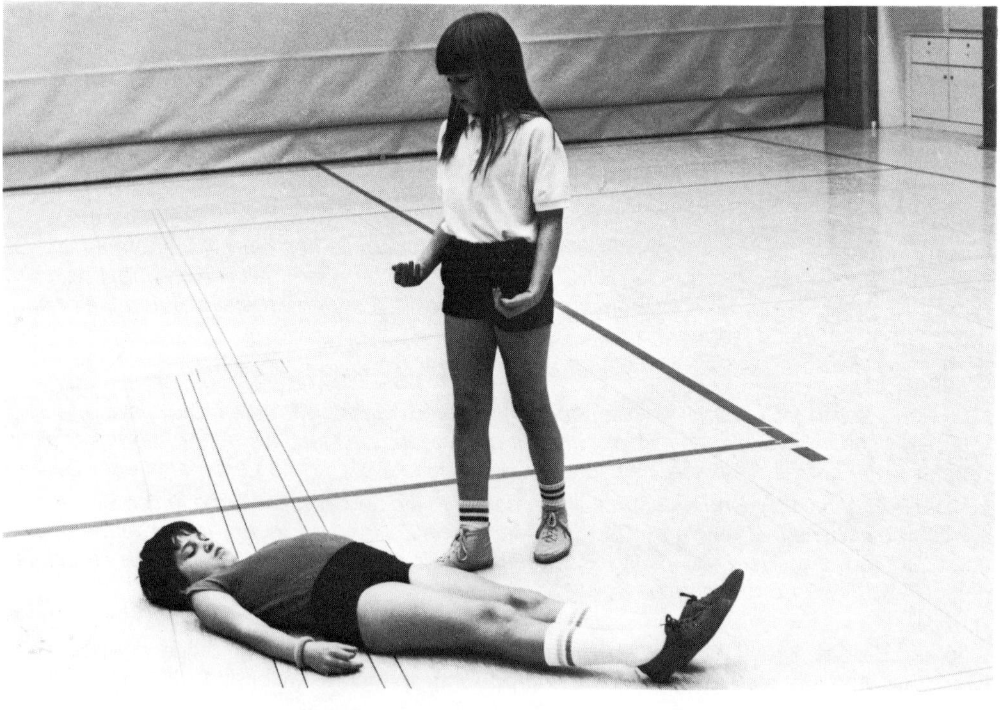

Das Grundprinzip der methodischen Vorgehensweise ist jedoch das gleiche, wie es z. B. auch in der Progressiven Relaxation angewendet wird: Die Muskelentspannung wird als Gegensatz zum vorhergehenden Spannungszustand spürbar gemacht.

Die Spielideen sind jedoch in Vorstellungsbilder eingekleidet, die die kindliche Phantasie ansprechen und zu „spannenden" und zugleich auch entspannenden Spielen anregen.

Luftmatratze

Partneraufgabe: Ein Kind liegt auf dem Boden, es stellt eine Luftmatratze dar, die sich langsam mit Luft füllt (die Körperspannung wird aufgebaut und soll kurze Zeit beibehalten werden). Der Partner prüft, ob alle Teile der Luftmatratze voll Luft (gespannt) sind. Danach wird die Spannung langsam abgebaut: Die Luft entweicht der Matratze. Der Partner prüft, ob alle Körperteile wirklich entspannt sind (Abb. 33).

Variation:

Einzelne Teile der Luftmatratze füllen sich mit Luft und lassen sie wieder ab: Zuerst die Arme (nacheinander), dann der Brustkorb, der Bauch, die Beine (beim Einatmen langsam Spannung in den Körperteilen aufbauen; beim Ausatmen entspannen).

Luftballons aufpumpen

Ein Kind sitzt oder steht in gelöster Körperhaltung, der Oberkörper ist nach vorne geneigt, der Kopf gebeugt. Es stellt sich vor, es sei ein Luftballon, der von seinem Partner langsam mit einem Blasebalg aufgepumpt wird. Dabei richtet es sich auf und kommt in eine aufrechte, gespannte Position, die eine kurze Zeit beibehalten werden soll. Langsam die Luft wieder ablassen und in eine entspannte Haltung zusammensinken.

(Der Partner begleitet den Spannungsaufbau durch das Nachahmen des Blasebalgs: Pumpen und zischendes Ausatmen.)

Gummiband

Die Schüler befinden sich in Rückenlage auf dem Boden. „Stellt euch vor, an euren Armen und Beinen sind Gummibänder befestigt, die nacheinander in verschiedene Richtungen gedehnt werden und sich dann wieder zusammenziehen".

Anstelle der Rückenlage können auch andere Ausgangspositionen gewählt werden.

Sich recken und strecken

Die Schüler liegen am Boden und stellen sich vor, sie seien gerade aufgewacht. Hände, Arme, Füße, Beine sollen nacheinander gereckt und gestreckt werden und dann wieder locker auf den Boden sinken. In den Momenten der Anspannung und Entspannung kurze Zeit verweilen und an sich selbst beobachten, was am und im Körper vorgeht.

Figuren werfen

Zwei Kinder fassen sich an beiden Händen und drehen sich schnell umeinander herum. Auf ein vereinbartes Zeichen läßt eines die Hände los und „schleudert" dabei den anderen weg. Dieser bleibt in einer selbstbestimmten Position liegen oder stehen. Die „Figur" muß solange die Spannung beibehalten, bis der Partner sie durch Berühren erlöst.

Eins zwei drei — wer kommt herbei?

Ein Kind steht an der Stirnseite der Halle mit dem Gesicht zur Wand, der Rest der Gruppe befindet sich auf der gegenüberliegenden Seite. Es ruft der Gruppe zu:

„Eins zwei drei — wer kommt herbei?" und dreht sich danach blitzschnell zur Gruppe hin um. Während es spricht und zur Wand schaut, dürfen die anderen Kinder so weit wie möglich nach vorne laufen, sobald es sich jedoch umgedreht hat, müssen alle ganz unbeweglich verharren. Wer bei einer Bewegung „ertappt" wurde, muß auf seinen im vorherigen Durchgang eingenommenen Platz zurück.

Sobald ein Kind der Gruppe die Wand erreicht hat, darf es die Rolle des „Ausrufers" übernehmen.

Versteinern

Alle Kinder bewegen sich zu einer rhythmischen, schnellen Musik frei im Raum. Sobald die Musik ausgestellt wird, sind alle „versteinert". Sie müssen in der Position, in der sie sich gerade befanden, stehenbleiben und sollen die Körperspannung so lange beibehalten, bis die Musik wieder einsetzt und sie von der Versteinerung erlöst.

Größer werden

Im Sitzen: „Stellt euch vor, daß ihr bei jedem Einatmen ein paar Zentimeter wachst. Mit jedem Atemzug werdet ihr größer, richtet euch so lange auf, bis ihr das Gefühl habt, ganze gerade zu sitzen". (Dasselbe auch im Stehen durchführen).

Ausschütteln (mit Partner)

Ein Partner liegt in Rückenlage auf dem Boden und wird von dem anderen an einigen Körperteilen ausgeschüttelt: er faßt am Schultergelenk an und schüttelt den ganzen Arm aus, vom Ellenbogen aus den Unterarm, vom Handgelenk die Hand, desgleichen die Beine und Füße. Dann hebt er die Arme des Partners nach oben und schüttelt — an den Händen fassend — seine

Abb. 34

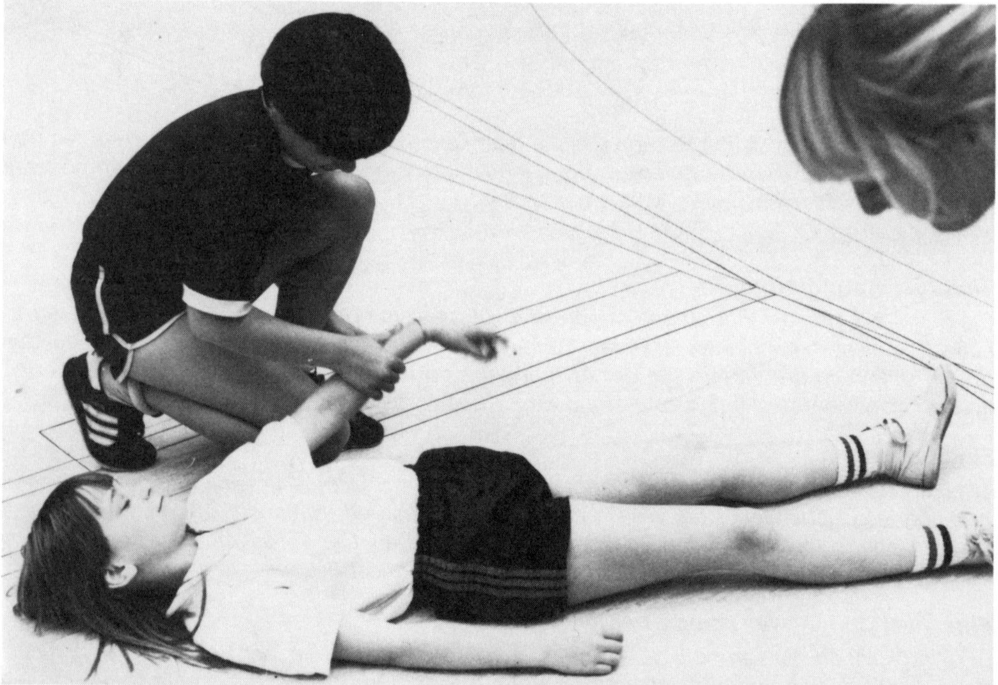

Arme aus etc. (Weitere Variationsmöglichkeiten des Ausschüttelns finden lassen, der Partner berichtet, ob das Schütteln wirklich zur Lockerung führte). (Abb. 34)

Pendel: Dreieraufgabe

Zwei Schüler knien sich gegenüber, zwischen ihnen kniet ein dritter, der sich nach hinten und nach vorne in die Arme seiner Partner fallen lassen soll.

Dasselbe kann auch im Stehen ausprobiert werden (Abb. 35).

Hinweis: Die Übung ist nur auszuführen, wenn der Fallende seinen Körper anspannt und die Spannung während des Fallens beibehält.

Haltung und Verhalten

Die körperliche Haltung, die Art und Weise, wie man sich bewegt, ist Ausdruck des Ich und spiegelt in vielen Fällen auch innere Gefühlsbefindlichkeiten wider. Ebenso wie sich körperliche Aktivitäten auf das psychische Erleben auswirken, kann auch die Körperhaltung eines Menschen durch Stimmungen und Gefühle beeinflußt werden (vgl. S. 75).

Die enge Beziehung geistiger, emotionaler und motorischer Prozesse findet ihren Ausruck in der synonymen Verwendung des Begriffes „Haltung", der sowohl für das äußere körperliche Erscheinungsbild wie auch für die innere Verfassung verwendet wird. Unsere Alltagssprache verdeutlicht den Zusammenhang zwischen körperlichem und psychischem Verhalten:

Abb. 35

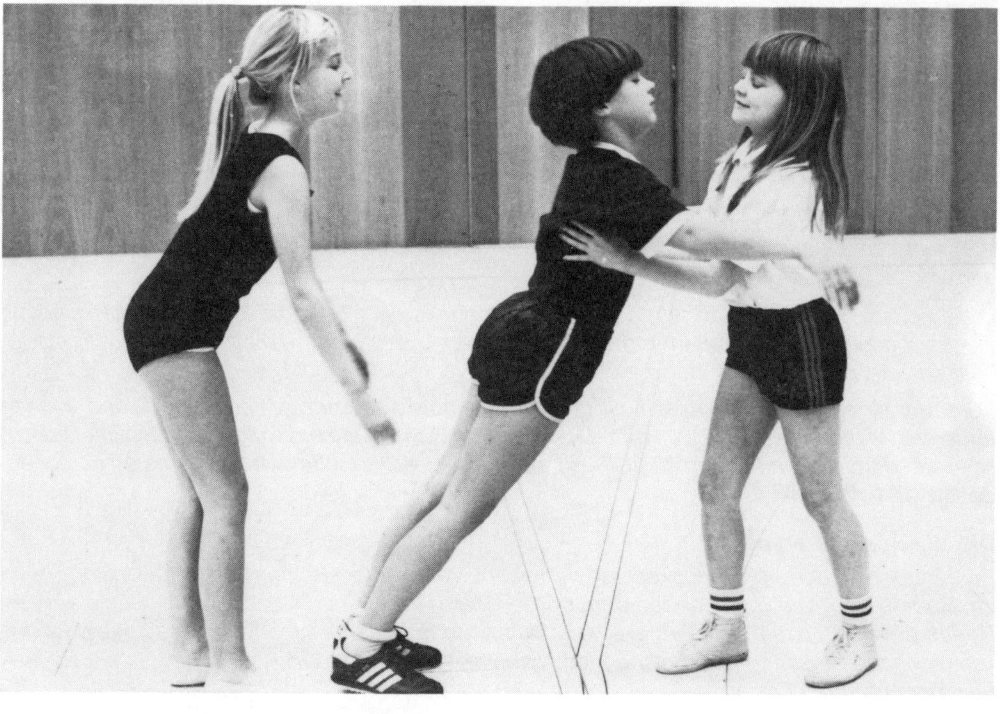

„Den Kopf hängen lassen", „die Fassung verlieren", „den Standpunkt aufgeben", „die Haltung bewahren" — diese Redensarten zeugen vom inneren und äußeren Aspekt der Haltung.

Die Körperhaltung eines Kindes muß immer in Zusammenhang mit seinem Gesamtverhalten betrachtet werden. Eine Veränderung der Haltung läßt sich nicht erreichen durch stereotype Muskelübungen allein, die beim Kind weitgehend äußerlich bleiben. Es muß vielmehr selbst aktiv werden und ein Gefühl für seinen Körper und seine Bewegung entwickeln. Zur Haltungserziehung gehört daher auch die bewußte Wahrnehmung der eigenen Körperhaltung, die zur Kontrolle und selbständigen Korrektur von Fehlhaltungen führen kann. Das Bewußtwerden der eigenen Körperhaltung — auch in Verbindung mit psychischen Empfindungen und Stimmungen — und Möglichkeiten der Veränderung durch bewußte Tonusregulierung trägt zum Aufbau eines guten Haltungsgefühls bei.

Ziel der Haltungsschulung ist u. a. die Verbesserung der kinästhetischen Wahrnehmung im Hinblick auf die Aufrichtung der Wirbelsäule und die Streckung in den großen Gelenken, aber ebenso wesentlich ist die Entwicklung eines allgemeinen Körperbewußtseins und das Erleben des Körperausdrucks.

Bewegungsaufgaben und Übungen zur Körperwahrnehmung und Körperhaltung

Variationen des Gehens

Die Schüler gehen durch den Raum und sollen verschiedene Tempi ausprobieren:

Das normale Gehen verlangsamen, bis es in Zeitlupentempo ausgeführt wird. Dabei die eigenen Bewegungen genau beobachten: Wie ist die Lage der Körperteile zueinander (Armhaltung und Beinkoordination), wie erfolgt das Aufsetzen der Füße auf den Boden, wo liegt der Körperschwerpunkt?

Anschließend das Gehen beschleunigen und sowohl die eigenen Bewegungen als auch die der anderen dabei beobachten.

Wie schnell kann man gehen, ohne daß ein Laufen daraus wird?

Wie verändert sich das Gehen, wenn es mit geschlossenen Augen ausgeführt wird?

Verschiedene Formen des Gehens ausprobieren:

latschen, stampfen, schlurfen, torkeln, trippeln, hasten, schleichen, eilen, marschieren, schlendern etc.

Ergeben sich bei diesen Gangarten typische Körperhaltungen? Welche Befindlichkeiten sind mit den beschriebenen Gangarten verbunden (entspannt, gespannt, gehetzt, gelangweilt, lässig, hektisch, gereizt, verärgert, träge etc.)?

Kann der eigene Gang einerseits die jeweilige Gemütsverfassung widerspiegeln, und können andererseits bewußte qualitative Veränderungen des Gehens auch die eigene Gefühlsbefindlichkeit verändern (z. B. provoziert zügiges, schnelles, hastendes Gehen oft auch eine entsprechende Grundstimmung)?

Die Wirbelsäule erspüren

Die Kinder befinden sich in Rückenlage mit leicht angewinkelten Beinen und aufgestellten Füßen am Boden, die Arme liegen neben dem Körper. Beim Ausatmen die Lendenwirbelsäule auf den Boden pressen, so daß der normalerweise vorhandene Spalt zwischen Wirbelsäule und Boden verschwindet. Einatmen und Entspannen, dabei mit der Hand den Abstand zwischen Rücken und Bodenfläche ertasten.

Selbstkontrolle im Spiegel

Vor einem Spiegel die eigene Körperhaltung kontrollieren: Die Wirbelsäule sollte aufgerichtet sein und die Schultern rückgeführt, aber nicht hochgehoben werden.

Mein Spiegelbild

Partneraufgabe: Einer stellt das Spiegelbild des anderen dar: Wie sieht es aus, wenn ich die Schultern hochziehe, den Kopf hängen lasse, den Rücken krumm mache, den Bauch vorschiebe, die Fußspitzen nach innen stelle, die Nase hoch trage?

Der Partner übernimmt alle vorgegebenen Positionen. Jede Stellung soll möglichst eine Zeitlang beibehalten werden, damit beide sich die Körperhaltung des anderen genau anschauen können. In der Gesamtgruppe sollte anschließend besprochen werden, welche Eindrücke die Kinder beim Einnehmen und beim Betrachten der Körperhaltungen hatten: Wie fühlte ich mich, wie wirkte der andere — schüchtern, traurig, hochnäsig, lustlos, interessiert, frech? (Abb. 36)

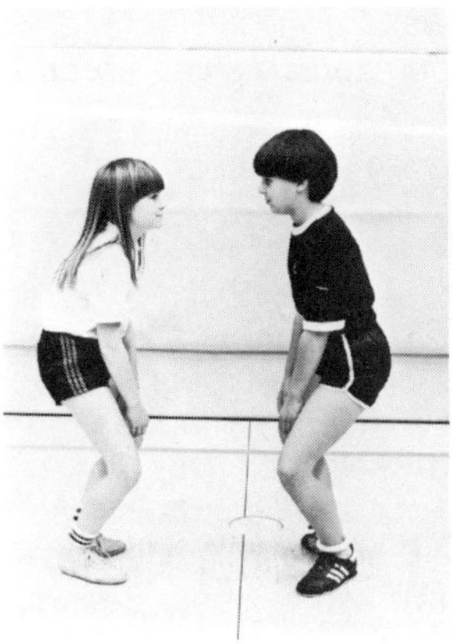

Abb. 36

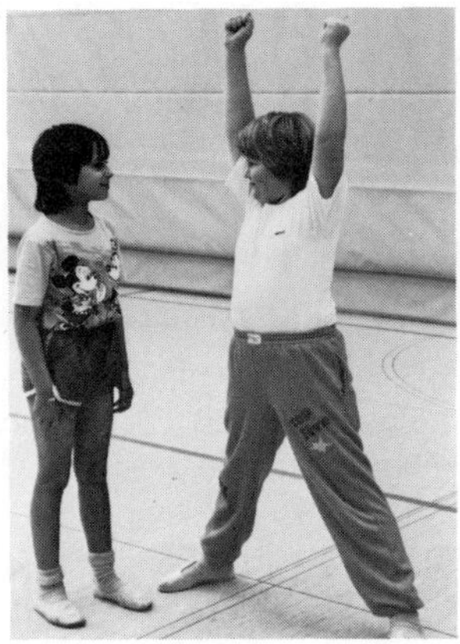

Abb. 37

Statuen formen

Formt euren Partner zu Statuen, die eine ganz bestimmte Körperhaltung demonstrieren: z. B. hängende Schultern, eingezogene Brust, vorgeschobener Bauch.

Schaut euch euer Modell nun von nahem und von weitem an, von der Seite, von vorne und von hinten, und berichtet dem Partner, wie eine solche Statue wirkt.

Versucht nun, euer Modell in eine „Siegerpose" zu bringen. Probiert aus, welche wesentlichen Veränderungen hierzu an der Statue vorgenommen werden müssen (erhobener Kopf etc.). Betrachtet die Statue jetzt unter den gleichen Gesichtspunkten wie zuvor. Besprecht mit eurem Partner, welche Ausdrucksmöglichkeiten sich infolge der veränderten Körperhaltung ergeben (Abb. 37).

Größer werden

Im Sitzen: „Stellt euch vor, daß ihr bei jedem Einatmen ein paar Zentimeter wachst. Mit jedem Atemzug werdet ihr größer. Richtet euch so lange auf, bis ihr das Gefühl habt, ganz gerade zu sitzen". (Dasselbe auch im Stehen ausführen).

„Luftballons aufpumpen"

Ein Kind sitzt oder steht in gelöster Körperhaltung, der Oberkörper ist nach vorne geneigt, der Kopf gebeugt. Es stellt sich vor, es sei ein Luftballon, der von seinem Partner langsam mit einem Blasebalg aufgepumpt wird. Dabei richtet es sich auf und kommt in eine aufrechte, gespannte Position, die eine kurze Zeit beibehalten werden soll. Langsam die Luft wieder ablassen und in eine entspannte Haltung zusammensinken. (Der Partner begleitet den Spannungsaufbau durch das Nachahmen eines Blasebalgs: Pumpen und zischendes Ausatmen).

Die Körpermitte finden

Die Kinder gehen in betont lockerer und lässiger Haltung durch den Raum. Auf ein akustisches Zeichen (Beckenschlag, Gong, etc.) sollen sie stehenbleiben und eine bewußt kontrollierte Haltung einnehmen: einen sicheren Stand auf dem Boden suchen (Beine leicht gegrätscht, Fußsohlen fest auf den Boden aufsetzen).

Die Augen sind geschlossen, Schultern, Arme und Hände sind entspannt. Die Wirbelsäule soll als gerader, fester Stab empfunden werden, der den Körper in eine aufrechte Haltung bringt. Das Gewicht wird nun langsam nach rechts und links verlagert, nach hinten und vorne ausbalanciert, zwischendurch immer wieder zur Ausgangsstellung zurückkehren und die eigene Mitte wiederzufinden versuchen.

Den Wechsel zwischen lockerem Gehen und dem Finden der Körpermitte mehrfach wiederholen.

Körperschema — Körperkenntnis

Unter diesen Begriffen wird hier die Einschätzung des eigenen Körpers im Hinblick auf seine Größe und seine Ausdehnung, die Kenntnis seiner Lage im Raum, seiner verschiedenen Körperteile und die Fähigkeit zur Rechts-Links-Unterscheidung verstanden. Das Körperschema ist die Voraussetzung für eine Anpassung der Bewegung an vorgegebene räumliche Bedingungen oder an Geräte; die Fähigkeit zum bewußten Raum-Lage-Empfinden stellt für das Kind auch eine wichtige Hilfe dar, wenn es z. B. Bewegungskorrekturen vornehmen oder Bewegungsanweisungen folgen will.

Die folgenden Bewegungsaufgaben und Spielanregungen sollen dazu beitragen, die beim Kind meist mehr oder weniger bewußte Vorstellung vom eigenen Körper zu verbessern und zu erweitern.

Körperproportionen nachlegen

Mit Baumwollseilen oder Gardinenschnüren die Umrisse des Partners, der sich in Rückenlage auf dem Boden befindet, nachzulegen versuchen. Anschließend soll der Partner aufstehen und sich die Abbildung seiner Gestalt anschauen („Habt ihr euch auch so vorgestellt, wie ihr euch am Boden abgebildet seht?") (Abb. 38).

Variation: Jedes Kind versucht, den eigenen Körper in seinen Proportionen mit Gardinenschnüren auf den Boden zu legen oder mit Kreide aufzuzeichnen. Jeder legt sich anschließend in sein Abbild und überprüft, ob die Proportionen stimmen.

Körperpositionen ertasten

Drei bis vier Kinder nehmen jeweils unter einem Bettlaken eine frei gewählte Körperposition ein. Die anderen sollen sich ein Modell aussuchen, es abtasten und die Position selbst nachzuahmen versuchen (Abb. 39/40).

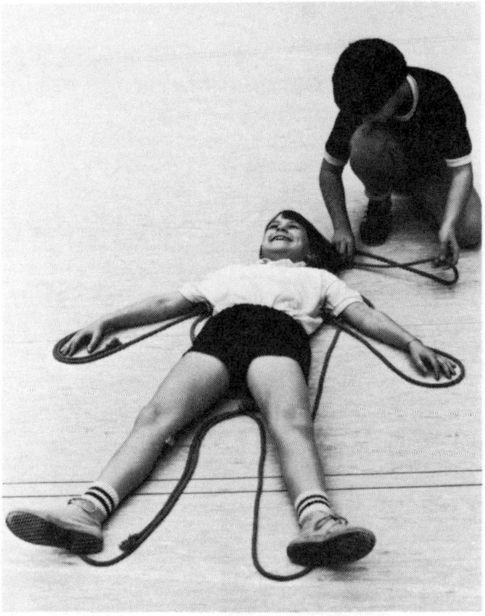

Abb. 38

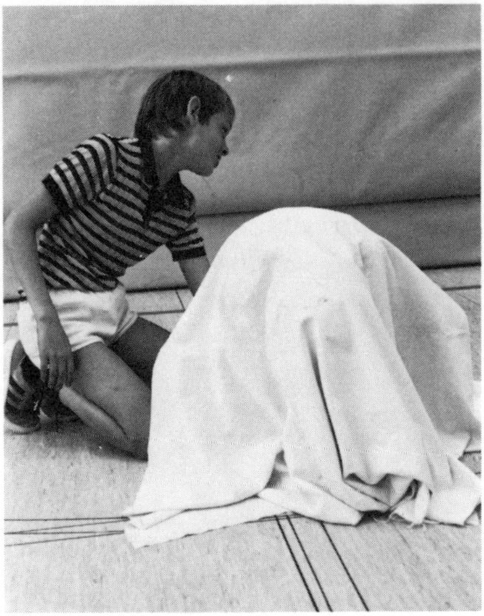

Abb. 39

Variation: Das Modell wird von einem Kind abgetastet, dieses versucht, einen Partner entsprechend zu formen und in die gleiche Position zu bringen.
Anschließend werden die Tücher der Modelle abgenommen und die Ähnlichkeit der Positionen verglichen.

Abb. 40

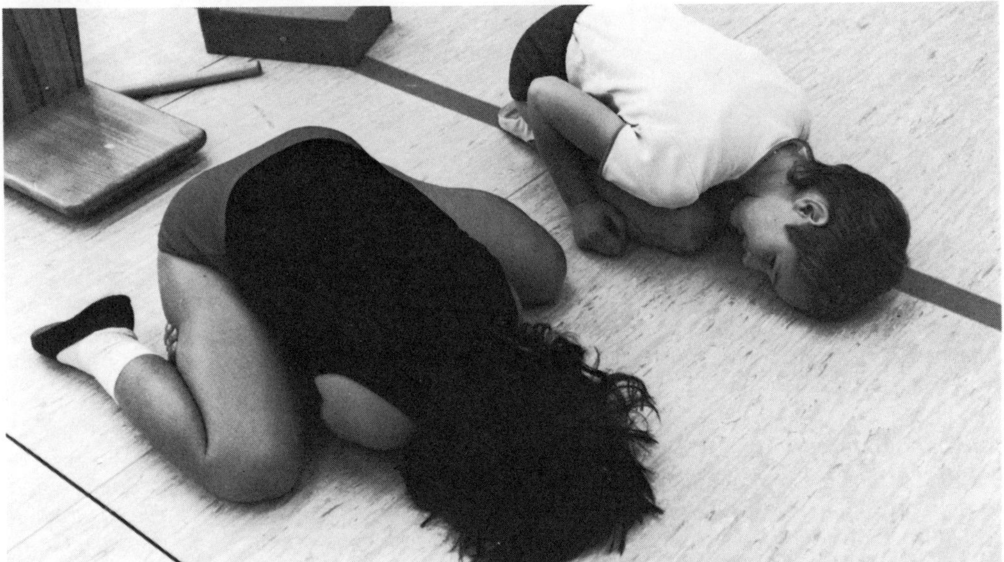

Magnetische Körperteile

Die Kinder laufen durch den Raum und sollen auf ein vereinbartes Zeichen (Tamburinschlag, Klatschen) ein genanntes Körperteil (Ellbogen, Hand, Po, Knie etc.) mit dem Fußboden in Berührung bringen und dann weiterlaufen.

Kind zu Kind

Jedes Kind sucht sich einen Partner. Der Lehrer (später ein Kind) ruft einzelne Körperteile auf, die von beiden Partnern zusammengebracht werden sollen:

z. B. Rücken zu Rücken (beide lehnen sich mit mit dem Rücken aneinander), Hand zu Hand, Kopf zu Kopf, Ellbogen zu Knie, Nase zu Schulter etc. (Abb. 41/42).

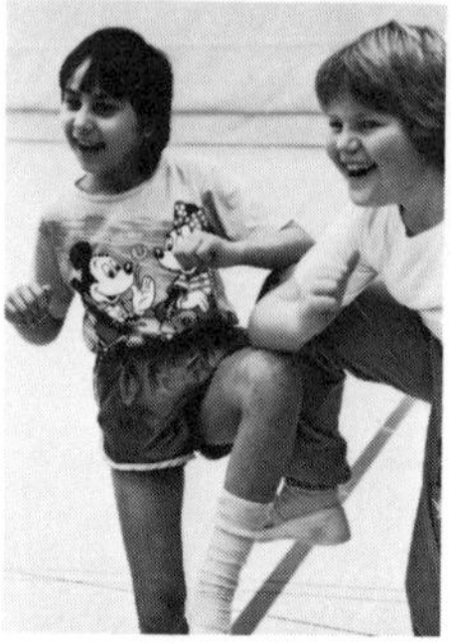

Abb. 41

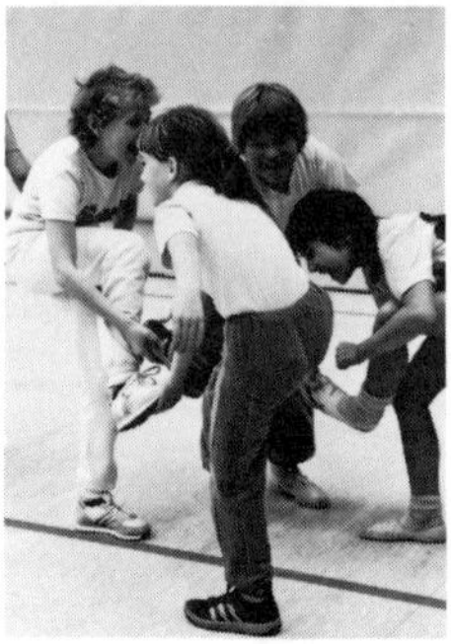

Abb. 42

Bei dem Zuruf: „Kind zu Kind" wechseln alle ihre Partner; bleibt ein Kind übrig, gibt es die neuen Impulse an.

Variation: Auch die eigenen Körperteile können ähnlich zueinander Kontakt aufnehmen: z. B. Ellbogen zu Fuß, Nase zu Knie, Hand zu Ferse etc.

Einschränkung der Bewegungsmöglichkeiten

Fangspiel *Verzaubern*

Der Fänger hat einen „Zauberstab" (Papprolle, die mit buntem Papier beklebt ist). Wer von diesem Zauberstab getroffen wurde, muß eine Hand an die Stelle legen, die der Stab berührt hat, und in dieser Position weiterlaufen.

Wird er zum zweitenmal getroffen, faßt die zweite Hand die entsprechende Stelle. Ist die Fortbewegung nun nicht mehr möglich (oder wird er ein drittes Mal abgeschlagen), bleibt er in der entsprechenden Position stehen und kann von den anderen Spielteilnehmern erlöst werden, indem diese seine Hände aus den Fixierungen lösen.

Aneinanderkleben:

Die Kinder laufen durch die Halle (evtl. mit Musikbegleitung oder durch Klatschen das Tempo vorgeben). Sobald sich zwei Teilnehmer berühren, kleben sie genau an dieser Stelle zusammen und müssen nun so weiterlaufen. Später können auch zwei Paare oder aber die gesamte Gruppe aneinanderkleben und sich gemeinsam fortzubewegen versuchen.

Körperausdruck

Kinder schlüpfen gern in andere Rollen, spielen Tiere und ahmen andere Personen nach. Sie erfahren dabei ihre eigenen Ausdrucksmöglichkeiten, lernen, sich in Situationen einzufühlen und sich anderen körperlich mitzuteilen.

Die Mittel der Körpersprache können eingesetzt werden, um stereotype Gesten und Haltungen (z. B. von bestimmten Berufsgruppen, bestimmten Altersgruppen) darzustellen und dabei nicht nur typisches Verhalten anderer zu karikieren, sondern auch den eigenen Körper kennenzulernen und seine Kommunikations- und Ausdrucksfähigkeit zu erfahren.

Auch das bewußte Wahrnehmen alltäglicher Bewegungsmuster (Stehen, Gehen, Laufen) trägt dazu bei, sich mit individuellen Ausdrucksformen zu beschäftigen.

Ausdrucksschulung ist somit oft auch Eindrucksschulung: Im Alltag mechanisch ablaufende Rituale (Begrüßungen, Körperhaltung beim Warten etc.) werden bewußt beobachtet und in sich aufgenommen.

Bevor ein Kind sprechen kann, teilt es sich anderen über Bewegungen mit. Bewegungsausdruck und Körpersprache sind in jüngeren Lebensjahren weitaus vielseitiger und offener als dies bei älteren Schülern oder bei Erwachsenen der Fall ist.

So haben Kindergartenkinder und Grundschüler kaum Schwierigkeiten, ihren Körper als Ausdrucksmittel z. B. beim darstellenden Spiel oder beim Bewegungstheater einzusetzen, während man bei Jugendlichen häufig mit Hemmungen rechnen muß.

Das Einbeziehen von Geräten lenkt zunächst von der elementaren, körperlichen Ausdrucksfähigkeit ab. Es ist für Kinder jedoch eine Hilfe, anfängliche Unsicherheiten und Hemmungen abzubauen und sich in ungewohnten Bewegungssituationen zunächst „an etwas festhalten“ zu können, um sich dann später allein auf die eigenen körperlichen Ausdrucksformen beschränken und verlassen zu können.

Abb. 43

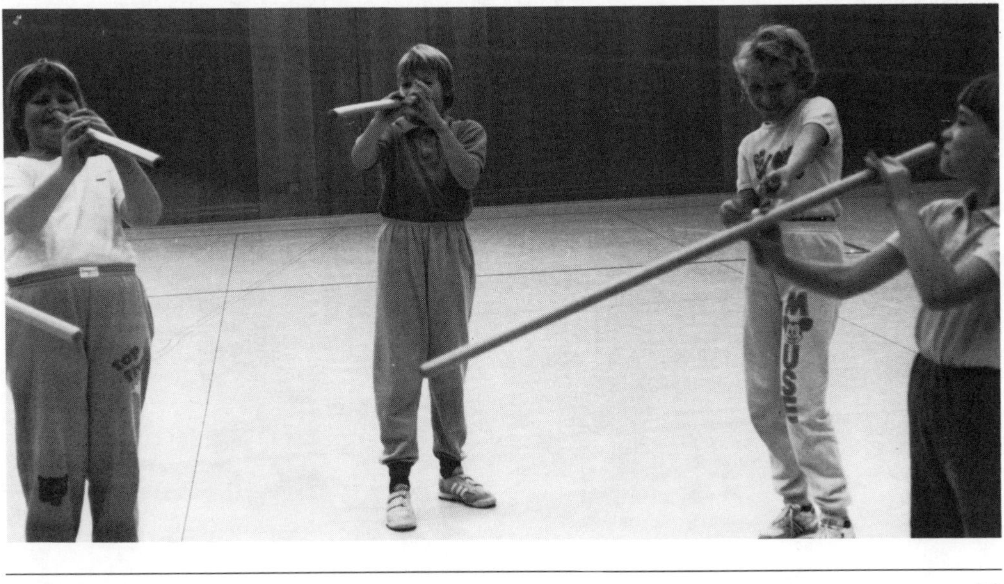

Objekte und Geräte entfremden

Typische gymnastische Handgeräte sollen zweckentfremdet und in Gebrauchsgegenstände des Alltags umfunktioniert werden. Wie läßt sich ihr neuer Verwendungszweck in Bewegungen darstellen?

Gymnastikstäbe und Keulen können z. B. benutzt werden:

— als Haushaltsgegenstand (Staubsauger, Kartoffelstampfer, Teppichklopfer)
— als Werkzeug (Bohrmaschine, Hammer, Nagel)
— zur Körperpflege (Wattestäbchen, Lockenwickler, Nagelfeile, Duscharm)
— als Musikinstrument (Gitarre, Flöte, Schlagzeug) (Abb. 43).

Wer möchte, kann seine Idee vorführen und von den anderen erraten lassen, in was das Gerät verwandelt wurde.

Redewendungen darstellen

Lehrer und Schüler sammeln Redewendungen aus der Alltagssprache und besprechen, was sie aussagen, wenn man sie ganz wörtlich nimmt. Welche Redensarten eignen sich zur Darstellung in der Bewegung?

— z. B.: „den Buckel runterrutschen",
— „jemandem auf die Füße treten",
— „in die Luft gehen",
— „jemanden auf den Arm nehmen",
— „aus dem Rahmen fallen",
— „jemanden auf den Händen tragen",
— „sich im Kreis drehen",
— „gegen eine Mauer rennen",
— „jemanden an der Nase herumführen".

Statuen bauen

Partneraufgabe: Ein Kind stellt einen Bildhauer dar, der seinen Partner zu einer Statue formen soll. Der Partner bleibt dabei ganz passiv und hält lediglich die Position des Körpers, in die ihn sein Mitspieler gebracht hat. Der Bildhauer betrachtet von Zeit zu Zeit seine Statue und versucht,

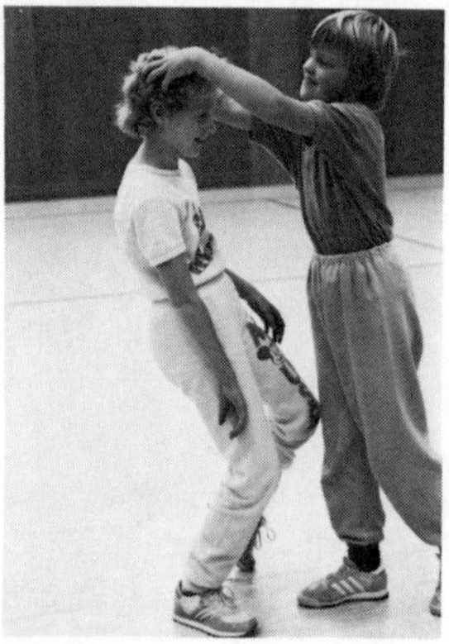

Abb. 44

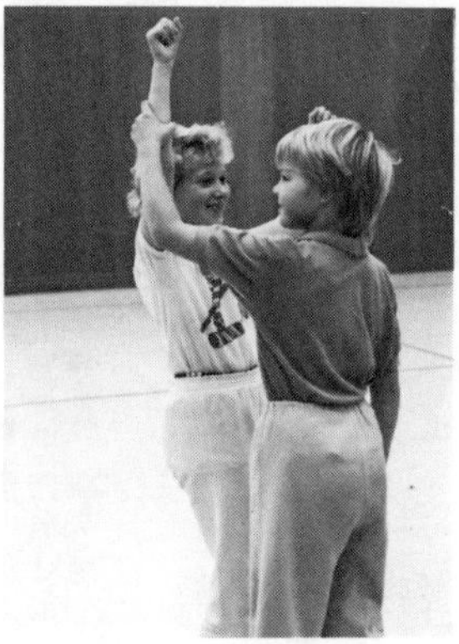

Abb. 45

durch minimale Veränderung in der Kopf- oder Körperhaltung eine möglichst große Veränderung im Gesamtausdruck zu erreichen. (Abb. 44/45)

Tierpaare

Die Namen von Tieren werden jeweils auf zwei Zettel geschrieben. Jeder Teilnehmer zieht einen Zettel und soll seinen Partner an und durch die Bewegung finden. Anschließend errät der Rest der Gruppe, um welche Tiere es sich bei den jeweiligen Paaren handelt.

Warten an einer Haltestelle

An einer Bushaltestelle warten verschiedene Personen:

Erwachsene, Kinder, Jugendliche, alte Menschen, Mütter mit kleinen Babys. Gibt es bei ihnen typische Verhaltensweisen (lässig an einen Pfosten angelehnt, nervös auf und ab rennend etc.)?

Jedes Kind sucht sich eine ihm bekannte Person aus und stellt deren Wartehaltung dar.

Begrüßungsformen

Unterschiedliche Begrüßungsformen sollen ausprobiert werden:

Höflich, flüchtig, freundschaftlich, distanziert, schüchtern, unterwürfig, förmlich, ausgelassen etc.

Dabei können die Kinder so, wie sie die Situation einschätzen, mit Handschlag, Kopfnicken, Umarmung, Zuwinken etc. Kontakt zueinander aufnehmen.

Szenen darstellen

Auf dem Tamburin wird ein Tempo oder ein Rhythmus vorgegeben, nach dem sich die Kinder in der Halle bewegen. Bei Unterbrechung des Trommelns nennt der Lehrer eine Szene, die in Bewegung dargestellt werden soll:

- *Ihr seid stark kurzsichtig und habt eure Brille am Boden verloren,*
- *ihr werdet von einem Wespenschwarm befallen,*
- *ihr versucht, in der Luft eine Fliege zu fangen,*
- *ihr geratet in einen orkanartigen Sturm,*
- *ein Floh springt von einer Stelle an eurem Körper zur anderen, und ihr versucht, ihn zu fangen.*

Zwischen den einzelnen Szenen jeweils wieder rhythmische Bewegungsphasen mit Tamburin- oder Musikbegleitung durchführen.

Körpererfahrung und sinnliche Wahrnehmung

„Körpererfahrungen gehen aus von den sinnlichen Empfindungen, für die unser Körper eine sehr differenzierte und vielfältige Ausstattung im Bau und der Funktion des Nervensystems besitzt" (FUNKE 1980, 13).

Eine gut funktionierende und differenzierungsfähige Wahrnehmung stellt daher eine wesentliche Vorbedingung für Körpererfahrungen dar.

Darüber hinaus ist für Kinder die sinnliche Wahrnehmung der Zugang zur Welt. Sie ist die Wurzel jeder Erfahrung, durch die sie die Welt für sich jeweils neu wieder aufbauen und verstehen können. Da die Förderung der Wahrnehmungsfähigkeit auch zur Verbesserung der allgemeinen Handlungsfähigkeit des Kindes beiträgt, sollte der Sportförderunterricht Situationen zur möglichst vielseitigen Sinnesschulung enthalten.

Im folgenden Abschnitt wird zunächst die Bedeutung sensorischer und motorischer Erfahrungen für die kindliche Entwicklung diskutiert, und anschließend werden anhand von Beispielen die Möglichkeiten der Sensibilisierung der Wahrnehmung durch Bewegungsspiele vorgestellt.

Wahrnehmung und Bewegung

Um Informationen aus der Umwelt aufzunehmen und zu verarbeiten, bedarf der Mensch eines gut ausgebildeten Wahrnehmungssystems. Zwar sind bereits bei der Geburt des Kindes die Sinnesorgane funktionstüchig, die Fähigkeit zur differenzierten Wahrnehmung entwickelt sich jedoch erst im Laufe der ersten Lebensjahre.

Schon das Neugeborene reagiert auf sensorische Reize — ohne daß es die Reizquelle selbst erkennen und erfassen kann, allerdings handelt es sich hierbei um Reflexreaktionen, die erst später zu gesteuerten Aktionen werden.

Alle Wahrnehmungsprozesse zeigen eine bemerkenswerte Plastizität, dies macht die Wahrnehmung auch in einem gewissen Maße trainierbar. OERTER (1973) spricht vom „Primat der Wahrnehmung" und drückt damit aus, daß für jüngere Kinder nur das existiert, was sie unmittelbar mit ihren Sinnen aufnehmen können.

Die Wahrnehmung entwickelt sich kontinuierlich durch die handelnde Auseinandersetzung des Kindes mit den Gegenständen, Gegebenheiten und Objekten seiner Umwelt. Sie beruht auf unmittelbarer Erfahrung und liefert direkte Kenntnisse über die Umwelt, die über unterschiedliche Informationskanäle aufgenommen (visuell, akustisch, taktil etc.) wird.

Wahrnehmung und Bewegung sind unmittelbar miteinander verbunden — motorische Aktionen und Sinneseindrücke sind als funktionelle Einheit zu verstehen. Das Zusammenspiel verschiedener Sinnesorgane ist für das Bewegungslernen von besonderer Bedeutung. Das Bewegungsvorbild wird zunächst durch visuelle Wahrnehmungsleistungen aufgenommen, visuelle Informationen werden in kinästhetische Informationen übersetzt.

Wahrnehmung ist ein selektiver Vorgang, d. h. im Laufe der Zeit lernt ein Kind, aus der Fülle der Sinnesreize, die auf es einströmen, diejenigen auszuwählen, die wichtig sind, und von den unwichtigen abzusehen. Nicht bei allen Kindern funktioniert dieser Vorgang, gerade unkonzentrierte, hyperaktive Kinder lassen sich durch alles, was um sie herum passiert, leicht ablenken.

Der Ort der Integration und Koordination der Reaktionen auf senso-motorische Reize ist das Zentralnervensystem. Eine wichtige Voraussetzung motorischen und kognitiven Lernens ist die Fähigkeit, sinnliche Erfahrungen in der richtigen Weise miteinander zu verbinden, d. h. sensorische Information zu integrieren (AYRES 1984, 61).

AYRES versteht unter der „Integration der Sinne" das Ordnen der Empfindungen, um sie in der konkreten Situation gebrauchen zu können: „Obwohl jedes Kind mit einer gewissen Grundfähigkeit zur sensorischen Integration geboren wird, muß es sie durch beständige Auseinandersetzung mit den Dingen in dieser Umwelt entwickeln und seinen Körper und sein Gehirn an viele körperliche Anforderungen während der Kindheit adaptieren" (1984, 7 f.).

AYRES (1984, 9) bezeichnet die sinnvolle, zielgerichtete (Bewegungs-) Antwort auf eine sinnvolle Erfahrung als Anpassungsreaktion:

„Bei einer Anpassungsreaktion überwinden wir die Herausforderung, die sich uns stellt, und lernen etwas Neues hinzu. Zur gleichen Zeit hilft die Anpassungsreaktion dem Gehirn, sich zu entwickeln und weiter zu organisieren".

Das kindliche Spiel ist als Übung der Wahrnehmungsfunktionen zu verstehen. Auch eine dem Erwachsenen zunächst nur als „einfaches Spielen“ erscheinende Betätigung des Kindes besteht danach aus zahllosen Anpassungsreaktionen. Sie bilden die Grundlage für ein geordnetes Aufnehmen und Verarbeiten sinnlicher Erfahrungen, die das Kind auch bei späteren, komplexeren Tätigkeiten und Handlungen — wie z. B. Lesenlernen, Schreiben etc. — benötigt.

Im Alltagsverständnis wird die Wahrnehmung meist mit akustischen und visuellen Sinnesreizen in Verbindung gebracht. Dabei stellen gerade die taktilen (das Tasten und Berühren), die vestibulären (das Gleichgewicht) und die kinästhetischen Sinne (die Bewegungsempfindungen) die Grundlage der Wahrnehmungsentwicklung dar. Diese „körpernahen“ Sinne geben dem Kind Informationen über den eigenen Körper und seine Beziehung zur Anziehungskraft der Erde. Auf diesen sensorischen Erfahrungen bauen die „körperfernen“ Sinne, das Sehen und das Hören auf. In der Realität ist die Wahrnehmung jedoch selten auf eine Sinnesmodalität beschränkt. Visuelle, taktile, auditive und auch kinästhetische Wahrnehmungen werden zu einer komplexen Wahrnehmung integriert, ohne daß demjenigen, der sie aufnimmt, die einzelnen Quellen der Information bewußt werden. Da die optischen Reize in unserer Umwelt allerdings die absolute Vorherrschaft haben und die Augen als wichtigstes Informationsorgan gelten, kann das Sehen andere Sinneserfahrungen unterdrücken. Solange wir sehen können, werden andere Wahrnehmungsvorgänge wie z. B. die auditive und taktile Perzeption weniger beansprucht.

Um die Dominanz der visuellen Information über die akustische und taktile aufzulösen und ihnen die Chance zur Weiterentwicklung zu geben ist es zweckmäßig, das Sehen einzuschränken oder zeitweise auszuschalten.

Praktische Anregungen und Übungsbeispiele

Methodisch-didaktische Hinweise

Die folgenden Übungsbeispiele vermitteln Sinneserfahrungen in unterschiedlichen Bereichen, die natürlich nicht völlig voneinander isoliert werden können. Durch die spezifischen Spiel- und Übungssituationen können jedoch einzelne Sinnesbereiche stärker hervortreten und damit die Bedeutung sensorischer Vorgänge für Bewegungshandlungen bewußt gemacht werden. Gleichzeitig kann auch die Funktionsfähigkeit der Sinnesorgane überprüft und im Spiel verbessert werden.

Die hier vorgestellten Übungen beinhalten sowohl das Erkennen und Einordnen von Informationen durch entsprechende Wahrnehmungsprozesse (kognitiver Aspekt), als auch das schnelle und richtige Reagieren durch Abrufen eines bestimmten Bewegungsmusters auf einen vorgegebenen Sinnesreiz (Reaktion auf ein bestimmtes Signal). Je einfacher die Reize sind, umso übersichtlicher bleibt die senso-motorische Situation für das Kind. Dies ist vor allem für die Kinder von Bedeutung, bei denen aufgrund der sensorischen Reizüberflutung, der sie im Alltag ausgesetzt sind, Konzentrationsschwierigkeiten, Ablenkbarkeit und allgemeine Bewegungsunruhe auftreten.

Optische Sinneswahrnehmung

Um die Umwelt in Objekte zu klassifizieren, in Figur und Grund zu unterscheiden, in Raum und Fläche zu strukturieren, bedarf es langwieriger Lernprozesse.

Wichtige Merkmalsdimensionen zur Unterscheidung oder zum Vergleich von Objekten sind z. B. Farben, Formen, Größen etc. Die Farbbeachtung stellt ein Ordnungsprinzip für Wahrnehmung und Reizaufnahme dar und scheint schon sehr früh in der Entwicklung eine Rolle zu spielen (vgl. OERTER 1973, 346). Die Aufmerksamkeitszuwendung wird auch durch die Form von Gegenständen gesteuert. Insgesamt umfaßt die visuelle Wahrnehmungsfähigkeit die Fähigkeit zur Unterscheidung einer Figur von ihrem Grund, die Farbwahrnehmung, Größen- und Formwahrnehmung und das Erfassen von räumlichen Beziehungen und der Lage im Raum (vgl. LOCKOWANDT 1974).

Auch für das Gelingen motorischer Aktionen spielt die visuelle Wahrnehmungsfähigkeit eine entscheidende Rolle, hier ist besonders die Auge-Hand-Koordination hervorzuheben.

Optische Farbdifferenzierung

Material: *Teppichfliesen in den Grundfarben rot, blau, grün, gelb; vier Tücher in den gleichen Farben.*

Die Fliesen liegen im Raum verteilt auf dem Boden. Jedes Kind sucht sich eine Farbe aus und setzt sich auf die entsprechende Fliese. Der Lehrer zeigt jeweils ein Tuch als Signal für eine vorher vereinbarte Reaktion, die nur die Kinder betrifft, die die entsprechende Farbe haben:

- *Alle Kinder laufen um die Fliesen herum, diejenigen, deren Farbe gezeigt wird, haben Pause oder ruhen sich auf ihren Fliesen aus.*
- *Alle nehmen auf ihren Fliesen Platz: die Kinder, deren Farben gezeigt werden, laufen schnell eine Runde um alle Fliesen herum und setzen sich wieder hin (Farben kurz hintereinander zeigen, so daß die Gruppen zu unterschiedlichen Zeiten einsetzen, auch mehrere Farben gleichzeitig zeigen).*

Die Fliesen werden aneinandergelegt, dabei soll eine bestimmte Farbreihenfolge sich immer wiederholen:

Von einer Fliese zur anderen springen, dabei nur zwei Farben, die jeder sich vorher aussuchen kann, benutzen (Sprünge variieren, beidbeinig, einbeinig, in Schrittsprung etc.).

Später soll nur noch eine Farbe betreten werden.

Hinweise:
Gibt der Lehrer den Kindern selbst die Fliesen, kann er die Farben — unbemerkt — entsprechend der Leistungsstärke verteilen und die folgenden Aufgabenstellungen entsprechend dem Können der Schüler differenzieren. Haben die Leistungsschwächeren z. B. die gleiche Farbe erhalten, können die Erholungszeiten für diese Kinder länger ausgedehnt werden, sie kommen seltener beim Laufen dran als die hyperaktiven, die auch eine gemeinsame Farbe bekommen haben.

Straßenverkehr

Material: *Tücher oder Sandsäckchen oder ähnliches in drei Farben: rot, gelb, grün.*

Die Farbsignale haben eine ähnliche Bedeutung wie im Straßenverkehr:

- *Grün bedeutet schnelles Laufen.*
- *Gelb bedeutet langsames Laufen.*
- *Rot bedeutet Stehenbleiben.*

Der Lehrer oder ein Kind zeigt eine Farbe und die anderen Spielteilnehmer reagieren in ihren Bewegungen entsprechend (evtl. Reifen oder Tennisring als Lenkrad benutzen und ein „Autospiel" daraus machen).

Variation: Wird die Farbe Grün oder Gelb nach oben gehalten, fahren die Autos vorwärts, wird die Farbe nach unten gezeigt, legen alle den Rückwärtsgang ein.

Optische Formunterscheidung:

Reifen und Fliesen liegen im Raum verteilt auf dem Boden: Jedes Kind wählt sich einen Reifen oder eine Fliese als Ausgangsort. Von einer Fliese zur anderen, von einem Ring zum anderen springen oder laufen. Dabei bei einer Bewegungsfolge die Geräte nicht wechseln.

Optische Größenunterscheidung:

Seile sollen mehrfach gefaltet werden. Wie oft kann man sie zusammenlegen?

— Jedes Kind entscheidet sich für eine bestimmte Länge seines Seils: die ganze Länge, einfach zusammengelegt, zweifach oder dreifach zusammengelegt. Jeder sucht sich einen Partner, der ein gleichlanges Seil hat.

— Jedes Paar legt seine Seile auf den Boden, und zwar so, daß sie hintereinander liegen. Wo liegt das längste, wo das kürzeste Seil?

— Alle Kinder laufen durch den Raum und überqueren die langen Seile mit großen, die kurzen mit kleinen Sprüngen.

— Über die langen Seile vorwärts balancieren, über die kurzen rückwärts.

— Eigene Formen der Unterscheidung zwischen langen und kurzen Seilen finden.

Verfolgen (Partneraufgabe)

Ein Partner geht in ständig wechselnden Richtungen und mit Veränderung des Tempos durch den Raum. Der andere versucht, ihm möglichst nahe zu folgen, ohne ihn dabei zu berühren.

Schattenlaufen (Partneraufgabe)

Der Partner verändert in gewissen Abständen die Fortbewegungsart (Hüpfen, Gehen, Kriechen etc.). Der andere stellt seinen „Schatten" dar und versucht, alle Bewegungsformen nachzumachen.

Spiegelbild

Der Lehrer und die gesamte Schülergruppe stehen sich gegenüber. Die Schüler sollen versuchen, das Spiegelbild des Lehrers darzustellen, d. h. alle Bewegungen des Lehrers sollen spiegelbildlich übernommen werden.

Hinweis:

Der Lehrer sollte sich zunächst nur auf einfache Bewegungen der Extremitäten (Armkreisen, Beine heben, Federn auf der Stelle) beschränken. Später können auch Ortsveränderungen nach rechts und links, nach vorne und hinten ausgeführt werden. Da Kinder oft Schwierigkeiten haben, Figuren und Gestalten in ihrer genauen Position zur Umwelt zu sehen (oben-unten, rechts-links), sollte bei den Aufgaben „Schattenlaufen" und „Spiegelbild" darüber gesprochen werden, in welcher Form das Bewegungsvorbild übernommen werden muß.

Zielkontrolle — (Auge-Hand-Koordination)

Mit einem Tennisball verschieden große Kreise, die auf der Wand aufgezeichnet sind, zu treffen versuchen.

Den Tennisball durch einen an der Decke (oder an den Ringen) befestigten Reifen zu werfen versuchen.

Wer kann in einen Plastikeimer (oder eine Waschmitteltonne), der (die) an einem Seil an den Ringen hängt, treffen?

Der Eimer wird nach einer gewissen Zeit geleert oder der Boden wird herausgeschnitten, so daß die Bälle durchfallen.

Farbwürfeln

Auf einen Schaumstoffwürfel sind drei verschiedene Farben geklebt (oder jeweils zwei Seiten sind mit unterschiedlichen Farben bemalt).

Die Kindergruppe ist dreifach unterteilt, jede Gruppe ist durch, den Farben des Würfels entsprechende, bunte Bänder oder Tücher gekennzeichnet. Der Würfel wird hochgeworfen; die Farbe, die oben liegt, bestimmt die Fängergruppe, alle anderen laufen weg, und die Fänger versuchen, innerhalb einer bestimmten Zeit (1 oder 2 Minuten) möglichst viele Teilnehmer abzuschlagen, die dann ihre Farben erhalten.

Gleich und gleich gesellt sich gern

Die Teilnehmer bewegen sich nach Musik frei im Raum. Der Lehrer schaltet die Musik zwischendurch aus und gibt ein Kriterium an, nach dem sich jeder einen Partner suchen soll, mit dem er folgende Gemeinsamkeit hat:

- *Gleiche Körpergröße,*
- *gleiche Schuhgröße,*
- *gleiche Augenfarbe,*
- *gleiche Farbe der Kleidung,*
- *gleiche Haarlänge.*

Platz wechseln

Jedes Kind der Gruppe erhält einen Tiernamen, den es sich merken muß. Die Gruppe stellt sich in einen Kreis, ein Kind geht in die Mitte und ruft zwei Tiere auf, die schnell den Platz wechseln sollen, während das in der Kreismitte befindliche Kind versucht, einen der freien Plätze ***vor*** *dem Kind, das ihn einnehmen will, zu erreichen. Da die Kinder nicht wissen, wer welchen Tiernamen hat, müssen sie sich schnell zu orientieren versuchen, wo ihr Platzwechselpartner steht.*

Eventuell können sie Zeichen verabreden, mit denen sie sich verständigen können, wenn ihre Namen aufgerufen worden sind (z. B. mit einem Fuß stampfen, eine Hand heben, etc.).

Gelingt es dem in der Mitte stehenden Kind, zuerst einen der freien Plätze einzunehmen, geht derjenige in die Mitte, dessen Platz es erobert hat.

Hinweis: Anstelle der Tiernamen können auch Nummern vergeben werden. Auf der Kreislinie tauschen jedoch zu Beginn alle die Plätze, damit niemand weiß, wer welche Zahl hat.

Akustische Sinneswahrnehmung

Bestimmte Geräusche, Töne, Laute sollen wahrgenommen, aus dem vorhandenen akustischen Hintergrund ausdifferenziert werden. Um eine bessere Konzentration auf die auditive Wahrnehmung zu erreichen, sollten die Augen geschlossen werden. Bei manchen der folgenden Aufgabenbeispiele ist es hilfreich, die Augen mit einem Tuch zu verbinden oder ein Tuch über den Kopf zu stülpen, damit die Konzentrationsphasen länger ausgedehnt werden können.

Richtungshören

Der Lehrer oder ein Kind erzeugt mit einem Gegenstand Geräusche (Trommel, Schlüsselbund o. ä.) und verändert dabei seinen Standort im Raum.

- *Die Kinder sitzen am Boden, haben die Augen geschlossen und sollen mit einem Finger die Richtung anzeigen, aus der die Geräuschquelle kommt.*
- *Die Kinder folgen langsam der Geräuschquelle durch eigene Bewegung (im Gehen oder Kriechen).*

Laute malen

Der Lehrer erzeugt auf einer Flöte oder mit seiner Stimme lange und kurze Töne, die Kinder malen dazu lange oder kurze Striche an die Tafel.

Ein Kind malt Striche an die Tafel, die der Lehrer mit der Stimme oder auf einem Instrument (Flöte) darstellt. Die übrigen Kinder sollen überprüfen, ob die Striche richtig übernommen worden sind.

Töne in Bewegung umsetzen

Mit der Stimme oder einem Instrument erzeugte Töne in unterschiedlicher Höhe sollen von den Kindern in Bewegung umgesetzt werden: hohe Töne — sich aufrichten, auf den Zehenspitzen gehen, ein Gerät hochhalten oder die Arme in die Luft strecken.

Tiefe Töne — in die Hocke gehen, sich klein machen, ein Gerät zum Boden führen.

Geräusche erkennen („Was klingt wie"?)

Der Lehrer erzeugt mit verschiedenen Gegenständen (Schlüsselbund, Blechdose, Holzstöcke, raschelndes Papier, mit Erbsen gefüllte Plastikbecher etc.) Geräusche. Die Kinder versuchen mit geschlossenen Augen zu erkennen, mit welchem Gegenstand die Geräusche erzeugt wurden (Art der Geräuscherzeugung variieren: auf den Boden klopfen, rasseln etc.).

Bauernhof im Dunkeln

Die Klasse wird in vier Gruppen unterteilt. Jeder Gruppe wird eine Tierart zugeordnet, deren Laute nachgeahmt werden sollen. Mit verbundenen Augen gehen zunächst alle Spielteilnehmer durcheinander, damit die Gruppen sich mischen, dann sollen sie nur über die Laute wieder zueinanderfinden. Die Augen werden erst dann geöffnet, wenn die Gruppe komplett ist (durch Abtasten die Anzahl der Teilnehmer in der eigenen Gruppe überprüfen).

Hinweis: Das Spiel kann auch gut im Dunkeln gespielt werden. Die ausgewählten Tiere sollten in ihren Lauten deutlich unterscheidbar sein. Anfangs auf bekannte Tiere wie Hund, Katzen, Kühe, Hühner zurückgreifen, später jedoch auch Tiere mit schwierigen Lauten (z. B. Schafe, Ziegen, Schweine, Tauben etc. wählen). Im Anschluß an das Spiel sollte darüber gesprochen werden, welche Tierlaute gut darzustellen und gut zu hören waren, ob es dominante Tierlaute gegeben hat, die die anderen übertönten, und was die Teilnehmer bei der Bewegung im Dunkeln empfunden haben (Spannung, Angst etc.).

Reaktion auf akustische Signale

Bei den folgenden Bewegungsspielen wird nicht die Konzentration auf vorwiegend einen Wahrnehmungsbereich gefördert, das Isolieren einzelner, akustisch differenzierbarer Reizquellen über einen längeren Zeitraum, sondern das schnelle Reagieren auf ein akustisches Signal.

Diese Spiele sind meist mit intensiver Bewegung verbunden, die Signale müssen klar und deutlich differenzierbar sein. Zu langsames oder nicht den Spielregeln entsprechendes Reagieren des Kindes sollte nicht durch Fehlerpunkte oder Ausscheiden bestraft werden; die Kinder merken selbst, wenn sie immer als letzter eine vereinbarte Position einnehmen oder einen Bewegungsablauf unterbrechen, so daß Kommentare von außen, sofern sie keine Hilfen geben, meist überflüssig sind.

Plötzlicher Halt

Die Kinder laufen durch die Halle (eigene Formen der Darstellung finden lassen: Autos, Pferde etc., die jedoch mit nicht allzuviel Lärm verbunden sein dürfen).

Auf ein akustisches Zeichen des Lehrers (Trommelschlag, Pfiff, Klatschen) sollen alle so schnell wie möglich zum Stehen kommen. Es können verschiedene akustische Zeichen (Trommelfell, Trommelrand, Pfiff) oder eine unterschiedliche Anzahl von Trommelschlägen vereinbart werden (z. B. bedeutet 1 Schlag: Stehen bleiben, 2 Schläge: Hockstand, 3 Schläge: Rückenlage, 4 Schläge: Bauchlage).

Stab im Kreis

Die Spieler bilden einen Kreis. In der Mitte hält ein Spieler einen Gymnastikstab senkrecht auf den Boden. Plötzlich läßt er den Stab los, ruft dabei den Namen eines Mitspielers. Dieser muß so schnell wie möglich in die Mitte laufen und versuchen, den Stab aufzufangen, bevor er zu Boden fällt. Gelingt ihm dies nicht, erhält er einen Minuspunkt.

Hinweis: Die abgelösten Spieler nehmen den Platz der Aufgerufenen ein.

Stab fangen

Zwei Kinder stehen einander gegenüber (der Abstand ist freigestellt, sollte jedoch bei den folgenden Wiederholungen den eigenen Fähigkeiten angepaßt werden) und halten vor sich einen Stab, der aufrecht auf dem Boden steht. Auf ein Zeichen läßt jeder seinen Stab los und läuft schnell zu dem gegenüberliegenden Stab, um ihn vor dem Umfallen zu bewahren.

Dasselbe in der Gesamtgruppe (Abb. 46):

Alle Kinder stehen in Kreisform, jeder stellt seinen Stab auf den Boden. Auf Zuruf des Lehrers läßt jeder seinen Stab los und versucht, den Stab des Nachbarn zu erreichen. Der Lehrer gibt an, in welcher Richtung gelaufen werden soll:

- *Rechts — gegen Uhrzeigersinn*
- *Links — im Uhrzeigersinn*

  und ob der Stab des nächsten und übernächsten Nachbarn gefangen werden soll:
- *„1"*
- *„2" (oder kombiniert beide Aufgaben: „rechts 1", „links 1", „rechts 2", etc.).*

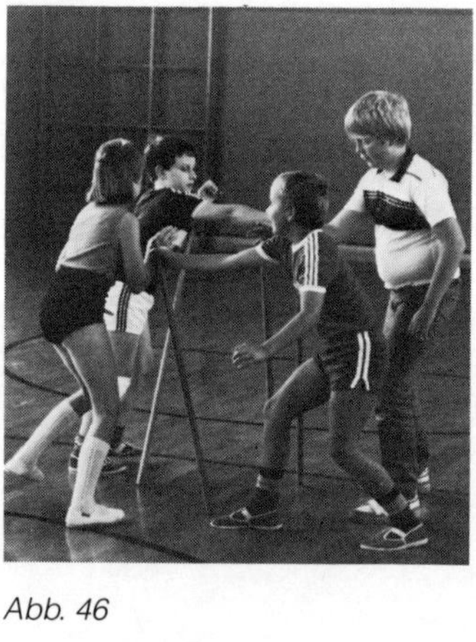

Abb. 46

Katzen — Mäuse

Die Kinder sind in zwei Gruppen unterteilt, die eine erhält die Bezeichnung „Mäuse", die andere sind Katzen. Beide Gruppen stehen sich in der Mitte der Halle auf jeweils einer Linie gegenüber.

Ruft der Lehrer (oder ein Schüler) nun das Wort „Katze", fangen alle Katzen die Mäuse, ruft er „Mäuse", werden die Katzen gefangen. Die Abgeschlagenen machen in der neuen Gruppe mit.

Blindenführer

Ein Kind hat die Augen geschlossen oder mit einem Tuch verbunden und wird von seinem Partner mit Hilfe akustischer Signale durch den Raum geführt:

- *Mit der eigenen Stimme (einen Ton summen, pfeifen, singen, mit Worten dirigieren etc.)*
- *mit Hilfe einer Geräuschquelle (2 Keulen, die aneinander geschlagen werden, eine Rasselbüchse, Schlüsselbund etc.) den anderen zu führen versuchen.*

Im Anschluß an die Übungen sollte besprochen werden, welche Geräusche gut zu hören und welche weniger gut verfolgt werden konnten, welche Materialien andere zu stark übertönten, wie die eigene Stimme moduliert werden konnte, ob das Folgen bei ununterbrochenen Geräuschen leichter war als bei absetzenden etc.

Hinweise:

Viele der Spiele, die unter dem Abschnitt „Reaktionen auf optische Signale" angegeben sind, lassen sich abwandeln, indem man an die Stelle der optischen ein akustisches Zeichen setzt. Das Signal wird in den meisten Fällen vom Lehrer gegeben werden, da er die Lautstärke, den Signalwechsel besser dosieren kann und auch einen besseren Überblick über das Spiel hat, als dies bei einem Schüler meistens der Fall ist. Bei einfachen Spielformen kann die Rolle des Spielleiters jedoch auf die Kinder übertragen werden, um

1. die Steuerung nicht zu stark auf den Lehrer zu fixieren,
2. auftauchende Probleme nicht eindeutiger Signalvorgaben mit der Gesamtgruppe besprechen zu können.

Taktile Sinneswahrnehmung

Auch der Tastsinn kann durch Ausschalten des optischen Sinns aktiviert werden. Die Beschaffenheit von Material, seiner Oberfläche, Temperatur und seines Gewichtes ist mit geschlossenen Augen am intensivsten zu erfahren.

Alle Übungen mit geschlossenen Augen erfordern große Konzentration und können daher nur über eine kurze Zeitspanne ausgeführt werden. Sie sollten ergänzt werden durch großräumige Bewegungsangebote, damit die Kinder in ihrer Konzentrationsfähigkeit nicht überfordert werden.

Gegenstände ertasten

Unter einem großen Tuch (Bettuch o. ä.) in der Mitte des Kreises liegen verschiedene kleine Gegenstände (Bleistifte, Murmeln, Geldstücke, ein feuchter Schwamm etc.). Nacheinander fassen die Kinder unter das Tuch und versuchen, einen Gegenstand durch Ertasten zu erkennen. (Falls die Gruppe zu groß ist, mehrere Kopfkissenbezüge mit fünf bis sechs Materialien füllen und diese in kleinen Gruppen von vier bis fünf Kindern ertasten lassen.

Die „Tastsäcke" können dann innerhalb der Gruppen ausgetauscht werden.

Formen erkennen (Partneraufgabe)

Ein Kind zeichnet seinem Partner eine Form auf dessen Rücken (Kreis, Quadrat, Buchstabe, Zahl etc.). Der Partner soll die Form, den Buchstaben oder die Zahl erkennen.

Hindernisse überqueren

Eine einfache Hindernisbahn zuerst mit geöffneten Augen und dann mit geschlossenen Augen zu überqueren versuchen. (Ein sehender Partner kann zunächst die Begleitung übernehmen, er soll jedoch so wenig Hilfen wie möglich geben.)

Führen und Folgen

Unter dieser Bezeichnung werden Spiele zusammengefaßt, die sowohl die soziale Anpassungsfähigkeit als auch die Sensibilisierung unterschiedlicher Wahrnehmungsbereiche zum Ziel haben: Jedes Kind sucht sich einen Partner. Beide Spielpartner sprechen sich ab, wer der Führende sein soll und wer sich führen lassen will (anschließend Rollen tauschen).

Der „Folgende" schließt die Augen und soll von seinem Partner behutsam durch den Raum geführt werden, so daß er weder mit Gegenständen noch mit den anderen Paaren zusammenstößt. (Verschiedene Handfassungen ausprobieren: einhändig und beidhändig, Körperkontakt nur auf die Fingerspitzen beschänken etc.) (Abb. 47).

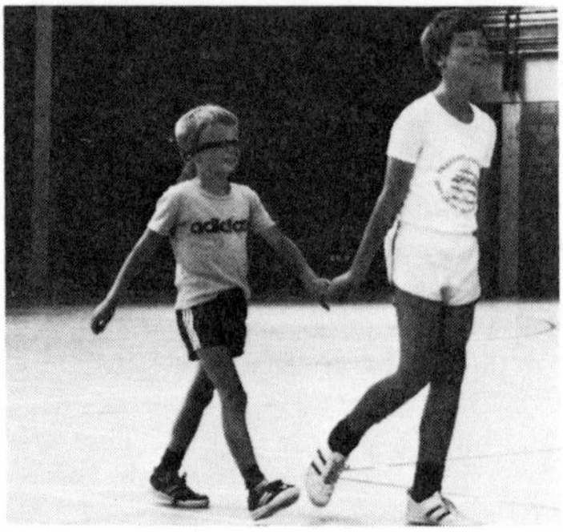

Abb. 47

1. Variation:
Während die Geführten bereits die Augen geschlossen haben, werden verschiedene Gegenstände im Raum aufgestellt (Keulen, Bänke, Kästen, von Wand zu Wand gespannte Zauberschnüre). Die Führenden geleiten ihre Partner um die Geräte herum, helfen ihnen beim Übersteigen und Drunterdurchkriechen, ohne daß sie dabei Instruktionen geben. Abschließend teilen die Geführten ihren Partnern mit, welche Gegenstände sie an welcher Stelle im Raum vermuten.

2. Variation:
Die Paare wechseln, ohne daß dies vorher angesagt wird, den Raum: die Führenden geleiten ihre Partner durch die Geräteräume, Umkleidekabinen und Waschräume und besprechen, nachdem sie wieder am Ausgangspunkt angekommen sind, ob und woran der Ortswechsel wahrnehmbar war: Temperatur, Raumakustik, Bodenbeschaffenheit, Geruch, Weite oder Enge des Raumes.

3. Variation:
Beide Partner halten zwischen sich einen Reifen. Bewegungsrichtung und -tempo sollen vom Führenden nur über den Reifen vermittelt werden
Den Partner sowohl vorwärts als auch rückwärts führen und anschließend mit ihm besprechen, wann die Führung für ihn am angenehmsten war, wann er sich sicher oder unsicher fühlte.

4. Variation: Heimlicher Partnerwechsel
Während die Paare sich mit Reifenfassung durch den Raum bewegen, wechseln die Führenden möglichst vorsichtig und unbemerkt ihre Partner. (Der Lehrer gibt diesen Hinweis schriftlich — auf einer Tafel — oder durch Zeichensprache).

Bevor die Geführten die Augen öffnen, werden sie vom Lehrer gebeten, anzugeben, was sie bei der Aufgabe an Veränderungen bemerkten. Austausch der Erfahrungen, auch nachdem der Partnerwechsel allen bewußt geworden ist: Wurden Veränderungen hinsichtlich der Bewegungsqualität der Partner wahrgenommen (z. B. Zerren und Ziehen oder behutsames, ruhiges Gehen), wurde eine unterschiedliche Körpergröße bemerkt?

Hinweis:

Neben den Sinneserfahrungen, die infolge der geschlossenen Augen in erster Linie von taktilen und akustischen Informationen ausgehen, erfordern diese Spiele und Übungen auch Rücksichtnahme und gegenseitiges Einfühlungsvermögen.

Nach den Übungen sollte daher darüber gesprochen werden, wie sich die Kinder in der Rolle des „Blinden" fühlten, ob sie sich gerne leiten ließen oder ob sie wenig Vertrauen in den führenden Partner hatten und wodurch es beeinträchtigt werden konnte. War das Vertrauen z. B. stärker, wenn er sich bei den Partneraufgaben vor dem zu Führenden befand oder wenn er diesen vor sich „herschob"?

Kinästhetische Wahrnehmung

Die kinästhetische Wahrnehmung umfaßt die Empfindung von Bewegungen des eigenen Körpers oder einzelner Körperteile gegeneinander und den dabei auftretenden Kraftleistungen. Die Bewegungswahrnehmung erfolgt über Muskeln, Sehnen und Gelenke; über die Propriozeptoren werden dem Gehirn Informationen über die Muskelspannung und die Stellung der Gelenke zum Körper vermittelt.

Die Förderung der kinästhetischen Wahrnehmungsfähigkeit kann durch Spiele erfolgen, bei denen die Propriozeptoren durch starken Zug und Druck auf die Sehnen und Gelenke angeregt werden. Ebenso können auch Entspannungsübungen das Gefühl für die Körper- und Bewegungswahrnehmung verfeinern. Da zu beiden Bereichen in diesem Buch an anderer Stelle genügend praktische Anregungen gegeben werden, sollen hier nur einige Beispiele mit den entsprechenden Querverweisen aufgeführt werden.

- *Ziehen und Schieben von Gegenständen (z. B. Kisten oder Rollwagen) oder einem Partner (auf einem Rollbrett oder einer Teppichfliese sitzend); vgl. S. 94 ff., S. 109 f.*
- *Mit einem Partner ein Denkmal oder eine Statue bauen; vgl. S. 75.*
- *Einfache Entspannungsübungen, die sich an der kindlichen Vorstellungswelt orientieren; vgl. S. 70 ff.*

Vestibuläre Wahrnehmung

Die vestibuläre Wahrnehmung ist für die Gleichgewichtsregulation des Körpers verantwortlich. Für die Funktion wichtige Rezeptoren befinden sich im Innenohr, daher wird das Ohr oft auch als „Gleichgewichtsorgan" bezeichnet. An der Gleichgewichtserhaltung sind jedoch mehrere Bereiche beteiligt, man bedenke nur, wie unsicher das Gleichgewicht wird, wenn man versucht, mit geschlossenen Augen über einen Balken zu gehen. Die Gleichgewichtsregulation ist also ein sehr komplexer Vorgang, an dem mehrere Sinne Anteil haben (vgl. in diesem Buch S. 128 ff.), andererseits wirkt sich das vestibuläre System jedoch auch auf die Funktionsfähigkeit der anderen Sinne aus.

Die Verbesserung vestibulärer Funktionen wird z. B. geübt durch

- *Bewegungsangebote, die Auf- und Abbewegungen des Körpers in der Senkrechten und in der Waagerechten (z. B. Trampolinspringen, Federn auf Matten und Matratzen) ermöglichen;*

- *schaukelnde Bewegungen (z. B. auf Schaukelkombinationen aus Bänken und Tauen oder Reifen und Matten, vgl. Abb. S. 34);*
- *Drehbewegungen (z. B. Fahren auf Rollbrettern und unterschiedlichsten Rollbrettkombinationen, vgl. S. 94 ff. und S. 160 ff.);*
- *Dreh- und Rollbewegungen um die Körperquer- und -längsachse (z. B. sitzend oder liegend in Tonnen, Röhren oder Autoreifen gerollt werden);*
- *Gleichgewichtsspiele auf labilem Untergrund (z. B. Wackelbrett, Therapiekreisel, Pedalo, vgl. S. 131 ff., S. 100 ff.).*

Weitere Spielideen zur Verbesserung der Wahrnehmungsfähigkeit auch mit Alltagsmaterialien s. ZIMMER 1992).

MATERIALE ERFAHRUNG

Bewegung als Gegenstand und als Medium der Erfahrung

Bewegung kann sowohl Gegenstand als auch Medium von Erfahrungen sein. Im ersten — engeren Sinne — sind die Objekte, an oder mit denen man sich bewegt, nur der Anlaß oder die Möglichkeit zur Variation und Ausformung von Bewegungen. Die hier erworbenen Erfahrungen beziehen sich auf die Durchführung der Bewegungshandlung selbst, Ziel ist die Ökonomisierung, Harmonisierung oder Verbesserung ihrer Ausführung.

Wird Bewegung dagegen als *Medium* der Erfahrung betrachtet, rücken andere Zielvorstellungen in den Vordergrund. Es geht weniger darum, eine Bewegung in ihrer Quantität oder Qualität zu verbessern, hier werden vielmehr Überlegungen angestellt, wie Kinder über Bewegung ihre räumlich-dingliche Umwelt und die Eigenschaften und Gesetzmäßigkeiten der Spielobjekte und Bewegungsgegenstände erfahren.

SCHERLER spricht in diesem Zusammenhang von „materialer Erfahrung" und bezieht sich dabei auf die Entwicklungstheorie PIAGETS und den hier verwendeten Begriff der Erfahrung.

Danach kann die handelnde Auseinandersetzung des Kindes mit seiner Umwelt als „Erfahrung der Beschaffenheit und Gesetzmäßigkeit der materialen Umwelt" beschrieben werden (vgl. SCHERLER 1975, 7). Im Umgang mit Spielgegenständen, Geräten und in Bewegungssituationen gewinnt das Kind Erkenntnisse, die für das Verstehen der Umweltgegebenheiten von grundlegender Bedeutung sind. Begriffe wie „Schwung, Gleichgewicht, Schwerkraft und Reibung" sind z. B. unmittelbar an die Handlung gebunden und können von Kindern nur über grundlegende Bewegungstätigkeiten beim Schaukeln, Rutschen, Balancieren, Rollen, Klettern etc. erworben und verstanden werden. Über die Variation der Handlungsbedingungen (z. B. Laufen auf unterschiedlichem Untergrund — Wiese, Aschenbahn, Turnhallenboden, Waldwege — oder beim Balancieren unterschiedlicher Gegenstände auf verschiedenen Körperteilen) erleben sie unmittelbar Ursache und Wirkungen und lernen, Zusammenhänge zu erkennen.

Die Bedeutung der handlungsgebundenen materialen Erfahrungen liegt auch darin, daß sie die Grundlage der kognitiven Entwicklung darstellen. Nach PIAGET (1975) wird jede Erkenntnisgewinnung auf den einfachsten Handlungen des Kindes aufgebaut. Denken vollzieht sich zunächst in der Form des aktiven Handelns; über die praktische Bewältigung von Problemen gelangt das Kind zu deren theoretischer Beherrschung. Die Handlungen werden so verinnerlicht, daß die Abstraktion von der konkreten Tätigkeit möglich ist, die Ergebnisse der Handlungen antizipiert werden können und somit intelligentes Verhalten entstehen kann.

Bedingungen für den Erwerb materialer Erfahrungen

Diese materialen Erfahrungen sind an ein erkundendes, experimentierendes Verhalten des Kindes gebunden. Festgelegte Bewegungsanweisungen und feststehende Übungsformen begünstigen zwar den Erwerb von Fertigkeiten, für die darüber hinausgehenden Erfahrungen bedarf das Kind jedoch eines Handlungsspielraumes, innerhalb dessen es verschiedene Wege erproben und mit Bewegungseinfällen experimentieren kann.

Erst in und durch Bewegung kann ein Kind z. B. feststellen, in welcher Form sich ein Luftballon steuern läßt, wie sich die eigene Körperbewegung an das leichte, schwebende Objekt anpassen muß und der Krafteinsatz der Bewegungsimpulse genau dosiert werden kann, um es in die gewünschte Richtung zu bringen.

Mißerfolge in der Handhabung des Materials oder in dem Versuch, eine vorgegebene Bewegungssituation zu bewältigen, geben dem Kind unmittelbare Rückmeldung über den Erfolg seiner Handlung. Unter diesen Aspekt sind auch Fehler sinnvolle Lernerfahrungen. Beobachtet man z. B. Kinder bei ihrem ersten Umgang mit einem Pedalo, stellt man häufig fest, daß sie sich auf das Gerät stellen und sich von einem Partner schieben oder gar ziehen lassen wollen. Erst das Mißlingen des Versuchs, aus dem Umgang mit Rollbrett oder Roller gewonnene Erfahrungen auf das Pedalo zu übertragen, führen zu der Bereitschaft, mit dem Lernen wieder ganz „unten“ zu beginnen, sich also z. B. auf allen Vieren mit dem Pedalo vorwärts zu bewegen, indem die Hände die Tretflächen betätigen oder im Knien die Unterschenkel aufgesetzt werden und die Hände sich auf dem Boden abstützen.

Eine vorschnelle Belehrung von seiten des Lehrers über den zweckmäßigen Umgang mit einem Pedalo hätte all diese für das Erkennen und Verstehen der spezifischen Eigenschaften des Gerätes notwendigen Lernprozesse unterbunden oder zumindest stark eingeschränkt.

Materiale Erfahrungen werden meist in situativem Lernen erworben. Das Kind paßt sich einer vorgegebenen Bewegungssituation an oder formt sie entsprechend seinen individuellen Fähigkeiten um. Entscheidend ist der Spielraum, der dem Kind für diese adaptiven Handlungen gegeben wird: Hat es die Zeit und den Freiraum, selbst Erfahrungen mit Objekten, Spielsituationen, vorgefundenen Problemen zu machen, oder muß es sich an bestimmte Bewegungsanweisungen, an eine vorgegebene Reihenfolge und feste Handhabung der Spielgeräte halten.

Wesentliches Kriterium für den Gewinn materialer Erfahrungen ist daher die Art und Weise, wie mit Geräten, Bewegungssituationen und Spielangeboten im Unterricht umgegangen wird.

SCHERLER (1975, 139) betont den Prozeßcharakter materialer Erfahrungen. Sie sollten nicht als inhaltlich bestimmbares Resultat objektbezogener Handlungen, sondern als situationsgebundener Prozeß aufgefaßt werden.

Ebenso nahe liegt es, materiale Erfahrung nicht als konkret erreichbares Erziehungsziel zu betrachten, sondern als didaktisches Prinzip, bei dem die situativen Bedingungen die permanente Suche nach neuen Erfahrungen und Erkenntnissen ermöglichen. Voraussetzungen für den Erwerb materialer Erfahrungen ist die prinzipielle Veränderbarkeit der Umwelt und eine anregende Umgebung, die Kinder zu Entdeckungen herausfordert und ihre Neugierde weckt. Die Gegenstände und Spielobjekte müssen so interessant sein, daß sie Kinder zur Aktivität provozieren.

Hierbei ist jedoch zu beachten, daß die motorischen und körperlichen Anforderungen nicht zu hoch sind, damit die Kinder nicht überfordert werden, andererseits sollte ein gewisses Maß an Überraschung und Ungewißheit über den Erfolg ihrer Handlungen die Spannung erhalten.

Materiale Erfahrungen werden auch durch das Aufsuchen von Situationen mit spezifischer Umweltbeschaffenheit wie z. B. Wasser oder Schnee oder Eis eingeleitet. Das Wasser verändert sowohl die eigenen Bewegungsformen (z. B. Laufen gegen den Wasserwiderstand, Erfahren der Trag- und Auftriebsfähigkeit des Wassers) als auch die gerätespezifischen Eigenschaften der im Wasser befindlichen Objekte (schwimmende und sinkende Gegenstände etc.).

Bei den folgenden Übungsanregungen steht der Aspekt der Materialerfahrung im Vordergrund. Die Auswahl der Geräte erfolgte unter dem Gesichtspunkt, daß sie vor allem auch leistungsschwache und weniger motivierte Kinder zur Selbsttätigkeit herausfordern, daß sie selbständig gehandhabt werden können und es hierbei nur weniger methodischer und organisatorischer Hilfen durch den Lehrer bedarf.

Spiel- und Übungsanregungen mit dem Rollbrett

Das Rollbrett ist bei Kindern eines der beliebtesten Geräte und hat gerade für hyperaktive, konzentrationsschwache, aber auch für gehemmte, antriebsarme und motorisch auffällige Kinder einen kaum vergleichbaren Motivationswert.

Das Spektrum seines motorischen Einsatzes reicht vom ungelenkten Angebot (hier gehen Kindern so gut wie nie die Ideen aus, wie man mit dem Rollbrett Spiele organisieren und variieren kann) bis hin zu gezielten Übungsformen zur Verbesserung der Koordinations- und Wahrnehmungsfähigkeit.

Es fordert kaum bewegungstechnische Voraussetzungen und wird von den meisten Kindern schnell soweit beherrscht, daß sie selbständig Handlungsvariationen finden können.

Im Hinblick auf den Erwerb materialer Erfahrungen ist das Rollbrett z. B. für das Erleben von Geschwindigkeit, der Regulierung von Brems- und Beschleunigungsvorgängen, der Bewegungssteuerung, des Anschwungs und des Gleichgewichts geeignet.

Es kann als Transportmittel für Geräte und Mitspieler dienen und zum eigenen fahrbaren Untersatz werden, wobei das gegenseitige Ausweichen genauso Spielgegenstand sein kann wie das Verursachen von Karambolagen.

Die Kombinationsmöglichkeiten des Rollbrettes mit anderen Geräten und seine Einbindung in großräumige Bewegungssituationen (z. B. „Bewegungslandschaft") läßt eine ständige Veränderung der Spielarrangements zu.

Methodische Hinweise

1. Beim Einstieg in das Spielen und Üben mit dem Rollbrett sollte das Stehen auf dem Brett verboten werden, da gerade Anfänger sich hierbei leicht verletzen können und auch Gefahr für die Mitspieler besteht, wenn das Brett mit hoher Geschwindigkeit weggeschleudert wird.
2. Aus Sicherheitsgründen sollte auch darauf geachtet werden, daß lange Haare und weite Kleidungsstücke nicht unter die Rollen geraten.
3. Da das Rollbrett Kinder immer in Bewegung hält, ist es schwierig, die Aktivitäten zu unterbrechen und ruhigere Unterrichtsphasen, in denen z. B. Ordnungsregeln oder neue Gerätekombinationen besprochen werden können, durchzusetzen. Hier empfiehlt es sich, mit der Gruppe zu vereinbaren, daß sich bei einer Besprechung alle auf das umgedrehte Rollbrett setzen („Rollbrett parken") (vgl. IRMISCHER 1979).

Spiel- und Übungsanregungen

— *Auf welchem Untergrund läßt sich das Rollbrett am besten vorwärts bewegen?*
Wie verändert eine Mattenbahn die Fahreigenschaften des Gerätes im Vergleich zu hartem und glattem Boden?

— *Welche Körperlage ist für das Fahren auf dem Rollbrett am besten geeignet? Wann ist die Möglichkeit zur Beschleunigung der Fahrgeschwindigkeit und zur Steuerung der Bewegungsrichtung am günstigsten?*

z. B. — Bauchlage auf dem Brett, der Abstoß vom Boden erfolgt mit den Händen
— Sitzen auf dem Brett, der Abstoß und das Bremsen erfolgt über Aufsetzen der Hände,
— im Kniesitz drücken sich die Hände vom Boden ab.

— *Wie kann der Anstoß zum Rollen auf dem Brett erfolgen?*

z. B. — sich mit den Füßen von der Wand abstoßen,
— Anlauf nehmen und aus dem Laufen auf das Rollbrett aufknien
— von einer schrägen Ebene herunterrollen (z. B. Sprungbrett, das auf einer Bank aufliegt; Bänke, die an der Sprossenwand eingehängt sind und auf denen feste Matten liegen),
— durch einen Partner anstoßen lassen,
— von einem Partner mit einem Seil „angezogen" werden (währenddessen das Seil loslassen).

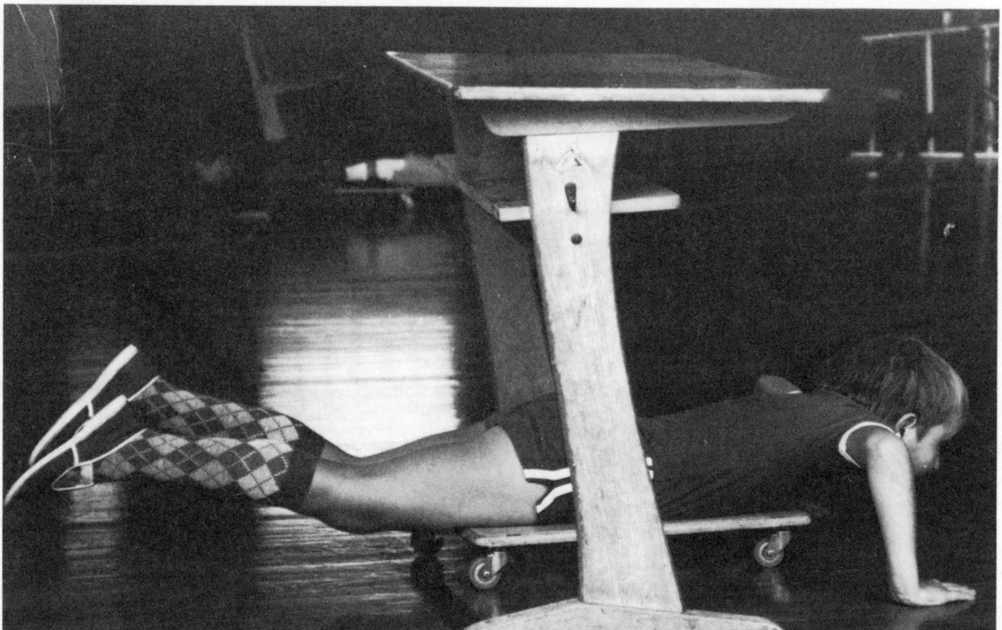

Abb. 48

— Wie läßt sich die Bewegungsrichtung des Rollbretts steuern? Als Hindernisse im Raum werden Fahnenstangen, kleine Kästen, Hürden o. ä. aufgestellt, um die die Kinder herumfahren bzw. unter denen sie hindurchfahren sollen. (Abb. 48).

— Mit welchen anderen Materialien kann das Rollbrett kombiniert werden?

  Beispiele:

  — Ein Gymnastikstab kann zum seitlichen Abstoßen verwendet werden („Rudern" oder mit waagerecht gehaltenem Stab „Paddeln"),

  — auf einem Rollbrett mehrere Bälle oder Keulen durch den Raum transportieren (auch in Form einer Staffel durchführbar, wobei es weniger auf die Geschwindigkeit als auf das kontrollierte Transportieren der Geräte über eine größere Entfernung ankommen sollte),

  — sich von einem Partner an einem Seil ziehen lassen (Abb. 49),

  — an einem langen Seil sich zu mehreren Kindern festhalten und von einem anderen (oder vom Lehrer) durch die Halle gezogen werden.

— Ein kleiner Kasten wird mit der Oberseite auf das Rollbrett gelegt, ein Kind setzt sich hinein und läßt sich von einem Partner durch den Raum schieben.

  — Der im Kasten Sitzende gibt optische Zeichen für die Fahrtrichtung: Er zeigt mit der Hand jeweils die Richtung an, in die der Partner fahren soll.

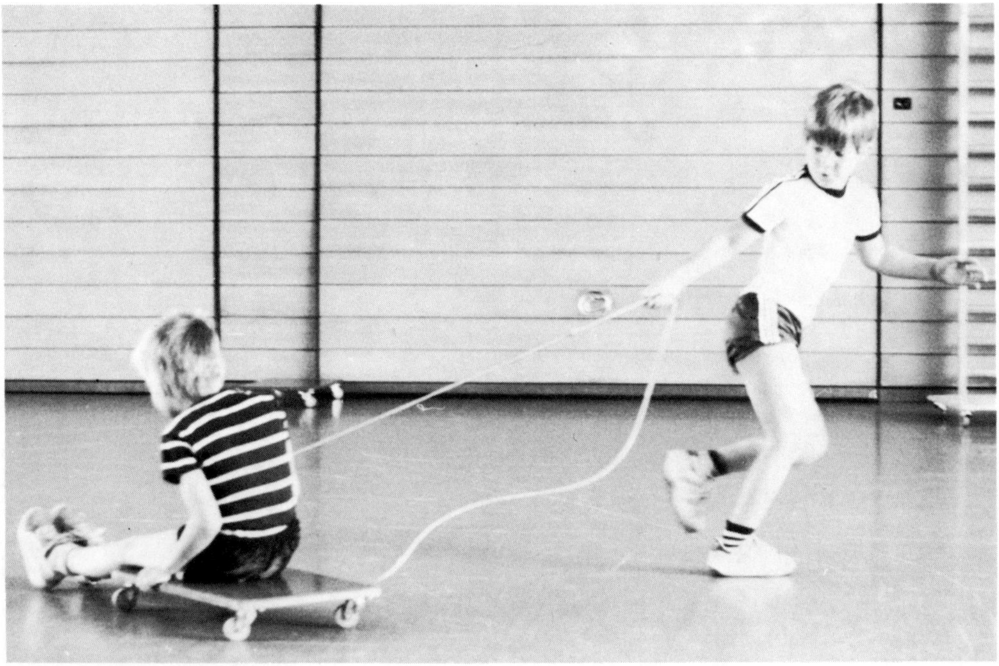

Abb. 49

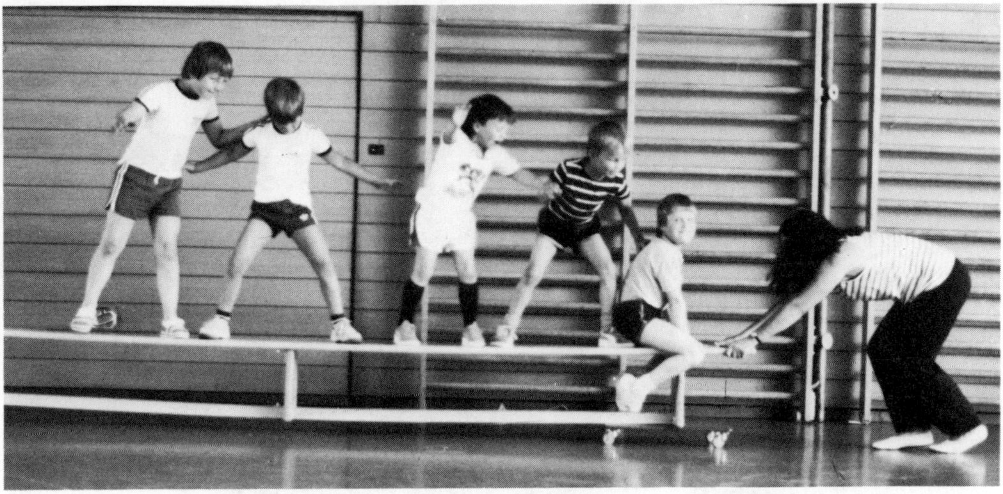

Abb. 50

- *Das Oberteil eines großen Kastens wird über zwei Rollbretter gelegt. Auf dem „Boot" knien zwei bis drei Kinder und fahren durch den Raum, indem sie sich mit den Händen vom Boden abstoßen.*
- *Eine Turnbank wird auf zwei Rollbretter gelegt. Wer kann sich auf sie setzen und durch Abstoß mit den Füßen vorankommen?*
  - *Mehrere Kinder stellen sich auf die Sitzfläche der Bank; der Lehrer bewegt den fahrenden „Wackelbalken" zuerst langsam hin und her und dann schneller durch den Raum. Wer kann auf der Bank stehenbleiben? (Abb. 50).*
- *Eine (möglichst feste) Bodenturn- oder Judomatte wird auf vier Rollbretter gelegt. In kleinen Gruppen (drei bis vier Kinder) durch den Raum fahren, ohne andere Gruppen anzustoßen. (Abb. 51).*
- *Unter einer großen Weichbodenmatte werden mindestens acht Rollbretter verteilt. Die Kinder legen sich auf die Matte und werden vom Lehrer und einigen Mitschülern durch die Halle geschoben.*
  - *Wer auf der Matte sitzt, schließt die Augen und versucht herauszufinden, an welcher Stelle der Halle sich die Gruppe befindet.*
  - *Der Großtransporter wird von einer Wand zur anderen gerollt, die Wand wird dabei als Bremse benutzt (Vorsichtsmaßnahmen: Die Rollbretter dürfen nicht unter der Matte hervorschauen, sondern müssen vollständig von der Matte bedeckt sein, alle Kinder liegen auf den letzten beiden Dritteln der Matte).*

Weitere Übungsanregungen mit dem Rollbrett siehe „Spiel- und Bewegungslandschaft".

Schwungtuch

Das Schwungtuch ist ein großes Kunstfaser- oder Leinentuch (5 × 5 m), in dessen Rand ein Griffseil eingenäht ist. Es kann auch aus zwei oder vier zusammengenähten Bettlaken selbst herge-

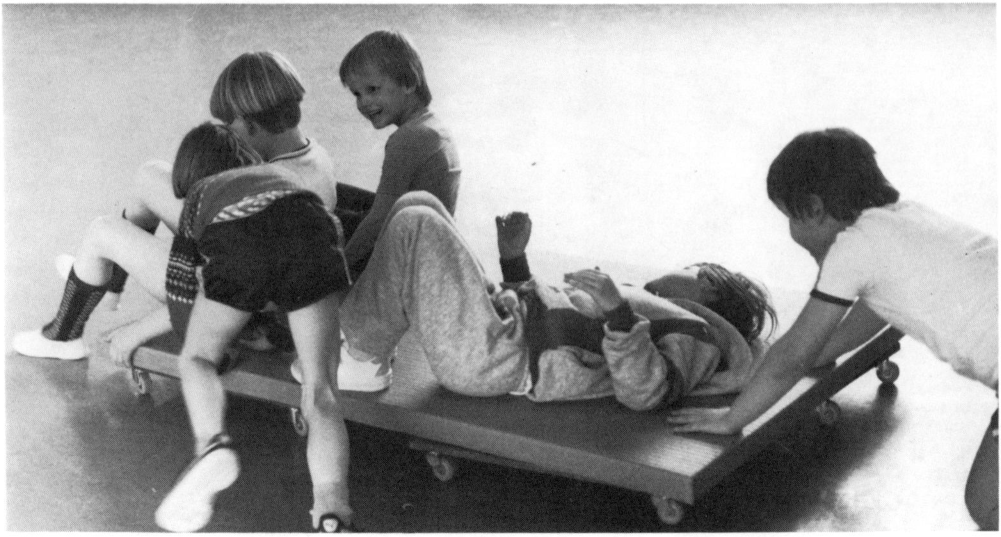

Abb. 51

stellt werden. Besonders farbenfrohe Schwungtücher kann man selbst herstellen, wenn man weiße, ausgediente Bettlaken unterschiedlich färbt und dann aneinandernäht.

Methodische Hinweise

1. Kinder geraten leicht in Panik, wenn sie sich durch ein großes Tuch eingeengt fühlen; sie sollten daher nicht in das Tuch eingewickelt werden und bei Aufgaben, in denen sie mit dem Tuch bedeckt werden, sollte es schnell von ihnen zur Seite geschoben werden können.
2. Die Verwendung des Tuches in der Gruppe erfordert Absprachen und bedarf manchmal auch vereinbarter Zurufe oder Kommandos zum gleichzeitigen Loslassen oder Anheben.

Spiel- und Übungsanregungen

— *Alle Kinder der Gruppe verteilen sich um das Tuch, fassen an der Griffleiste an und spannen das Tuch, sie heben es gleichzeitig hoch und geben dem Schwung nach oben nach, so daß es sich wie ein Zeltdach oder ein Fallschirm aufbläht. Beim Hochschwingen des Tuches wechseln einige Kinder unter dem Tuch die Plätze (Laufwege vereinbaren: zwei Seiten wechseln, die an den Ecken Stehenden durchlaufen die Diagonale etc.). Wenn das Tuch nach oben schwingt, lassen alle es los und sehen, wohin es fällt. Gibt es eine Regel, wohin das Tuch sich im Fallen bewegt?*

— *Ein Ball wird auf das am Boden liegende Tuch gelegt; kann es von allen gleichzeitig angespannt und dann hochgehoben werden, ohne daß der Ball sich von der Stelle bewegt?*

  — *Der Ball soll auf dem Tuch hin- und hergerollt werden und dabei möglichst nicht herunterrollen.*

  — *Ein zweiter Ball wird hinzugenommen. Beide Bälle sollen auf dem Tuch gerollt werden, ohne daß sie sich treffen.*

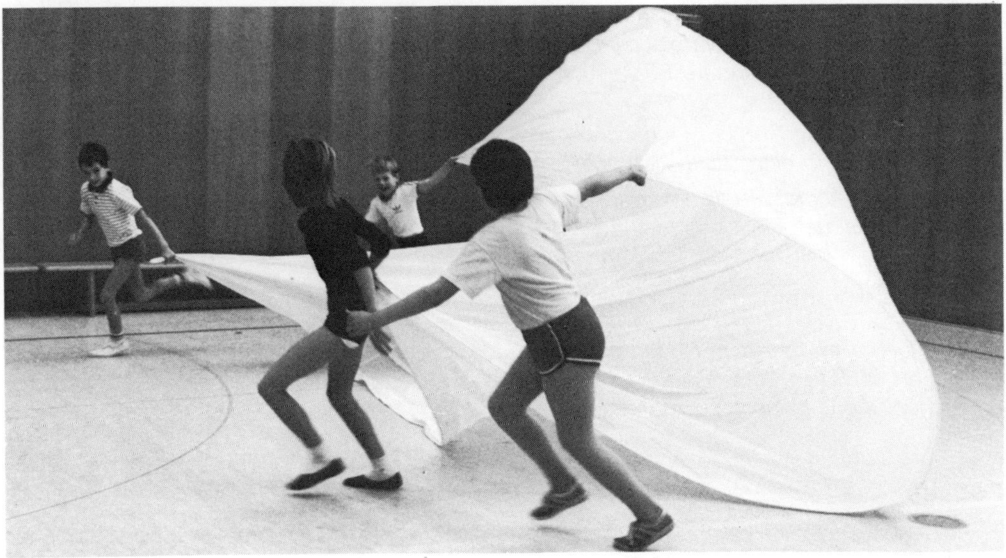

Abb. 52

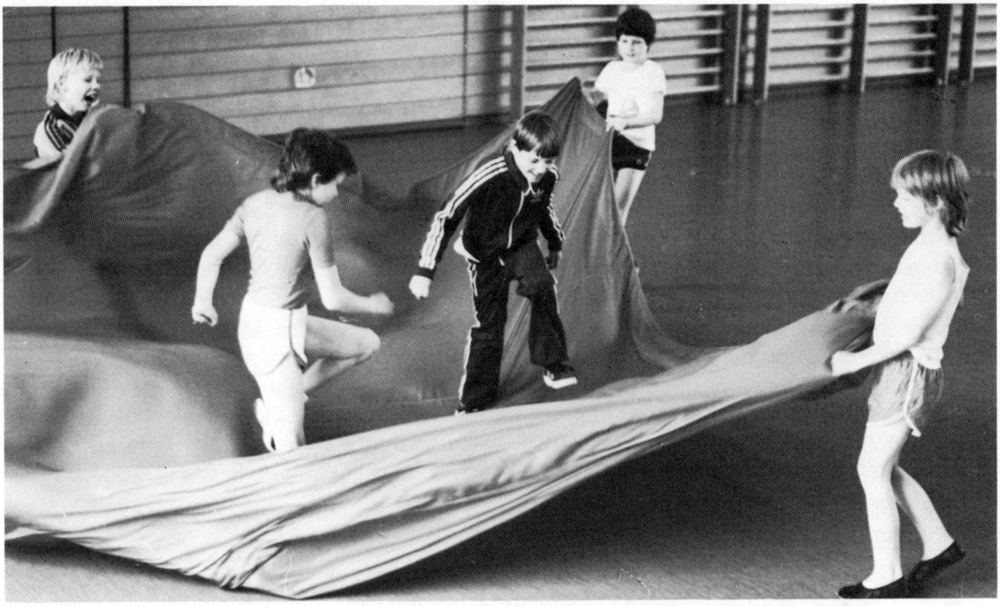

Abb. 53

  - *Beide Bälle spielen „Nachlaufen“:*
  - *Ein Teil der Teilnehmer treibt die Bälle durch entsprechende Bewegungen des Tuches aufeinander zu, der andere Teil versucht, die Wege der Bälle so zu beeinflussen, daß sie sich nicht treffen.*
  - *Alle versuchen, durch Hochschwingen des Tuches den Ball (die Bälle) hochzuwerfen (bei Verwendung eines Luftballons bleibt dieser am Tuch haften).*
- *Vier Teilnehmer fassen die vier Enden des Tuches und laufen gleichzeitig in die gleiche Richtung — das Tuch bläht sich nach hinten auf und wirkt wie ein Segel — es bremst durch den großen Luftwiderstand die Geschwindigkeit des Laufens. (Abb. 52)*
- *Ein Teilnehmer setzt oder stellt sich auf das Tuch und wird von den anderen durch den Raum gezogen.*
- *Das Tuch wird über dem Boden gehalten und von den Kindern auf- und abbewegt, so daß große Luftblasen unter dem Stoff entstehen. Zwei Kinder stehen auf dem Tuch und versuchen, die Luftblasen zu zertreten. (Abb. 53).*

Pedalo

Eines der bekanntesten psychomotorischen Übungsgeräte ist das Pedalo, das in verschiedenen Variationen hergestellt wird: Das „Einerpedalo“ besteht aus drei nebeneinander gelagerten gummibereiften Holzrädern, die mit zwei Pedalen als Achsen verbunden sind (Abb. 54). Das „Doppelpedalo“ hat sechs Holzräder, zwischen denen sich zwei Trittbretter befinden. Zwei Doppelpedalos, die mit zwei langen Brettern verbunden sind, werden als „Tandempedalo“ bezeichnet.

Während das Einer-Pedalo hohe Anforderungen an das Gleichgewichtsvermögen und die Koordinationsfähigkeit stellt, hat das Doppelpedalo eine breitere Trittfläche, so daß seine Handhabung erheblich erleichtert wird. Beim Tandempedalo ist sogar genug Fläche vorhanden, um Knie und Unterschenkel beim Fahren aufzulegen, oder es können mehrere Kinder gleichzeitig auf den verlängerten Trittbrettern fahren.

Die beiden letztgenannten Pedalo-Ausführungen besitzen für Kinder (und auch für Erwachsene) eine hohe Anziehungskraft. Auch nach längerem Übungseinsatz sind die Geräte immer wieder attraktiv, da sie einerseits zwar hohe motorische Anpassungsfähigkeit erfordern, andererseits jedoch auf jeder Könnensstufe verschiedenartig gehandhabt werden können. Außerdem läßt sich durch die Kombination mit anderen Materialien und die Einbeziehung von Partner- und Gruppenaufgaben ihr Einsatz ständig verändern.

Anfänger im Pedalofahren zeichnen sich durch die „Umsteigetechnik“ aus. Der Antrieb des Pedalos kommt durch starke Gleichgewichtsverlagerung auf den Trittbrettern zustande. Hier entstehen große Geschwindigkeitsschwankungen, die durch den kurzen, ungleichmäßigen Krafteinsatz zustande kommen. Mit zunehmender Fahrerfahrung wird die Umsteigetechnik durch die „Schiebetechnik“ abgelöst. Hier ist die Gewichtsverlagerung weniger stark, durch den kontinuierlichen Krafteinsatz entsteht eine gleichförmige Geschwindigkeit (vgl. KÖRNDLE 1983).

Methodische Hinweise

1. Beim Aufsteigen auf das Pedalo sollte immer zuerst das untere Trittbrett belastet werden.
2. Beim 1. Stehen auf dem Pedalo 1 bis 2 Helfer an die Seiten des Übenden stellen, die ihn — falls erforderlich — durch Handfassung unterstützen können.

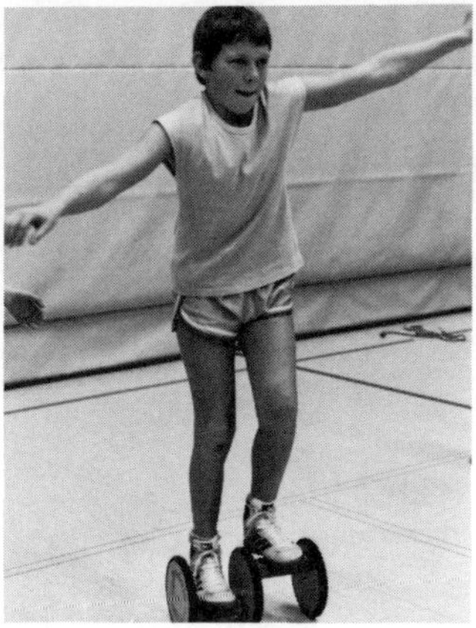

Abb. 54

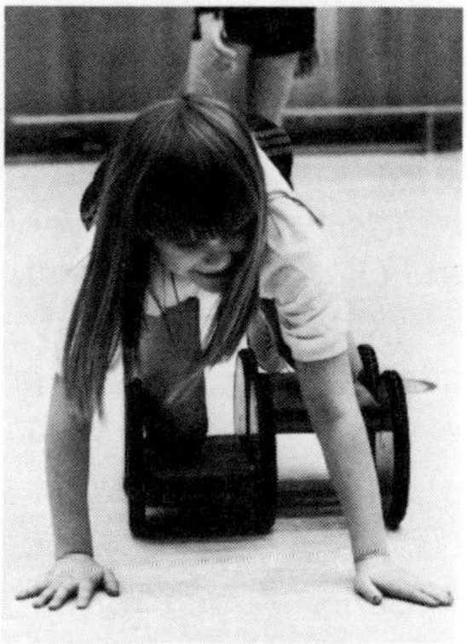

Abb. 55

3. Die Kombination mit anderen Materialien gibt die Möglichkeit zur Stabilisierung der neu erworbenen Bewegungsmuster. Die Aufmerksamkeit wird vom Pedalo-Fahren abgelenkt und auf die Handhabung der hinzugenommenen Objekte gerichet; der Bewegungsablauf wird gefestigt und automatisiert.

Spiel- und Übungsanregungen

— *Wie kann man das Pedalo in Bewegung versetzen? Z. B.*
  — *jeweils eine Hand auf die Trittflächen des Pedalos legen und es durch die Handbelastung zum Fahren bringen.*
  — *Auf dem Pedalo knien und die Hände auf den Boden stützen (Abb. 55).*
  — *Auf einem Rollbrett knien und mit den Händen das Pedalo betätigen.*

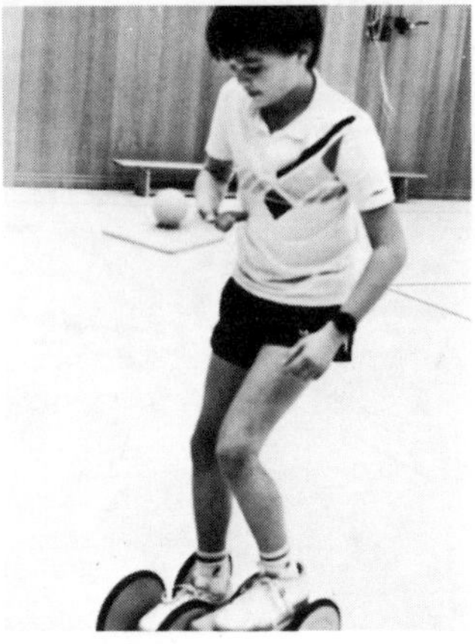

Abb. 56

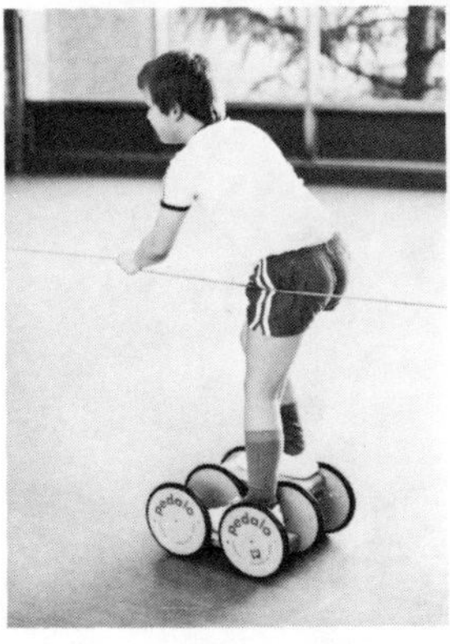

Abb. 57

- *Im Stand auf dem Pedalo vorwärts fahren, dabei zwei Stäbe als Stützen benützen oder sich mit einem Seil eine „Longe“ herstellen (auch die Sprossenwand oder eine Turnhallenwand kann zum Abstützen eingesetzt werden) (Abb. 56).*

— *Wie kommt ein gleichmäßiges, ununterbrochenes Fahren auf dem Pedalo zustande?*
Welche Fahrprinzipien lassen sich im Umgang mit dem Pedalo herausfinden:
  - *„Schiebendes Fahren“ (mit der Ferse des einen Beines schieben und mit dem Ballen des anderen Fußes „gegenhalten“),*
  - *„umsteigendes Fahren“ (Rauf- und Runtertreten der Pedale).*

— *Wie wird der Oberkörper beim Fahren gehalten? (Leichtes Vorbeugen des Oberkörpers erleichtert die Gleichgewichtsregulation.)*
— *Aus dem Vorwärtsfahren stoppen und rückwärts weiterfahren.*
— *Während des Fahrens einen Stab in beiden Händen halten.*
— *Mit geschlossenen Augen vorwärts und rückwärts fahren.*
— *Während des Fahrens einen Ball auf den Boden werfen und versuchen, ihn — ohne das Fahren zu unterbrechen — wieder aufzufangen.*
— *Einen Ball während des Fahrens ununterbrochen auf den Boden prellen (neben dem Pedalo).*
— *Auf einem Tischtennisschläger einen Tennisball während des Fahrens balancieren (Abb. 57).*
— *Beim Fahren ein Sandsäckchen auf dem Kopf tragen.*
— *Während des Fahrens einen Ball hochwerfen und wieder auffangen.*
— *Einen Luftballon mit den Händen hochschlagen und wieder zu erreichen versuchen.*
— *Unter einer gespannten Zauberschnur hindurchfahren (Abb. 58).*
— *Zwei Bälle oder zwei Luftballons unter den Armen mitnehmen.*
— *Mit einem Stab einen Ball vor sich herrollen.*

Mit Partner:

— *Ein Partner ohne Pedalo wirft dem anderen während des Fahrens einen Ball zu.*

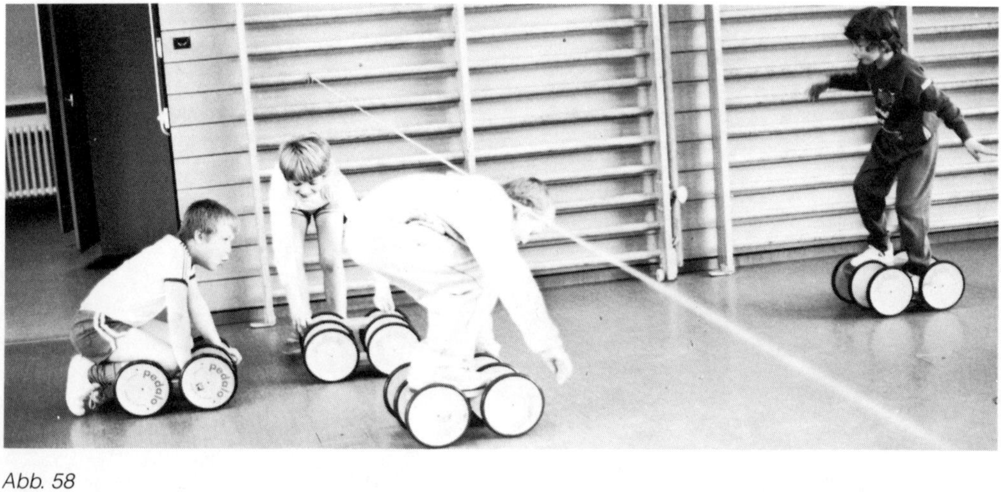

Abb. 58

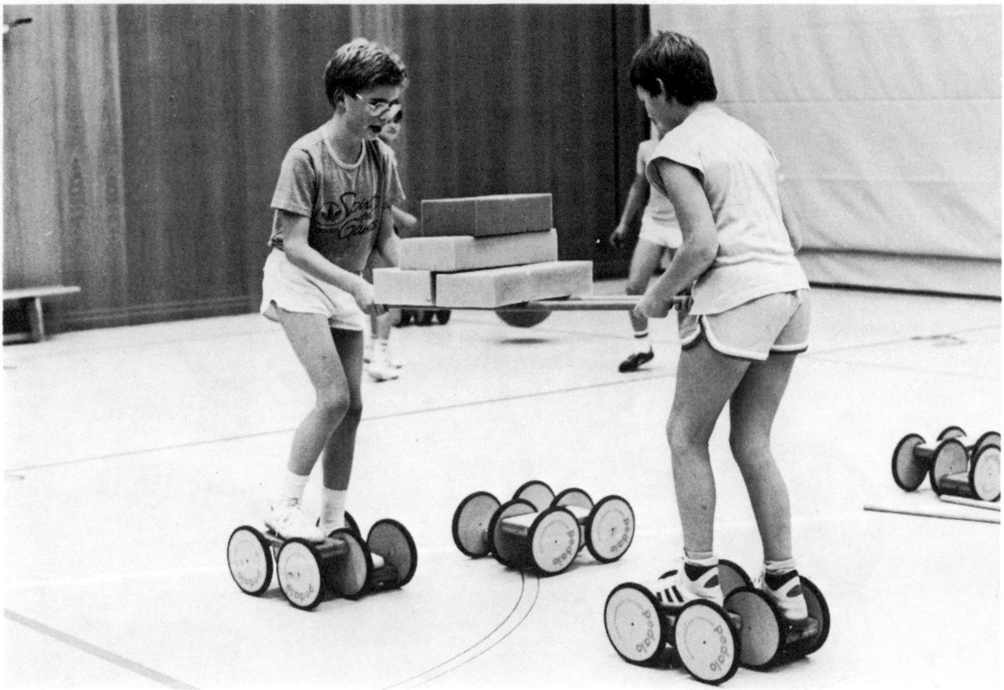

Abb. 59

— Beide Partner stehen voreinander auf jeweils einem Pedalo und halten zwischen sich zwei Stäbe. In dieser Stellung (jeder faßt an einem Ende der Stäbe an) vorwärts bzw. rückwärts fahren und auf den Stäben einen großen leichten Ball oder einige Schaumstoffteile zu transportieren versuchen (vgl. BORNHORST u. a. 1978) (Abb. 59).

Tandem-Pedalo

— Ein Kind soll allein das lange Fahrzeug in Bewegung setzen (z. B. im Knien auf den Trittbrettern, Hände stützen sich ebenfalls auf den Brettern ab; oder im Stehen am Anfang oder in der Mitte des Brettes) (Abb. 60).

— Zwei Kinder stehen hintereinander auf dem Pedalo, stützen sich mit zwei Stäben am Boden ab und versuchen, gemeinsam vorwärts zu fahren.

— Beide Kinder drehen sich zueinander, so daß der eine vorwärts, der andere rückwärts fährt.

— Beide Kinder stehen einander zugewandt und halten einen Reifen zwischen sich (oder fassen sich an den Händen).

— Die Anzahl der gemeinsam fahrenden Kinder kann entsprechend der Brettlänge auf drei bis vier erhöht werden (bei steigender Anzahl der Fahrer wird die Anpassung des Bewegungsrhythmus' erschwert; gerät ein Kind aus dem Gleichgewicht und fällt vom Gerät, zieht es meistens auch die anderen mit) (Abb. 61).

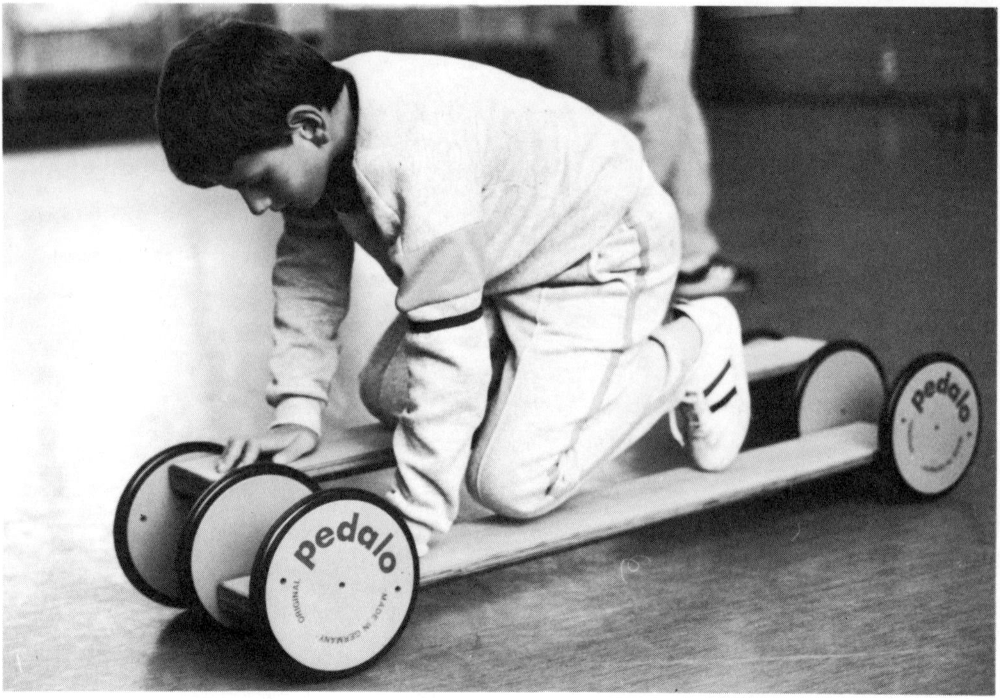

Abb. 60

- *Alle stehen hintereinander und halten sich an einem langen Seil.*
  - *Alle fahren hintereinander, die Hände fassen die Schultern des Vordermannes (vgl.* *Leger 1979).*

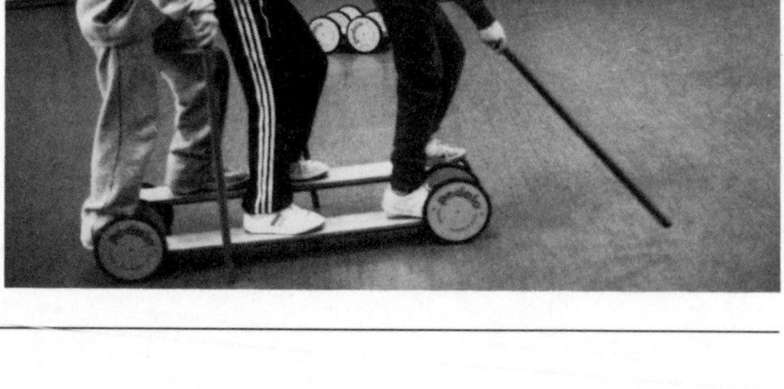

Abb. 61

Luftballon

Luftballons fordern Kinder aufgrund ihres dünnen, feinen Materials zum behutsamen Umgang auf. Die Eigendynamik der Spielobjekte und ihre langsamen, lautlosen Bewegungen wirken sich oft auch beruhigend auf das Verhalten der Kinder aus. Sie können den Flug des Ballons gut verfolgen und sich lange auf neue Bewegungsimpulse einstellen, ihr Steuerungs- und Orientierungsvermögen wird dadurch verfeinert.

Das Spiel mit dem Ballon erfordert nur ein Minimum an Instruktionen von seiten des Lehrers, da es weder besondere Gefahrenquellen enthält, noch bestimmte Organisationsformen eingehalten werden müssen.

Neben den kleinen handelsüblichen Ballons sind vor allen die sogenannten „Riesenluftballons" für Bewegungsspiele geeignet. Sie haben einen Durchmesser von 55,75 oder 115 cm, sind in ihrem Flug noch langsamer und, aufgrund ihres dicken Materials, haltbarer und mehrfach verwendbar.

Methodische Hinweise

1. Luftballons in unterschiedlicher Größe anbieten und die Kinder darauf hinweisen, daß sie die Ballons von Zeit zu Zeit untereinander austauschen.
2. Die Hinzunahme von leiser, getragener Musik kann die beruhigende Wirkung des Materials auf das Bewegungsverhalten der Kinder unterstützen (geeignete Musikstücke: Pink Floyd: Wish you were here).

Spiel- und Übungsanregungen

— *Den Luftballon mit der Hand hochschlagen, dabei den Kraftimpuls variieren und beobachten, wie sich das Flugverhalten des Ballons verändert.*

Das Hochschlagen so dosieren, daß der Ballon sich in die gewünschte Richtung bewegt.

— *Das Flugverhalten unterschiedlich großer Luftballons beobachten. Welche Ballons reagieren schneller auf die Bewegungsimpulse und sinken auch schneller wieder zu Boden?*

— *Verschiedene Körperteile zum Hochspielen des Ballons einsetzen: Kopf, Ellenbogen, Füße, Knie, Unterarme etc. (Abb. 62).*

— *Eine Dreiergruppe soll versuchen, drei Ballons in unterschiedlicher Größe ständig in der Luft zu halten.*

— *Aus dem Sitzen oder der Rückenlage auf dem Boden den Ballon mit Händen und Füßen hochzuspielen versuchen.*

— *Der Ballon soll auf einzelnen Körperteilen balanciert werden. Welche Körperteile eignen sich hierzu besonders gut?*

Wie muß die eigene Bewegung ausgeführt werden, um den Ballon am Körper zu behalten? (Abb. 63).

— *Wer kann den Ballon von einer Hallenseite zur anderen transportieren, ohne ihn festzuhalten?*

— *Zwei Kinder sollen einen Ballon gemeinsam transportieren, ohne ihn mit den Händen festzuhalten (Abb. 64).*

— *Zwei Kinder stehen voreinander und halten zwischen ihren Oberkörpern einen Ballon. Sie sollen sich einmal um die eigene Achse drehen, ohne den Ballon zu verlieren. (Ohne Einsatz der Hände!)*

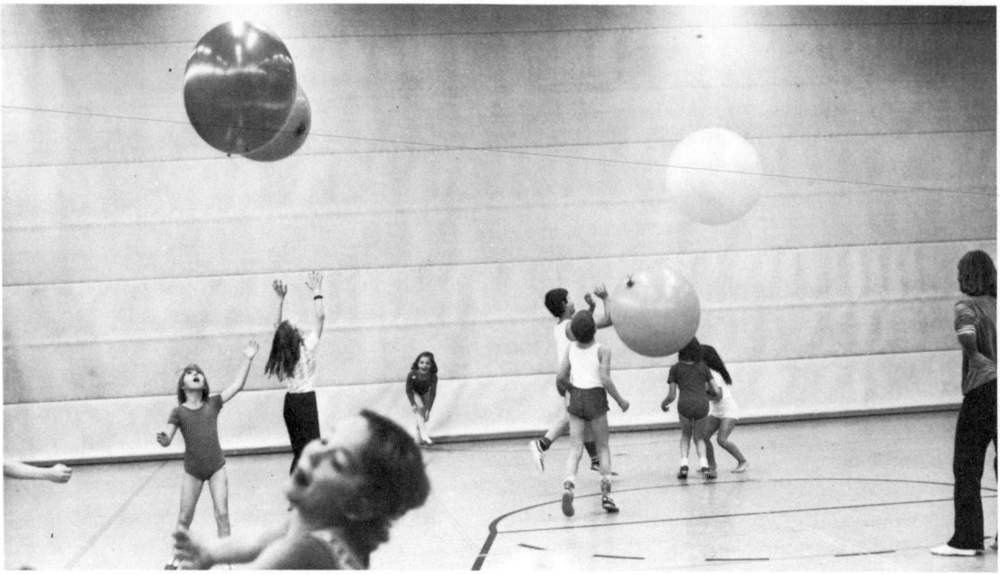

Abb. 62

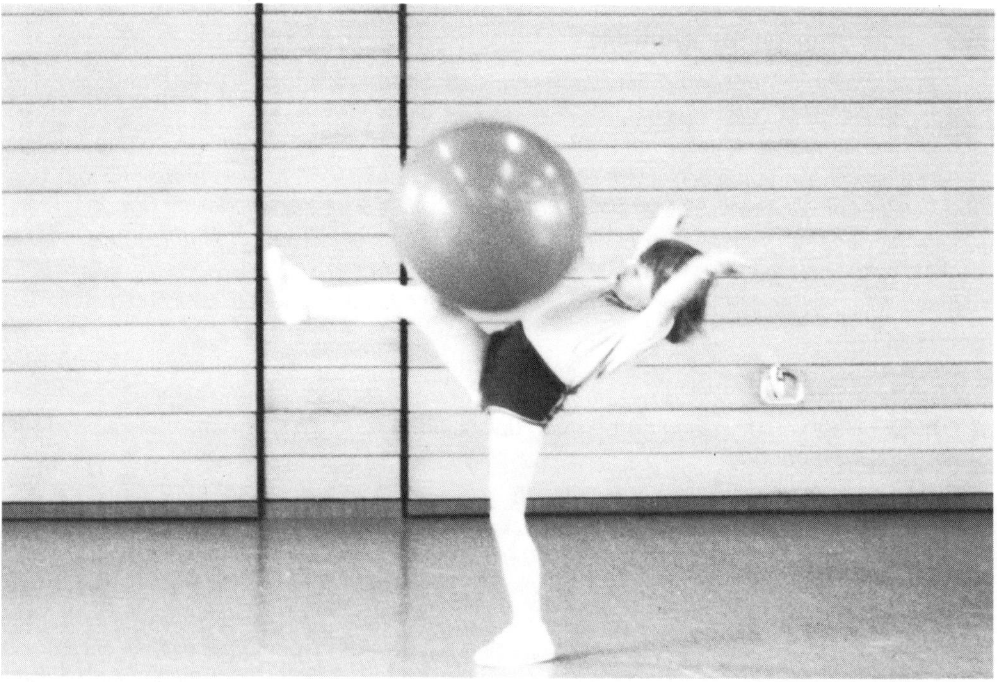

Abb. 63

- *Sich durch den Ballon etwas zuflüstern: Einer hält den Ballon ans Ohr, sein Partner preßt auf der gegenüberliegenden Seite seinen Mund an den Ballon und flüstert ihm verschiedene Wörter zu, die dieser wiederholen soll.*
- *„Ballon über die Schnur"*
  Eine Zauberschnur ist von einer Hallenseite zur anderen gespannt. Die Kinder stehen in zwei Gruppen verteilt auf beiden Seiten der Schnur und spielen sich mehrere Ballons über die Schnur zu (evtl. Techniken aus dem Volleyball verwenden: pritschen, baggern).

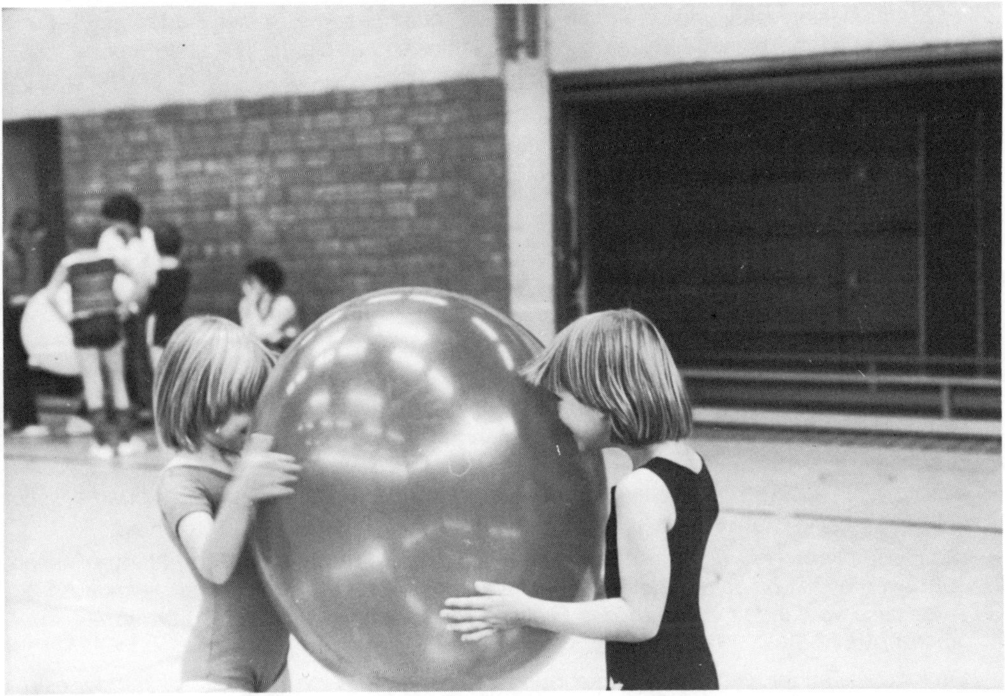

Abb. 64

Teppichfliesen

Teppichfliesen können entweder selbst aus Teppichresten hergestellt werden (auch Materialproben aus ausgedienten Teppichbodenmustermappen sind geeignet), sie sind jedoch auch unter der Bezeichnung „Flauschis" im Fachhandel für psychomotorische Übungsgeräte zu erwerben. Diese 40 × 40 cm großen flauschigen Fliesen gibt es in den Grundfarben rot, blau, grün und gelb, die sie für Kinder noch anziehender machen und auch die Vielseitigkeit ihrer Verwendung erweitern.

Die meist gummierte Unterseite der Teppichfliesen und die flauschige Oberseite bieten sich für Spiele zur Erfahrung des materialen Untergrundes an. Sie eignen sich sowohl für Sprung- und Hüpfspiele, bei denen eine rutschfeste Unterlage vorhanden sein muß, als auch für Rutsch- und Gleitübungen.

Methodische Hinweise

Geräte und Materialien, die auch bei ihrer Einführung einen hohen Aufforderungsgrad besitzen, büßen irgendwann einmal ihren Neuigkeitsgehalt ein. Je weniger sie eine bestimmte Beherrschung in Form spezieller Fertigkeiten im Umgang voraussetzen, umso mehr motivieren sie leistungsschwache Schüler, es besteht jedoch auch die Gefahr, daß sie bei wiederholtem Gebrauch ihren Reiz verlieren und langweilig werden.

Das für den Erwerb materialer Erfahrungen so wichtige Erproben der Geräte im freien Spiel ist bei Teppichfliesen daher meist nur in der Anfangsphase erfolgreich; um sie auch über einen längeren Zeitraum interessant und attraktiv zu machen, muß der Lehrer immer wieder Impulse und Anregungen geben, die neue Verwendungsmöglichkeiten aufzeigen.

Zur Veränderung der Anforderungen und zur Erweiterung des Ideenrepertoires ist es z. B. auch sinnvoll, die Fliesen mit anderen Geräten und Materialien zu kombinieren, z. B.

— *Bälle:* Zielwerfen auf die Fliesen (Farben markieren unterschiedliche Entfernungen).
— *Bänke,* die an der Sprossenwand eingehängt sind: Auf den Teppichfliesen die Schräge herunterrutschen.

Spiel- und Übungsanregungen

— *Wie unterscheidet sich die Oberfläche der Teppichfliesen von der des Fußbodens, welche Oberfläche ist wärmer, weicher, glatter, lärmschluckender (wo hört man einen Sprung mehr)?*

— *Die Umrisse der Fliese mit geschlossenen Augen ertasten; auf dem Fußboden wird ein Labyrinth gelegt, mit geschlossenen oder verbundenen Augen sollen die Schüler den Weg der Fliesen zu ertasten versuchen (im Vierfüßlergang mit den Händen oder barfuß im Gehen).*
Lassen sich dabei auch Fliesen mit unterschiedlicher Größe (rechteckige, quadratische) unterscheiden?

— *Die Fliesen liegen mit der flauschigen Seite auf dem Boden. Jedes Kind hat zwei Fliesen, auf denen es mit beiden Füßen steht und durch den Raum gleitet (falls für jedes Kind nur eine Fliese vorhanden ist, kann das Gleiten auch einbeinig ausgeführt werden — Rollerfahren) (Abb. 56).*

— *Ein Kind ist Fänger und trägt als Erkennungszeichen eine Fliese in der Hand, mit der es die anderen abschlagen soll. Sowohl Fänger als auch die Mitspieler dürfen sich nur auf den Fliesen gleitend durch den Raum bewegen. Wer von der Teppichfliese des Fängers berührt wurde, wird zum neuen Fänger.*

— *Mit beiden Füßen auf einer umgedrehten Fliese stehen und versuchen, sich vorwärts zu bewegen (z. B. durch kurzen, beidbeinigen Absprung nach vorne rutschen; mit jeweils einem Fuß nach vorne rutschen, so daß leichte Körperverwringungen entstehen etc.).*

— *Im Sitzen auf der Fliese sich um die eigene Körperachse drehen, ohne sich mit den Händen vom Boden abzustützen. (Wie muß die Körperhaltung verändert werden, um den Schwung zu unterstützen und die Drehung zu beschleunigen?)*

Partneraufgaben:

— *„Schlittschuhlaufen zu zweit": Zwei Kinder stehen hintereinander und stellen jeweils einen Fuß auf die eigene (umgedrehte) Fliese und den anderen auf die des Partners. Beide sollen nun gleichzeitig vorwärts rutschen.*

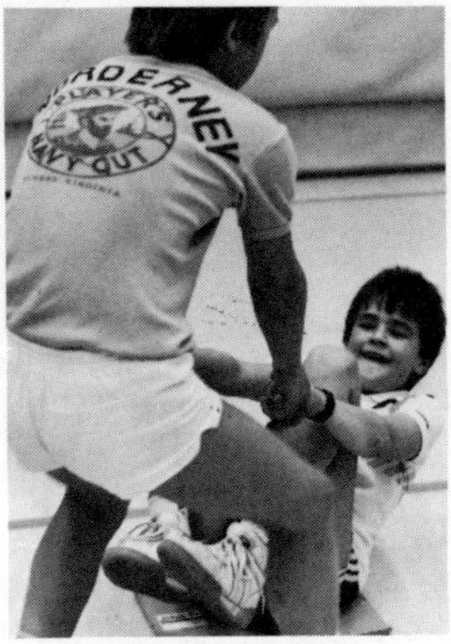

Abb. 65

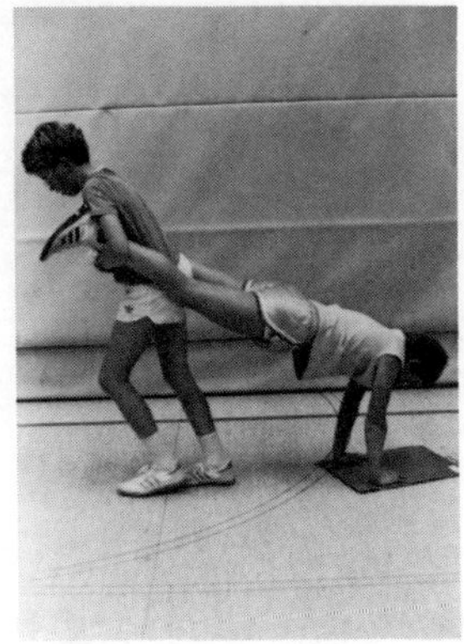

Abb. 66

— Ein Kind soll auf der Fliese liegend, sitzend, kniend oder stehend von seinem Partner gezogen werden.

Welche Lösungen werden gefunden? Z. B.

— A sitzt auf der Fliese, B faßt seine Füße oder seine Hände und zieht ihn (Abb. 65).

— A kniet auf zwei hintereinanderliegenden Fliesen und wird von B an den Händen gezogen,

— A hockt auf einer Fliese (Fußsohlen ganz aufsetzen und Gewicht nach hinten verlagern), B zieht ihn an den Händen oder versucht, ihn durch Druck der Handflächen gegen den Rücken von der Stelle zu schieben,

— A stützt sich mit den Unterarmen oder den Händen auf eine Fliese und wird von B an den Füßen rückwärts gezogen (Abb. 66).

— A sitzt auf einer Fliese und stellt die Füße auf eine zweite. B zieht ihn mit einem Stab durch den Raum (Abb. 67).

— „Gruppenrutschen"
Drei bis vier Kinder stehen nebeneinander — mit einem Fuß auf der eigenen und mit dem anderen auf der Fliese des Nachbarn. Damit ist außer den beiden Außenseiten jede Fliese durch zwei Füße besetzt. Die Gruppe soll vorwärts rutschen und dabei einen gemeinsamen Bewegungsrhythmus finden.
Welche Gruppe schafft es, eine bestimmte Strecke zurückzulegen, ohne daß ein Teilnehmer die Fliesen verläßt?

Weitere Spielideen zur Vermittlung materialer Erfahrungen

— Balancieren — Transportieren — Jonglieren —

— „Blechdosenparcours"
Jedes Kind hat drei Blechdosen zur Verfügung. Es soll eine bestimmte Strecke auf den Dosen zurücklegen, wobei die Füße nicht den Boden berühren sollen.

Mit dem Fuß steht es auf einer Dose, mit den Händen nimmt es die freie Dose und setzt sie vor sich, steigt mit einem Fuß auf diese und nimmt die hintere wieder auf etc.

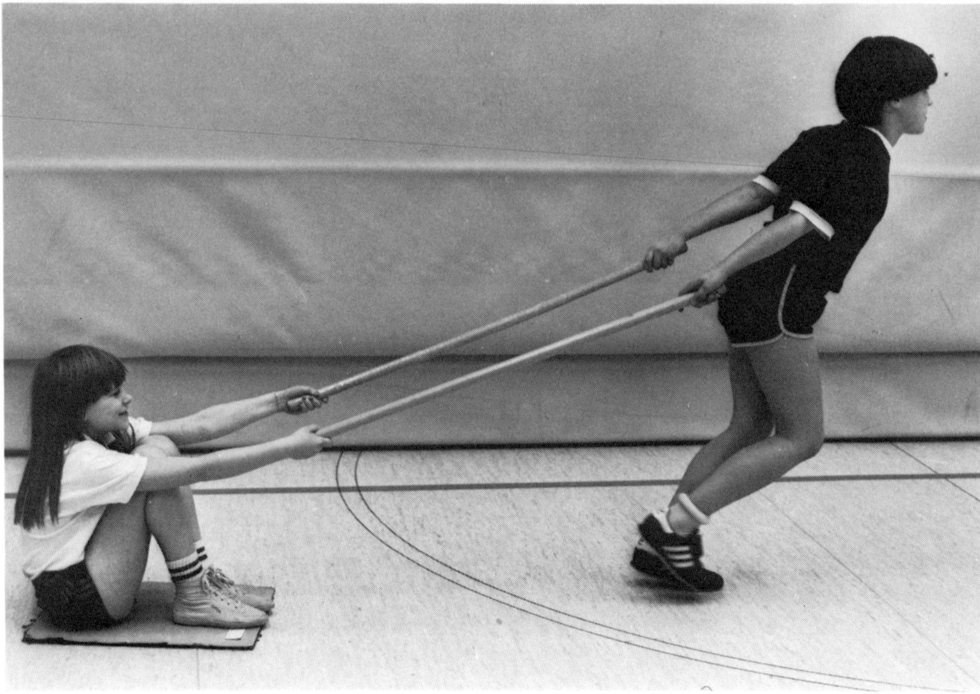

Abb. 67

Hinweise: am besten auf einer Wiese im Freien ausführen. Nicht zu hohe Dosen (Blechbüchsen) verwenden, auf scharfe Kanten achten (evtl. neue, ungebrauchte Blechdosen verwenden).

— *„Dosentransport"*
Auf jeder Handfläche eine Dose zu balancieren versuchen und sie über eine festgelegte Strecke transportieren. (Am besten im Freien spielen, das Herunterfallen der Dosen auf Holz- oder Kunststoffböden kann ohrenbetäubenden Lärm verursachen.)

— *„Rollendes Sprungbrett"*
Ein Sprungbrett liegt umgedreht auf drei Turnstäben. Ein bis zwei Kinder setzen sich auf das Brett und sollen damit eine bestimmte Strecke zurücklegen. Der hintere Stab wird jeweils nach vorne unter das Brett gelegt.

— *„Tarzanklettern"*
Zwei herausgeschwenkte Sprossenwände werden mit einem dicken Tau verbunden (Tau hin und wieder zurückführen, so daß ein Abstand von ungefähr ½ Meter entsteht). Von einer Sprossenwand zur anderen soll nun über die Taue geklettert oder gehangelt werden.

— *„Stabball"*
Mit zwei Stäben einen Ball zu balancieren versuchen (in jeder Hand wird ein Stab gehalten). Ball hochwerfen oder durch die Stäbe fallenlassen und wieder aufzufangen versuchen.

SOZIALERFAHRUNG

Soziale Lernprozesse im Sport

Es gibt wohl kaum einen Lehrplan und keine Rahmenrichtlinien, in denen nicht auf soziale Erfahrungen, die im Sportunterricht vermittelt werden, hingewiesen wird. Weniger Einigkeit herrscht jedoch darüber, was „soziales Lernen“ überhaupt heißt, welche sozialen Lernziele im Sportunterricht verfolgt werden sollen, mit welchen Methoden sie realisiert werden können, ja ob der Sportunterricht hierzu überhaupt beitragen kann (vgl. UNGERER-RÖHRICH 1984).

Soziales Lernen im Sport wird meist verstanden als der Erwerb sozialer Kompetenzen und sozialer Verhaltensweisen, die sich in „Rücksichtnahme“, „Fairneß“, „Kooperation“, „Einfühlungsvermögen“ etc. konkretisieren lassen. Offensichtlich handelt es sich hier um eine Sollvorstellung, ein Wunschdenken, das nicht notwendigerweise auch mit der Ist-Situation übereinstimmen muß. Soziale Lernprozesse nehmen nicht automatisch einen positiven Verlauf, sondern können ebenso auch negativ bestimmt sein.

So wird im Sportunterricht nicht nur faires Verhalten und Kooperation erlernt, sondern auch Rivalität und Konkurrenz.

Die sozialen Interaktionen können zwar zu einer Steigerung des Selbstvertrauens und zum Überwinden von Ängstlichkeit beitragen, können aber genauso zu Minderwertigkeitsgefühlen, Entmutigung und Isolation führen.

Der Bereich des sozialen Lernens entzieht sich vielfach strukturierter Planung und operationalisierter Zielformulierung. Wird die Förderung positiven Sozialverhaltens als Programm in den Sportunterricht aufgenommen, besteht auch leicht die Gefahr, daß den sportlichen Aktivitäten die unmittelbare Spontaneität und der Spaß an der eigentlichen Spielidee genommen werden. Sollen beim Fußballspielen z. B. vor allem die schwächeren Schüler oder auch die Mädchen angespielt werden, leidet darunter der ursprüngliche, das Spiel konstituierende Gedanke, für die eigene Mannschaft möglichst viele Tore zu erzielen.

Versucht nun ein Lehrer, die Vermittlung sozialer Lernziele wie einen Mathematikkurs zu planen und organisieren, erleidet er oft Schiffbruch. Diese Lernziele entziehen sich der Erreichbarkeit, wenn sie zum ausdrücklichen Programm werden: Freundlichkeit, Kooperationsbereitschaft, Rücksichtnahme und Vertrauen kann man nicht befehlen, und genausowenig kann man ihr Erreichen überprüfen. Es ist sogar fragwürdig, ob sie überhaupt als Ziel formuliert werden können oder eher als Grundqualifikationen sozialen Handelns anzusehen sind, die als komplexe Verhaltensmuster in jedem Unterricht Berücksichtigung finden müssen (vgl. KRAPPMANN 1983).

Auf diese Gefahr weist auch FLITNER (1975, 461) hin: „Wenn das Spielen ein Gegenstand schulischen Lernens wird mit schulischen Erwartungen, Forderungen, Sanktionen, so verliert es gar zu leicht seine Ergänzungs- und Befreiungsqualität“. Für das Spiel in der Schule fordert er daher — wenn es diesen Gefahren entgehen will —: „Es soll nicht bestimmte soziale Lernziele ansteuern, sondern in der Schule Raum für spontanes soziales Verhalten schaffen.“

Im Sportunterricht gibt es ständig Situationen, die die Art des sozialen Umgangs der Schüler untereinander und auch der Lehrer-Schüler-Beziehung beeinflussen. Die Art und Weise, wie Gruppen eingeteilt werden, wie der Lehrer ein Spiel erklärt und einführt, welche Art von Spielen bevorzugt wird, wie der Ausgang des Spiels oder die individuelle Leistung eines Kindes kommentiert wird — all dies führt zu Lernerfahrungen im sozialen Verhaltensbereich, die mehr unbewußt anlaufen und nicht explizit intendiert sind.

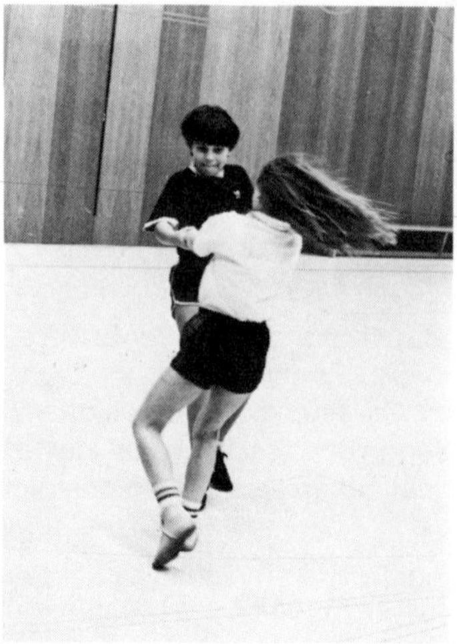

Abb. 68

Um so mehr muß sich ein Lehrer der Wirkung bestimmter Interaktions- und Organisationsformen bewußt sein und sein eigenes Verhalten im Unterricht ebenso wie die Auswahl der Methoden und Inhalte überprüfen.

Im Rahmen der Entwicklung eines Spielcurriculums stellt DAUBLEBSKY (1983, 13) z. B. fest, „daß man Zielen wie soziale Sensibilität, Kommunikations- und Kooperationsfähigkeit bei Spielen nur dann näherkommen kann, wenn man andere Spiele anbietet, andere Spielsituationen schafft und sich als Spielleiter anders verhält als in dem traditionellen Sportunterricht mit seiner noch viel zu häufigen Betonung der Mannschaftsspiele".

Am Beispiel der sogenannten „Kleinen Spiele" soll verdeutlicht werden, unter welchem Aspekt soziale Lernprozesse im Sportförderunterricht stehen können, wie die Lernerfahrungen im sozial-emotionalen Bereich durch organisatorische Maßnahmen, Spielstrukturen und den Umgang mit Spielregeln beeinflußt werden.

Gerade Lauf- und Fangspiele bringen häufig nicht nur eine Zurschaustellung mangelnder Ausdauerleistung mit sich, darüber hinaus geraten leistungsschwache Kinder hier häufig in soziale Außenseiterpositionen. Von den stärkeren Mitspielern werden sie in einem Fangspiel gar nicht beachtet, weil es nicht als besondere Leistung gilt, einen von ihnen einzuholen, oder aber sie werden sofort abgeschlagen und infolge des häufigen Übernehmens der Fängerrolle stellt sich eine Überbelastung ein.

Der ungeschickte, ängstliche Spieler im Völkerball weiß schon zu Spielbeginn, daß er wieder eines der ersten Opfer sein wird. Lauf- und Fangspiele sollten daher in ihren Spielregeln so organisiert werden, daß

— ein Ausscheiden aus dem Spielgeschehen vermieden wird,
— Erholungspausen frei gewählt werden können und diese spielimmanente Bestandteile sind,
— immer wieder neue Chancen der Beteiligung am Spielgeschehen gegeben werden,
— direkte Leistungsvergleiche einzelner Mitspieler vermieden werden.

Die Spiele können nach vorgegebenen, tradierten, aber auch nach gemeinsam vereinbarten, veränderten und der Situation angepaßten Regeln durchgeführt werden. Dadurch wird der

Charakter und die Struktur des Spiels verändert, und manchmal erhalten alte Spiele auch einen neuen Reiz.

Die Schüler sollen im Spiel die Erfahrung machen, daß auch Spiele, die durch allgemein gültige Regeln gekennzeichnet sind, entsprechend den situativen Bedingungen abgeändert und den neuen Erfordernissen angepaßt werden können.

Die hier beschriebenen Spiele haben keine Regeln, der Spielgedanke kann somit auf die jeweiligen Interessen der Gruppe abgestimmt und die Organisation entsprechend der Anzahl der Kinder verändert werden.

Die folgenden Bewegungsspiele haben unterschiedliche Funktionen: einerseits sollen alle Beteiligten erfolgreich mitspielen können; der Konkurrenzgedanke wird zunächst ausgeschaltet, um das Miteinanderspielen, das Kooperieren und Einanderanpassen anzuregen. Andererseits werden in den Spielen auch funktionelle Reize im Sinne einer Bewegungsförderung verfolgt. Die Spielaufgaben sind so geartet, daß die Wahrnehmungsfähigkeit im Unterscheiden, Hören, Sehen und Fühlen angesprochen wird, daß die Organleistungsfähigkeit bei Laufspielen verbessert und die Koordination und Bewegungskontrolle bei Geschicklichkeitsspielen gefördert werden.

Weitere Beispiele für Spielesammlungen, die unter dem Gesichtspunkt der Kooperation und Integration zusammengestellt wurden, sind zu finden bei BRINCKMANN / TREES 1980, DAUBLEBSKY 1983, DEACOVE 1980, FLURI 1985, ORLICK 1984, REICHEL u. a. 1982.

Zur Mannschaftsbildung und Gruppeneinteilung

Soziales Lernen beginnt bereits vor dem eigentlichen Spiel, wenn Spielgruppen eingeteilt, Mannschaften gebildet, Partner gesucht werden. Aus organisatorischen Gründen, aus Tradition oder fehlendem Einfühlungsvermögen scheinen bei der Einteilung und Aufstellung von Mannschaften offensichtlich immer noch Methoden angewendet zu werden, die schwächere Schüler in ihrem Selbstwertgefühl sehr verunsichern.

Hier einige — positive wie negative — Beispiele für die Gruppenzusammenstellung mit ihren möglichen Konsequenzen:

Die schlechteste, unsozialste und unpädagogischste Methode ist das *„Wählen"*.

Bei keiner anderen Art der Gruppeneinteilung werden leistungsschwache Kinder so bloßgestellt, ihr geringer Wert so deutlich und bei jeder Wahl aufs neue bescheinigt. Diese Form sollte nicht nur für den Sportförderunterricht, sondern für jede Form von Schul- und Vereinssport verboten werden. Sie scheint jedoch immer noch verbreitet zu sein, denn auch heute berichten Schulabgänger von ihren negativen Erfahrungen beim Wählen bzw. beim Nichtgewähltwerden (vgl. VOLKAMER / ZIMMER 1984).

Andere Methoden der Gruppeneinteilung:

Die schnellste:
der Lehrer legt fest:

- Wer sich im vorderen Teil der Halle befindet, kommt in die eine, wer sich im hinteren aufhält, kommt in die andere Mannschaft (ungleiche Zahl- und Kräfteverhältnisse werden vom Lehrer ausgeglichen);
- Blonde in die eine, Dunkelhaarige in die andere Gruppe (Ausgleich siehe oben);
- Kinder mit blauen oder schwarzen Hosen, Hemden etc. in die eine, die bunten in die andere Gruppe (oder dominante Farben wählen).

Die lustigste:

— Gruppen bilden nach bestimmten Merkmalen (wer lieber Wurst oder Eis ißt, Kakao oder Milch trinkt etc.);
(birgt die Gefahr der Sympathiegruppen, kann aber selber schon zum Spiel werden).

Die langweiligste:

— Abzählen in einer Reihe (es sei denn, die Zahlenreihe wird umgekehrt, z. B. 4 — 3 — 2 — 1)

Die versteckteste:

— Das vorhergehende Spiel so organisieren, daß Gruppen in der jeweils notwendigen Mannschaftsstärke daraus hervorgehen (z. B. „Wespenschwarm", S. 62)

Die demokratischste:

— Das folgende Spiel erklären und die Schüler sich selbst in Gruppen aufteilen lassen (dauert lange und verhindert nicht, daß Klasssifikationen von seiten der Schüler vorgenommen werden: „der — nein, den lieber nicht . . .")

Der Lehrer muß vor allem den Kindern, die nicht ohne weiteres in eine Gruppe aufgenommen werden, helfen, einen Platz zu finden und zwar so unauffällig, daß dies weder dem betroffenen noch den anderen Mitspielern direkt deutlich wird. Kinder können in ihrer Offenheit oft sehr rücksichtslos zueinander sein, dieses Verhalten werden sie auch in einer Fördergruppe nicht plötzlich ablegen. Daher gilt es für den Lehrer zunächst einmal, die Organisation des Unterrichts so vorzunehmen, daß direkte Versagenserlebnisse und Situationen, in denen Kinder sich ausgestoßen fühlen könnten, vermieden werden — wie dies z. B. bei der Einteilung von Gruppen sehr leicht der Fall sein kann. Erst wenn die Gruppe zueinander Vertrauen gefaßt hat, kann über das Problem der Integration leistungsschwächerer Kinder gesprochen werden, um auch den Betroffenen Hilfen an die Hand zu geben, wie sie einen Ausweg aus der Isolierung finden können.

Einen auch für den normalen Sportunterricht nachahmenswerten Vorschlag zur Gruppeneinteilung macht FOERSTE (1979): Unter der Zielvorstellung, daß Unterricht zum selbständigen und verantwortlichen Handeln im Sport befähigen sollte und daß an der Zusammenstellung von Spielmannschaften alle Schüler aktiv beteiligt werden sollten, beschreibt sie folgende Alternative:

Für jede in einem Spiel erforderliche Mannschaft wird ein Mannschaftsführer bestimmt. Einzeln und der Reihe nach wählt jeder Schüler, zu welcher Mannschaft er gehören möchte und ordnet sich selber zu. Hat eine Mannschaft die zu Beginn festgelegte Höchstzahl an Mitgliedern erreicht, kann sie nicht mehr gewählt werden.

Diese als „Zuwählen" bezeichnete Methode hatte nach dem Bericht von FOERSTE in den von ihr betreuten Grundschulklassen auch Konsequenzen für das Unterrichtsgeschehen. U. a. wurde den Schülern einsichtig, daß sie Kompromisse eingehen und z. B. den eigenen Siegeswillen zugunsten eines befriedigenden Spielverlaufs zurückstellen mußten. Die praktischen Erfahrungen mit dieser Art der Gruppeneinteilung in einer Grundschule zeugten von „deutlich positiven Auswirkungen auf das Sozialklima im Sportunterricht" (FOERSTE 1979, 32).

Lauf- und Fangspiele

Die Organisation der Fangspiele sollte sowohl unter dem Gesichtspunkt der Belastungsintensität als auch unter dem Aspekt der Berücksichtigung leistungsschwacher Schüler betrachtet werden: je mehr Fänger eingeteilt werden, um so weniger kann die Gruppe durch taktische Verhaltensweisen die Laufbelastung ökonomisieren: während bei einem Fänger dieser die größte Ausdauerleistung vollbringen muß — die restlichen Teilnehmer können sich schnell an seinem

Standort orientieren —, wird die Belastung beim Vorhandensein mehrerer Fänger auf alle gleichzeitig verteilt, die Orientierung erschwert und das Spiel schneller und reizvoller. Die Fänger müssen jedoch klar gekennzeichnet sein und das Zeichen muß bei Fängerwechsel auch schnell übertragen werden können. Alle Fangspiele werden lustiger, wenn der zur Verfügung stehende Raum nicht zu groß ist. Die Gruppe ist weniger gut überschaubar und jeder muß schneller reagieren. Notfalls kann ein Teil der Turnhalle abgegrenzt werden.

Fangspiele mit Fängerwechsel

Hut aufsetzen

Ein Fänger in der Gruppe ist durch einen Hut gekennzeichnet. Sobald er einen Mitspieler mit dem Hut berührt hat, wird dieser zum neuen Fänger.

Schwarzer Peter

Der/die Fänger haben ein Tuch in der Hand — der „schwarze Peter", den keiner haben will und der deswegen so schnell wie möglich an jemand anderen abgegeben werden soll. Wer von dem Tuch berührt wird, muß es annehmen und den neuen Fänger spielen.

Hinweis:

Die Auswahl der Fänger kann noch während des Spiels durch Vergrößerung oder Reduzierung der Anzahl der Tücher variiert werden.

Fangspiele mit „Frei"-Regeln

Um Überlastung und dauernde Mißerfolge der schwächeren Schüler zu vermeiden, sollte die Möglichkeit zu selbstbestimmten Ruhephasen eingeräumt werden. Freiräume, in denen der Spieler nicht abgeschlagen werden darf, erlauben ein kurzzeitiges Aussetzen. Die Anzahl der Freimale sollte festgelegt werden und muß auf die Anzahl der Teilnehmer und der Fänger abgestimmt sein. Werden bewegliche Freimale benutzt (z. B. Reifen, Medizinbälle, auf die man sich setzen kann), kann der Lehrer auch die Anzahl der Male während des Spiels nach Bedarf variieren.

Die Einschränkung: „Jedes Freimal darf nur von einem Kind besetzt sein" verhindert auch die Konzentration der Mehrzahl der Gruppenteilnehmer auf das Freimal, so daß die Arbeit des Fängers zu sehr erschwert wird (z. B. beim Benutzen von Kästen oder Matten als Freiräume).

Reifenfreimale

Entsprechend der Anzahl der Spielteilnehmer liegen zwei bis vier Reifen in der Mitte des Raumes auf dem Boden, in jedem Reifen darf sich nur ein Teilnehmer aufhalten, der hier nicht abgeschlagen werden darf. Kommt ein neues Kind zum Reifen, muß derjenige, der sich in ihm befindet, den Reifen verlassen.

Freipositionen

Solange die Spieler eine bestimmte Position einnehmen (z. B. auf einem Bein stehen, auf dem Bauch liegen, im Sitzen radfahren), dürfen sie nicht abgeschlagen werden.

„Bruder/Schwester, hilf"

Ein oder mehrere Fänger: Wer sich vor dem drohenden Abschlagen retten will, muß „Bruder hilf!" rufen und einem anderen die Hand reichen. Solange zwei Kinder sich die Hand geben, können sie nicht abgeschlagen werden. Wen der Fänger erwischt, wird zum neuen Fänger.

Variationen: Es können sich nur Dreiergruppen retten,
— nur gleichgeschlechtliche Paare bilden,
— verschieden-geschlechtliche Paare bilden.

Platz stehlen

Ein Fänger und ein Gejagter werden bestimmt. Die Spielteilnehmer legen sich paarweise auf den Boden. Der Gejagte kann sich retten, indem er sich zu einem Paar auf den Boden legt; der äußere Partner wird nun zum Gejagten.

Variation: Der in der Zweiergruppe Überzählige wird zum neuen Fänger. Hat er sein „Opfer" abgeschlagen, übernimmt er die Gejagtenrolle und kann sich durch das „Platzstehlen" retten.

Fangspiele mit „Erlösen"

Bleiben die Fänger konstant, müssen die Folgen des Abgeschlagenwerdens besonders beachtet werden: Ausscheiden aus dem Spiel sollte auf jeden Fall vermieden werden. Das Erlösen abgeschlagener Spieler, die sich in eine bestimmte Position oder an einen vorher festgelegten Ort begeben, ist meistens mit dem Risiko des selber Abgeschlagenwerdens verknüpft und fördert damit die soziale Verantwortung der Mitspieler untereinander.

Tunnelkriechen

Ein oder mehrere Fänger sind durch ein buntes Tuch gekennzeichnet. Wer abgeschlagen wird, muß sich in die Hocke setzen und kann von einem freien Spieler durch leichtes Antippen erlöst werden. Variation: Die abgeschlagenen Mitspieler begeben sich in Grätschstellung. Um sie zu erlösen, muß einer der freien Mitspieler durch ihre Beine kriechen.

Sanitäter

Ein oder mehrere Fänger sind durch ein Tuch gekennzeichnet, zwei Sanitäter haben Tücher in einer anderen Farbe. Wer abgeschlagen wird, legt sich auf den Boden. Die Sanitäter transportieren die Abgeschlagenen in ein Krankenhaus (Matte an einer bestimmten Stelle in der Halle). Die „Patienten" des Krankenhauses können von den anderen Spielteilnehmern erlöst werden.

Fangspiele mit steigender Fängerzahl

Fangspiele mit einer steigenden Anzahl von Fängern sind zeitlich begrenzt: wenn alle Teilnehmer zu Fängern geworden sind, ist das Spiel zu Ende. Der „Sieger" kann u. U. das Spiel neu beginnen. Da das Laufen in der Gruppe Absprachen untereinander erfordert, tritt die körperliche Leistung als Kriterium für den Spielerfolg zugunsten gemeinsamer taktischer Verhaltensweisen in den Hintergrund.

Kettenfangen

Das Spiel beginnt mit einem Fänger. Wer als erster abgeschlagen wird, muß dem Fänger helfen (beide fassen sich an den Händen).

Jeder neu Abgeschlagene schließt sich der Reihe an, so daß eine lange Kette entsteht. Der letzte beginnt das neue Spiel.

Variationen:

- *Das Spiel beginnt mit zwei Fängern, die einzeln die anderen abschlagen. Welche Reihe ist — nachdem der letzte gefangen worden ist — besonders lang?*

— Zwei Teilnehmer bilden ein Fängerpaar (die Hände sind gefaßt): sobald durch Abschlagen der vierte Fänger hinzugekommen ist, teilt sich die Kette, und jedes Fängerpaar läuft allein weiter, bis es wieder vier sind und sich die Kette aufs neue halbieren kann.

Der Bär ist los

In der Mitte der Halle steht auf einem kleinen Kasten der „Bär". Wenn er ruft: „Der Bär ist los!" laufen alle Spielteilnehmer weg, und der Bär versucht, ein Opfer zu erwischen. Dieser wird auch zum Bär verwandelt, steigt auch auf die Kiste, und von nun an rufen die Fänger: „Die Bären sind los!"

Variationen:

— *Man kann sich nur vor dem Bären in Sicherheit bringen, wenn man einen Partner findet.*

— *Retten kann sich nur, wer mit dem Partner zusammen ein Tierpaar darstellt (in Bewegung und in den Lauten).*

Fangspiele mit „Beschützen"

Bei diesen Spielen ist die Rolle des Fängers und des „Gejagten" von vornherein festgelegt und wird bei Erfolg des Fängers gewechselt. Ein Partner oder eine Gruppe beschützen den Läufer und können nach eigenem Ermessen die Aufgabe des Fängers entsprechend dessen Leistungsstärke erschweren.

Befinden sich mehrere Kinder in der „Beschützergruppe", sind zwischen ihnen schnelle Absprachen erforderlich.

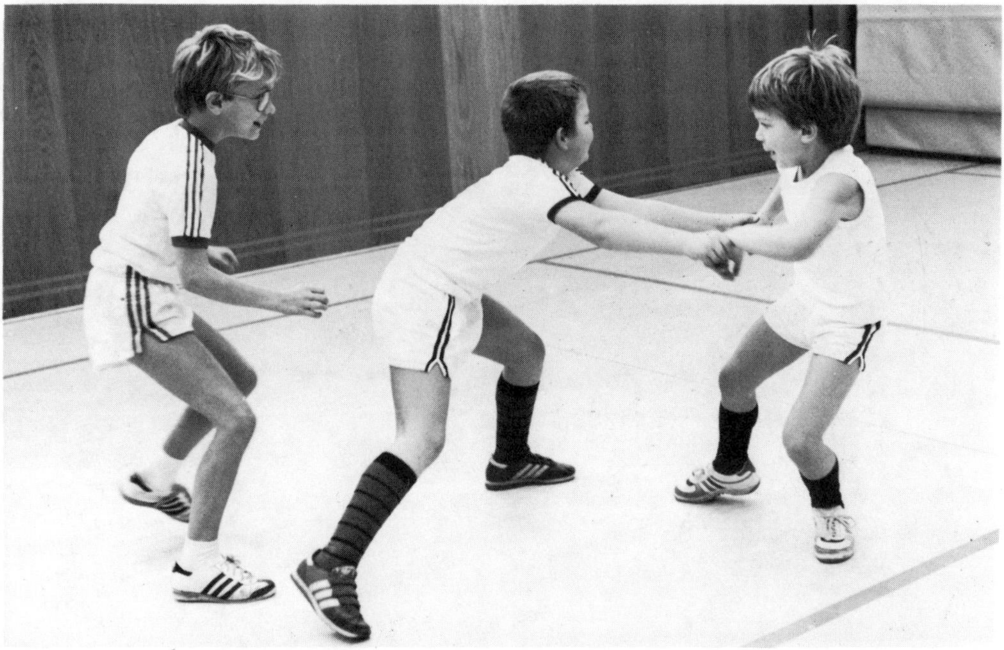

Abb. 69

Leibwächter

Zwei Kinder stehen sich gegenüber und reichen sich beide Hände. Ein drittes versucht, eines der beiden Kinder zu fangen, wobei der Partner — der Leibwächter — es vor dem Fänger schützen soll (indem er z. B. möglichst immer zwischen dem zu fangenden Kind und dem Fänger zu stehen versucht) (Abb. 69).

Dreiecksfangen

Gruppen zu jeweils vier Teilnehmern. Drei fassen sich an den Händen und bilden ein Dreieck. Einer von ihnen soll von dem Außenstehenden gefangen werden, während die beiden anderen ihn beschützen. Der Fänger darf die „Beschützer" nicht berühren.

Hinweis: Das Spiel ist sehr belastungsintensiv; es kann leicht vorkommen, daß der Fänger lange Zeit nicht erfolgreich ist. Daher kann folgende Zusatzregel vereinbart werden: Nach spätestens zwei Minuten erfolgt ein Fängerwechsel (Abb. 70).

Die Schlange beißt sich in den Schwanz

Alle Kinder der Gruppe fassen sich an den Händen und bilden so eine Schlange. Der erste der Gruppe ist der „Kopf", der letzte ist der „Schwanz". Der Kopf versucht, den Schwanz abzuschlagen; der Rest der Schlange — der Schlangenkörper — soll diesen beschützen. Ist der Kopf durch diese Regel zu sehr in seiner Bewegungsfreiheit eingeschränkt, kann das „Beschützen" auch auf einen Teil der Gruppe eingeengt werden, z. B. auf die letzte Hälfte.

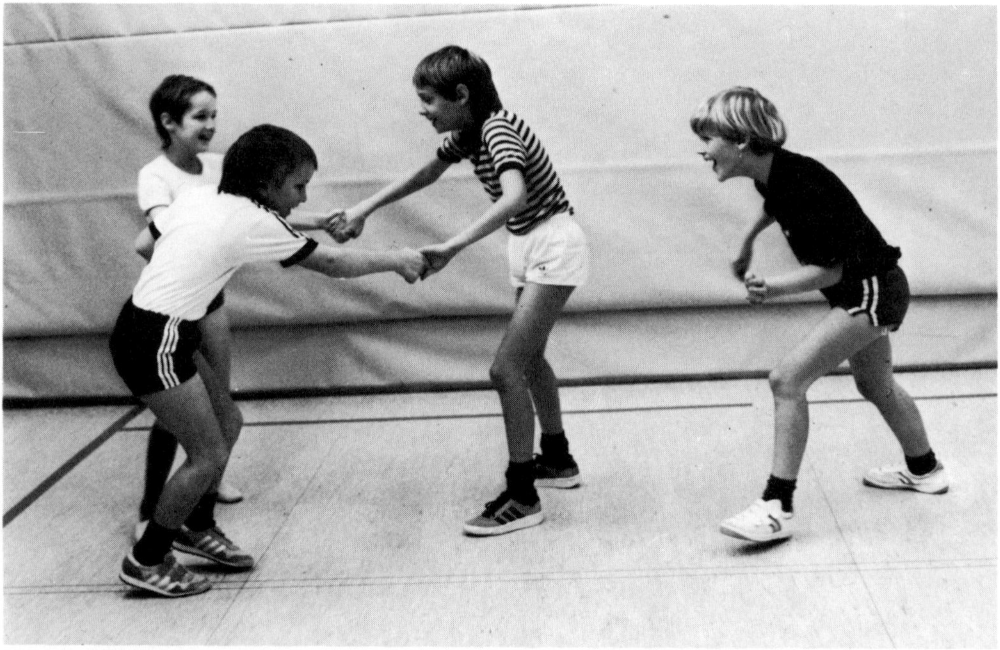

Abb. 70

„Schlangen fangen"

Die Gesamtgruppe wird zweifach unterteilt. Jeder legt die Hände auf die Schultern des Vordermannes, so daß sich zwei Schlangen bilden. Der erste der Schlangen ist der Fänger, der das Ende der anderen Gruppe abschlagen soll. Hat er dies geschafft, wird er der Schwanz der eigenen Schlange, der von dem neuen Kopf der anderen Schlange gejagt wird.

Irrgarten

(A)

(B)

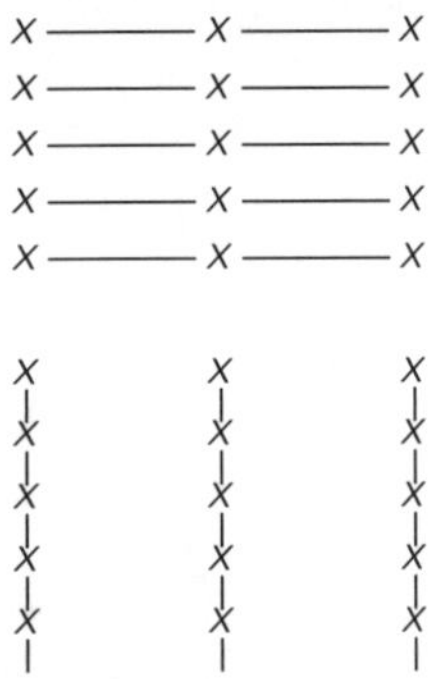

In der Gruppe werden Gassen gebildet, indem man dem Nebenmann mit ausgestreckten Armen die Hand gibt (A). Innerhalb der Gassen versuchen zwei Spieler, sich gegenseitig abzuschlagen. Damit die Wege des Fängers und des Läufers möglichst oft getrennt werden, dreht sich jeder Teilnehmer (evtl. auf ein akustisches Zeichen) um 90°, so daß sich der Verlauf der Gassen ändert (B).

Kooperative Spiele

Die meisten Sportspiele orientieren sich am Gedanken der Überbietung. Kooperation ist nur innerhalb der eigenen Mannschaft gefragt, sie dient der besseren Zusammenarbeit mit dem Ziel, den Gegner zu schlagen. Der Sieg der einen Mannschaft bedeutet zugleich die Niederlage der anderen.

Kooperation im Wettkampfspiel unterscheidet sich von der Zusammenarbeit, die zur Lösung einer gemeinsamen Aufgabe, eines Bewegungs- oder Spielproblems erforderlich ist.

Diesen Zweck verfolgen die „kooperativen Spiele". Die Spielsituationen sind hier so konzipiert, daß

— zur Lösung des Problems die Zusammenarbeit mehrerer Gruppenteilnehmer erforderlich ist;

— die Leistungen einzelner Spielteilnehmer sich ergänzen müssen (komplementäre Aufgabenstruktur);

— zur Erreichung des Ziels alle Spielteilnehmer die Anforderungen erfüllt haben müssen;

— jeder Mitspieler zur Lösung der Aufgabe wichtig ist (Puzzle-Prinzip — jedes Teil ist wichtig, um ein Ganzes entstehen zu lassen);

— ein Leistungsvergleich verschiedener Gruppen untereinander vermieden wird.

Das Ziel kooperativer Spiele ist die Förderung der Kommunikation und Interaktion der Spielteilnehmer. Jeder Beteiligte soll einen konstruktiven Beitrag zur Lösung der Spielaufgabe geben können. Auch leistungsschwache Schüler sollen sich hierbei — anders als bei Wettkampfspielen, wo sie meist im Wege sind und die Mannschaft behindern — in unterschiedlicher Weise in das Spielgeschehen einbringen können.

Die Spielaufgaben sind nur durch die Zusammenarbeit zweier oder mehrerer Kinder einer Kleingruppe zu lösen. Hauptmotiv ist weniger das Gewinnen oder Verlieren, sondern daß das gestellte Problem überhaupt bewältigt wird.

Die Bewegungen mehrerer Gruppenmitglieder müssen z. B. untereinander koordiniert werden, ein gemeinsamer Bewegungsrhythmus muß gefunden und Absprachen untereinander getroffen werden.

Nach der Durchführung der Spiele sollte in einer kurzen Reflexionsphase über die Erfahrungen, die die Kinder während des Spiels gemacht haben, gesprochen werden:

Wie veränderten sich z. B. die Bewegungen beim „Dreibeinlaufen" oder beim Gruppenwettbewerb mit verbundenen Beinen? War es schwer, einen gemeinsamen Rhythmus zu finden, die Bewegungen einander anzupassen?

Wie gingen die Absprachen zur Lösung vorgegebener oder im Spiel aufgetretener Probleme vor sich: Gab es dominante Gruppenmitglieder, die bestimmten, was gemacht werden sollte? Fühlten sich die anderen dadurch erleichtert, oder konnten sie sich mit ihren Vorschlägen nicht durchsetzen?

Waren einzelne Spielteilnehmer überfordert durch die körperlichen Anforderungen, die im Spiel an sie gestellt wurden? Gab es Kinder, die nicht integriert waren? Wie fühlten sie sich? Wie ließe sich ein solches Problem beim nächsten Spiel besser lösen?

Voraussetzungen für das Gelingen dieser Gruppenspiele ist ein Aufbau über Übungen zur Partneranpassung, die dann zur Gruppenarbeit führen können. Befinden sich viele aggressive, hyperaktive Kinder in einer Gruppe, ist die Durchführung von Spielen, bei denen mehr als zwei Kinder zusammenarbeiten müssen, mit Schwierigkeiten verbunden.

Die vorgenannten Spiele sollten dann — nach Möglichkeit — zunächst auf zwei, im Höchstfall drei Kinder begrenzt werden.

Rückenstützen *(Partner- und Gruppenaufgabe)*

Zunächst setzen sich zwei Kinder Rücken an Rücken auf den Boden, die Arme werden vor der Brust verschränkt. Beide sollen gleichzeitig aufstehen, ohne sich mit den Händen abzustützen.

- *Dasselbe zu viert: Jeweils zwei Spielteilnehmer haken sich ein und sitzen mit einem anderen Paar Rücken an Rücken. Alle vier versuchen, gemeinsam aufzustehen und sich wieder gemeinsam hinzusetzen (evtl. auch Kreis — alle haken sich untereinander ein).*
- *Die gesamte Gruppe teilt sich in zwei Reihen. Die Teilnehmer jeder Reihe haken sich ein; beide Reihen stehen Rücken an Rücken und versuchen, sich gemeinsam hinzusetzen und wieder aufzustehen.*

Dreibeinlaufen

Jeweils zwei Teilnehmer verbinden sich an jeweils einem Bein, indem sie ihre Fußgelenke mit einem Tuch oder einem Seil umwickeln. Sie versuchen nun, sich gemeinsam durch den Raum zu bewegen, zu gehen, zu laufen und zu hüpfen, sie setzen sich hin und stehen wieder auf, versuchen, einen Ball mit den Füßen vor sich herzurollen oder gemeinsam Seil zu springen (Abb. 71/72).

Gruppenlaufen

Eine Gruppe von fünf bis sechs Teilnehmern stellt sich nebeneinander auf; jeder verbindet seine Beine einzeln mit einem Bein des Nachbarn. Die ganze Gruppe versucht nun, sich gemeinsam durch den Raum zu bewegen.

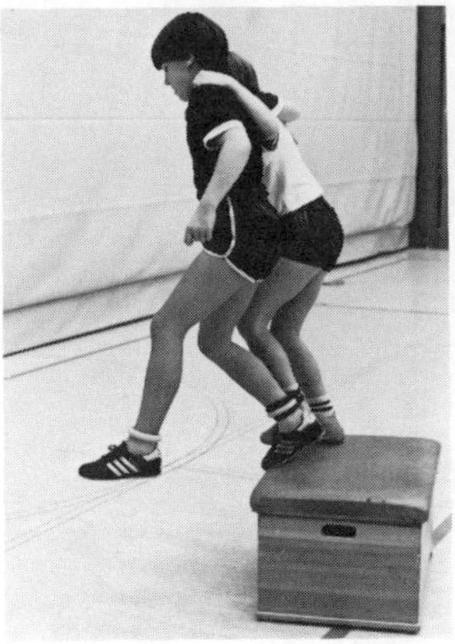

Abb. 71

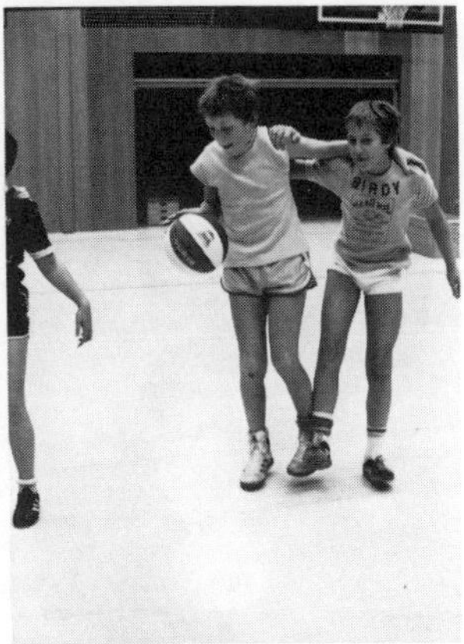

Abb. 72

Dabei kann der Lehrer/Spielleiter folgende Aufgaben stellen:

— Bis zur Mitte der Halle vorwärts gehen, sich dann drehen und rückwärts bis zur anderen Hallenseite gehen.
— Start mit dem Gesicht zur Wand — sich dann drehen und vorwärts bis zur gegenüberliegenden Hallenseite gehen (die Art der Fortbewegung bleibt der Gruppe überlassen) und sich dort auf eine Bank setzen.
— Zwei Bänke stehen in der Halle, die eine in Quer- die andere in Längsrichtung: Die Gruppe soll über die Längsbank balancieren und die querstehende Bank übersteigen.

Sind mehr als zwei Mannschaften vorhanden, können sie in den oben beschriebenen Formen Hinderniswettläufe durchführen.

Um möglichen Gefahren vorzubeugen, kann hierbei das Verbinden der Beine mit lösbarem Material vorgenommen werden: z. B. werden die Fußgelenke mit großen (dünnen) Gummiringen verbunden, oder die Bekleidung (Hosenbeine) der beiden Nebeneinanderstehenden wird mit Wäscheklammern zusammengesteckt.

Beim Gruppenvergleich sollte neben der Schnelligkeit auch darauf geachtet werden, in welcher Gruppe sich die wenigsten Verbindungen gelöst haben.

Transportmaschine

Sechs bis sieben Kinder bilden eine Gruppe. Sie sollen gemeinsam ein „Fahrzeug“ bilden, in oder auf dem ein Kind transportiert werden kann. Welches Fahrzeug kann die ganze Hallenseite durchqueren?

Vierfüßlergang

Jedes Kind sucht sich einen Partner. Beide sollen versuchen, mit ihren Händen die Fußgelenke des Partners zu umfassen und sich in dieser Stellung vom Platz zu bewegen (Abb. 73).

Wer schafft es, den Raum zu durchqueren, ohne den Partner loszulassen?

Gelingt die Überwindung einer bestimmten Strecke, kann auch ein Wettlauf zwischen den Paaren erprobt werden. Wird die Hand-Fuß-Fassung auf dem Wege zum Ziel gelöst, muß das Paar wieder an die Ausgangsstelle zurück und von neuem beginnen.

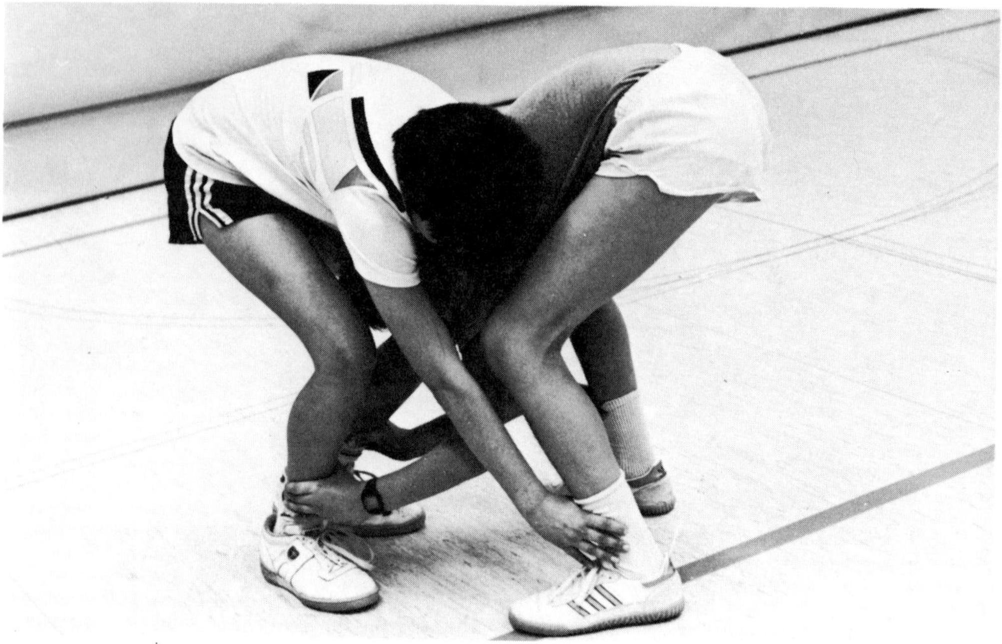

Abb. 73

Wespenschwarm

Alle Kinder spielen Wespen, die durch den Raum surren. Der Lehrer gibt durch akustische oder visuelle Zeichen (Finger zeigen, Zahlen rufen) eine Zahl vor. Die entsprechende Anzahl Wespen klebt zusammen und bewegt sich gemeinsam weiter (Fortbewegungsmöglichkeit in der Gruppe suchen, gemeinsames Geräusch erzeugen).

Die Gruppe löst sich erst auf, wenn vom Lehrer eine neue Zahl vorgegeben wird.

Hinweis: Häufig die „1" einbeziehen, damit die individuelle Fortbewegung zum Entspannen genutzt werden werden kann.

Variation: Wenn der Wespenschwarm aus mindestens sechs Wespen besteht, verwandelt er sich in ein phantastisches Ungeheuer mit vielen Armen und Beinen. Das Phantasietier (alle Spielteilnehmer sind untereinander verbunden) soll sich fortbewegen können, Laute erzeugen und einen Namen haben, (z. B. Fiffi — eine Riesenqualle, die sich zusammenziehen und sich ausdehnen kann und dabei ein pfeifendes Geräusch erzeugt).

„Wenigfüßler"

Gruppen zu vier bis fünf Kindern: Jede Gruppe soll sich gemeinsam von der einen Seite der Turnhalle zur anderen bewegen und dabei so wenig Füße wie möglich auf den Boden setzen. (Einige Gruppenmitglieder können z. B. getragen werden, alle hüpfen auf einem Bein etc.)

Tausendfüßler

Ein Paar soll sich mit einer vom Lehrer vorgegebenen Anzahl von Händen und Füßen durch den Raum bewegen:

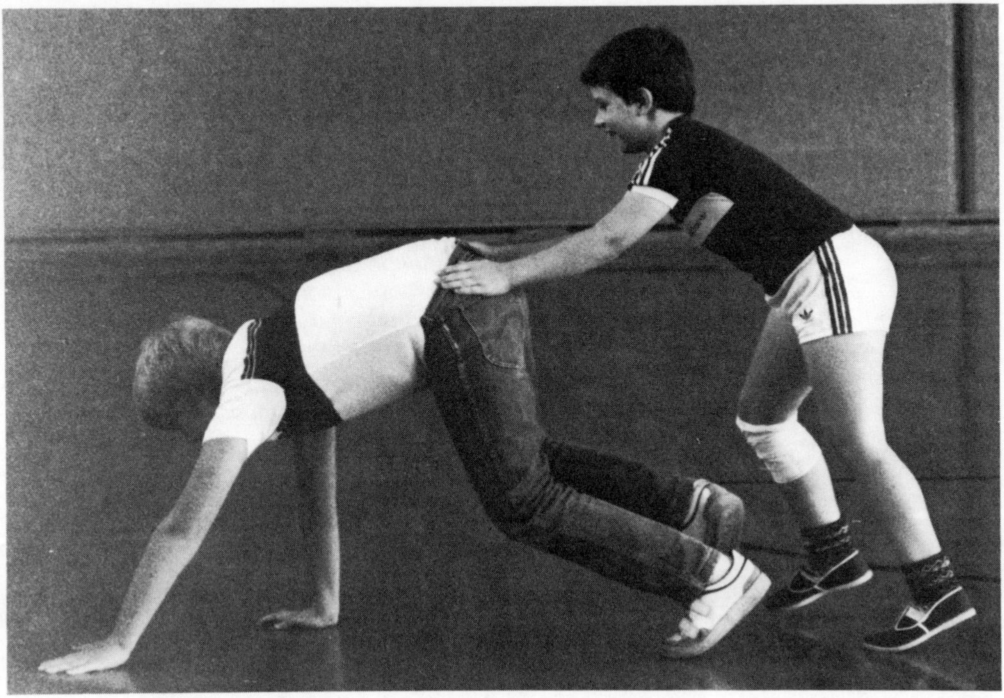

Abb. 74

— 4 Füße, 2 Hände (Abb. 74),
— 4 Hände, 2 Füße,
— 2 Hände, 1 Fuß etc.

Beide Partner stellen dabei ein Fantasietier (Tausendfüßler) dar, das mit der entsprechenden Anzahl von Füßen und Händen Kontakt mit dem Boden hat.

— Die Aufgabe kann auch in Gruppen zu dritt oder viert gespielt werden.

Hinweis: Je mehr Arme und je weniger Füße den Boden berühren dürfen, umso schwieriger wird die Aufgabe. Jede Gruppe findet ihre eigene Lösung.

Maschine

Ein Kind beginnt mit einer Bewegung, die es sich selbst aussuchen und die es eine zeitlang wiederholen kann (z. B. den Oberkörper nach vorn beugen und wieder aufrichten, einen Arm kreisen lassen, mit einem Fuß auf der Stelle treten etc.). Diese Bewegung ist das Grundelement der Maschine; ein zweites Kind kommt hinzu und stimmt seine Bewegung auf die des ersten Kindes ab. Alle anderen schließen sich nacheinander an, so daß eine große „Maschine" entsteht, die ständig in Bewegung ist.

Um den gemeinsamen Bewegungsrhythmus der „Maschinenteile" zu erleichtern, kann die Grundbewegung durch ein Tamburin begleitet werden (evtl. auch Musik mit gut hörbarem Beat hinzunehmen).

„Wirr-Warr" — Begrüßungsspiel

Die Gesamtgruppe bildet einen Kreis. Jeder Mitspieler streckt seine Hand aus und reicht sie einem anderen (ausgenommen dem Nachbarn zur Linken und zur Rechten) und begrüßt ihn freundlich. Ohne die Hände zu lösen, erfolgt das gleiche mit der anderen Hand, wobei diese einem anderen gereicht werden soll. Aus dem so entstandenen Wirr-Warr soll wieder ein Kreis entstehen, ohne daß die Hände losgelassen werden.

Verknotete Schlange

Die Gruppe faßt sich an den Händen und bildet eine lange Schlange. Der Kopf der Schlange steigt über die Arme der anderen, schlängelt sich zwischen ihnen hindurch, kriecht zwischen den Beinen hindurch und zieht dabei die ganze Schlange hinter sich her (die Hände bleiben gefaßt).

Wenn ein unüberschaubares Knäuel entstanden ist, gibt der Kopf der Schlange demjenigen, der den Schwanz bildet, die Hand, so daß kein Anfang und kein Ende mehr vorhanden ist.

Die Gruppe soll dieses Knäuel nun entwirren, ohne die Hände loszulassen.

Staffeln

Staffeln gehören zu den beliebtesten „kleinen Spielen" im Sportunterricht. Bei den sogenannten „Wanderstaffeln" werden bestimmte Aufgaben innerhalb der Gruppe gelöst und die letzten bzw. ersten wechseln ihren Platz (laufen ans Ende oder an den Anfang der Reihe), so daß ein Vergleich mehrerer Gruppen über die gemeinsam vollbrachte Leistung vorgenommen wird und die Leistung des einzelnen gar nicht hervortritt.

Die Umkehrstaffeln haben dagegen das Prinzip, daß jeweils einer jeder Gruppe (mit Überwindung von Hindernissen etc.) gegen die anderen von einer Ablaufmarke aus zu einem Wendemal und von dort wieder zurück zur Gruppe läuft. Bei dieser Staffelform ist zwar für den Spiel-Sieg auch die Gruppenleistung entscheidend, die Leistung eines jeden Mitspielers ist jedoch isoliert sichtbar, da er

1. meist alleine laufen muß,
2. einen direkten Gegner aus der anderen Gruppe hat.

Seine Zeit für die zurückzulegende Strecke wird damit oft direkt mit der Zeit des anderen verglichen.

Diese Art von Staffeln beinhalten die Gefahr, daß ein Kind durch sein ungeschicktes, langsames Verhalten den Erfolg seiner Gruppe gefährdet, und damit ist der Unmut der Mitspieler vorprogrammiert.

Die restlichen Gruppenmitglieder werden ein deutlich hinterherhinkendes Kind nicht anfeuern oder ihm durch Zurufe Mut machen, sondern sich auch in ihren verbalen Äußerungen eher enttäuscht zeigen. Solche Vergleichsformen sollten daher möglichst vermieden werden — auch um das Erleben des Leistungsversagens nicht permanent zu bestätigen.

Allerdings können im Sportförderunterricht nicht grundsätzlich alle Spiele ausgeklammert werden, bei denen es Gewinner oder Verlierer gibt. Wettspiele, die die Gruppenleistung als Erfolgskriterium haben, können jedoch zur Diskussion über die Relativierung der Bedeutung sportlicher Leistungen anregen und über diesen Weg auch die Frustrationstoleranz, die die Schüler im regulären Sportunterricht nach wie vor benötigen, erhöhen.

Handtuchstaffeln

Jeweils zwei Kinder stehen sich gegenüber, alle Paare stellen sich hintereinander in einer Reihe auf. Jedes Paar hält zwischen sich ein Handtuch (oder ein anderes viereckiges Tuch). Ein Tennisball soll von einem Tuch zum anderen gerollt werden; nachdem ein Paar ihn abgegeben hat, läuft es ans Ende der Reihe und stellt sich dort wieder an.

1. Variation:
Der Ball wird über alle Tücher gerollt, das letzte Paar fängt ihn auf und läuft mit dem Tennisball im Handtuch unter den hochgehaltenen Tüchern der anderen nach vorn, stellt sich dort an den Anfang der Reihe und rollt den Ball wieder auf das nächste Tuch (Abb. 75).

2. Variation:
Der Abstand zwischen den Paaren ist so groß, daß der Ball von einem Paar zum anderen geworfen werden muß (die Hände dürfen den Ball nicht berühren, geworfen wird mit dem Tuch); auch wenn der Ball zu Boden fällt, soll er mit dem Tuch wieder aufgenommen werden.

3. Variation:
Die einzelnen Paare stehen im Abstand von ca. 2 m voneinander entfernt. Der Ball wird vom ersten Paar mit dem Tuch auf den Boden geworfen, das zweite Paar soll ihn mit dem Tuch wieder auffangen etc.

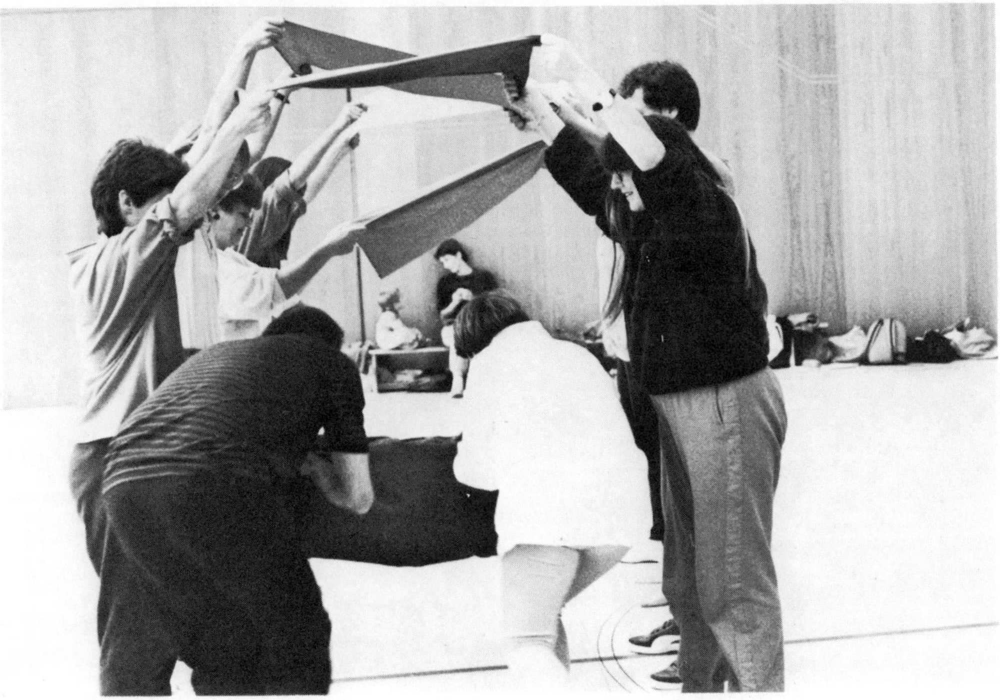

Abb. 75

Hinweis:

Die einzelnen Spielformen sollten zunächst als Partner- und Kleingruppenaufgaben durchgeführt werden, um den Umgang mit Ball und Tuch zu erproben. Später kann dann die Gruppe gemeinsam nach Organisationsformen für Staffeln und Wettspiele suchen. Sieger ist z. B. die Gruppe, die eine bestimmte Anzahl von Spieldurchgängen als erste beendet hat.

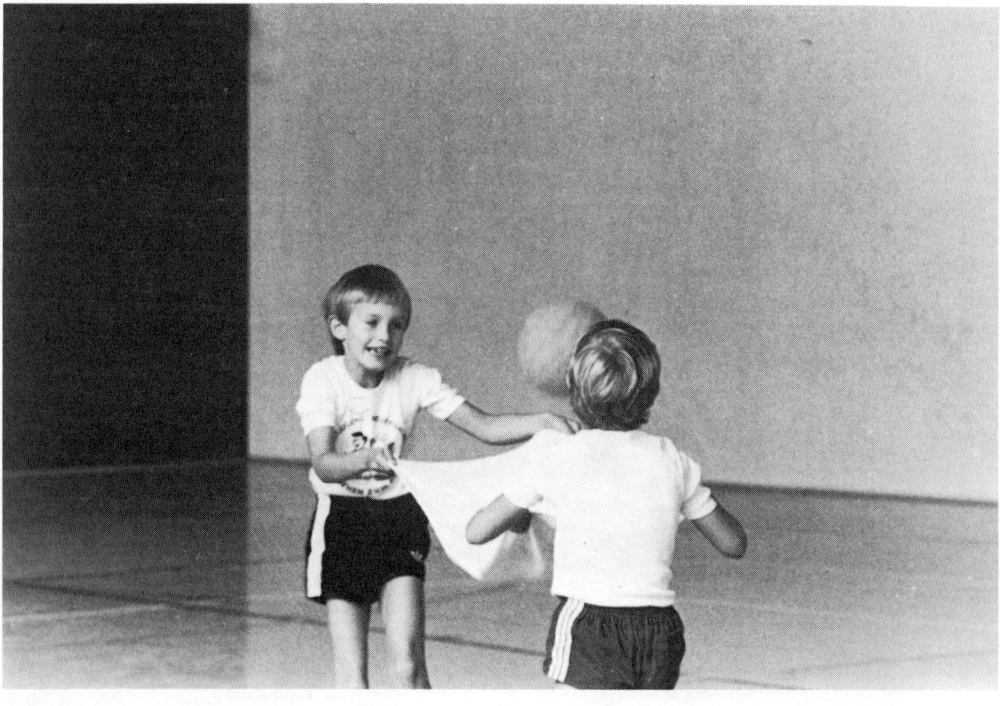

Abb. 76

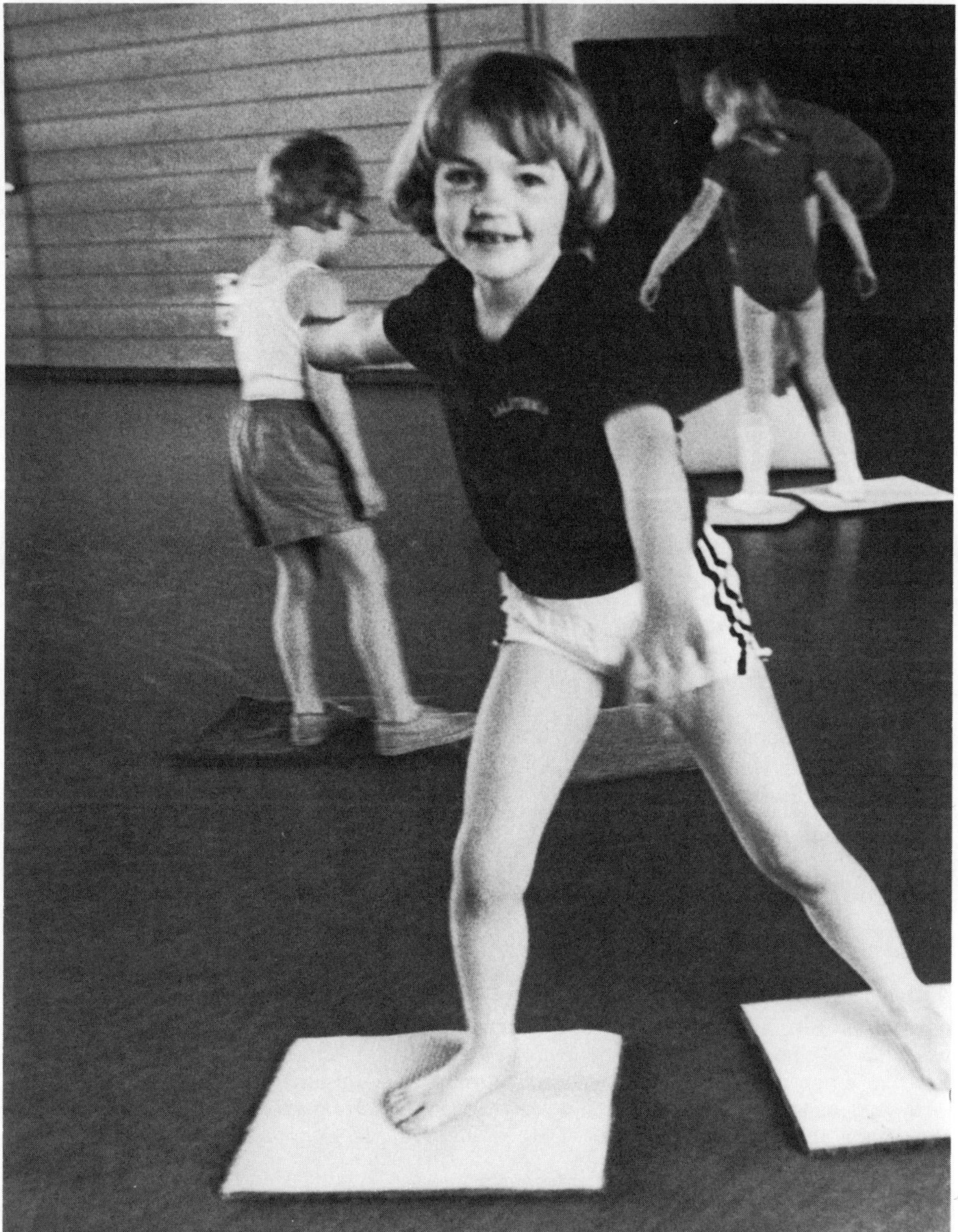

Abb. 77

HANS CICURS

7 Traditionelle Inhalte des Sportförderunterrichts unter psychomotorischen Aspekten

Das Gleichgewicht — eine mehrdimensionale sensorische und motorische Körpererfahrung

Vorbemerkungen:

Das Ausbalancieren des Körpergleichgewichts ist eine motorische und sensorische Leistung des Individuums, das in der Alltagsmotorik und in der Sportmotorik eine dominierende Rolle einnimmt. Die aufrechte Haltung z. B. bedeutet Gleichgewichtssicherung gegen die Einwirkung äußerer Kräfte, hier der Schwerkraft, der Kräfte der Fortbewegung und Drehbewegung.

Das ständige Ausbalancieren des Körpers während eines Bewegungsvollzuges ist sowohl hinsichtlich der Koordination als auch der Wahrnehmung ein komplexer Vorgang, der zur Entwicklung, Verbesserung und Erhaltung seiner Qualität dauernd geübt werden muß. Dabei haben fünf sensorische Analysatoren eine unterschiedliche Aufgabe und Einwirkung auf die Gleichgewichtssicherung der Bewegungshandlung.

1. Der statico-dynamische Analysator

Das Organ für den statico-dynamischen Analysator ist der Vestibularapparat im Innenohr. Er ist verantwortlich für die richtige Raumlage des Körpers bei motorischen Handlungen und informiert über Richtungs- und Beschleunigungsveränderungen des Kopfes. Einen speziellen Einfluß hat der Vestibularapparat auf die Augen und die Stützmotorik. Zusammen bilden sie die Grundlage des statico-dynamischen Analysators für die Gleichgewichtserhaltung des menschlichen Körpers.

2. Der kinästhetische Analysator

hat seine Rezeptoren in den Muskelspindeln, Sehnen, Bändern und Gelenken. Sie geben Auskunft über die Raum-, Zeit- und Spannungsverhältnisse des Körpers. Der kinästhetische Analysator ist für die Kontrolle der Eigenbewegung des Körpers, sowie für die Entwicklung der Bewegungsvorstellung und des Bewegungsgedächtnisses verantwortlich.

3. Der optische Analysator

leistet einen substantiellen Beitrag zur Gleichgewichtsregulation. Dies wird besonders deutlich, wenn der Sehsinn bei Bewegungshandlungen bewußt ausgeschaltet wird. Dann kommt es meistens zu erheblichen Gleichgewichtsunsicherheiten. Die Sicherung des Bewegungsvollzuges wird weitgehend vom optischen Analysator geleistet, dessen Rezeptoren als Distanz- oder Telerezeptoren arbeiten und Auskunft über Eigen- und Fremdbewegungen geben.

4. Die Rezeptoren des taktilen Analysators

sind über die gesamte Körperoberfläche verteilt. Sie informieren über Form und Oberfläche berührter Gegenstände, z. B. des Bodens mit den Füßen. Hier wird insbesondere die Stützmotorik angesprochen, die zur Erhaltung des Gleichgewichts eine wesentliche Rolle übernimmt.

5. Der akustische Analysator

hat für die Erhaltung des Körpergleichgewichts eine untergeordnete Bedeutung. Akustische Signale beim dynamischen Gleichgewicht können die Bewegungsleistungen positiv unterstützen.

Methodisch/organisatorische Hinweise

Bei der Schulung des Gleichgewichts mit entsprechenden Bewegungsaufgaben kann durch das bewußte Ausschalten eines Analysators, speziell des optischen, ein verstärkter Reiz auf die anderen Analysatoren ausgeübt werden. Besonders der kinästhetische und statico-dynamische Analysator sichert dann das Gleichgewicht, wenn die Augen komplizierte schnelle Drehbewegungen nicht mehr kontrollieren können. Grundsätzlich kann gesagt werden, daß möglichst viele unterschiedliche Gleichgewichtssituationen und Gleichgewichtspositionen im Stand und aus der Bewegung geübt und laufend variiert werden müssen, um das Körpergleichgewicht in allen Bewegungssituationen zu stabilisieren und zu verbessern.

Die nachfolgende Systematik zeigt die vielfältigen Möglichkeiten eines Übungs- und Spielangebotes für das

Körpergleichgewicht

Statisch	*Dynamisch*
Ortsgebunden	In Bewegung aufrechterhalten
Nach gerader Beschleunigung am Ort aufbauen	Während gerader Beschleunigung aufrechterhalten
Nach Drehbeschleunigung am Ort aufbauen	Während Drehbeschleunigung aufrechterhalten
Nach vertikaler Beschleunigung am Ort aufbauen	Während vertikaler Beschleunigung aufrechterhalten
Gleichgewicht aufbauen auf:	*Gleichgewicht von Objekten:*
Stabiler Unterlage	Ausbalancieren von Materialien wie
Labiler Unterlage	Ball, Stab, Tennisring etc.
Erhöhter Unterlage	in Verbindung mit statischem und dynamischem
Schräger Unterlage	Gleichgewicht

Geräte und Materialien, auf denen mit entsprechenden Spiel- und Übungsformen das statische oder dynamische Gleichgewicht geübt werden kann:

Balancieren auf Linien am Boden, Seilen, Tauen, Bänken, Schwebebalken, Autoreifen, Weichbodenmatten, Teppichfliesen, Medizinbällen, Sport- und Therapiekreisel, Pedalos, Rollbrettern, Trampolin, Stelzen, Dosen, Wippen, dem Körper des Partners, beim Rollschuhlaufen, Rollerfahren, Schlittschuhlaufen.

Didaktisch/methodische Hinweise zum Unterricht

— Je kleiner die Unterstützungsfläche und je länger und häufiger das Gleichgewicht aufrechterhalten werden muß, desto höher ist der Reiz auf das Zentralnervensystem und die Skelettmuskulatur und damit auch die Verbesserung der Koordinationsleistung des Körpers.

— Die Gleichgewichtsschulung sollte am Anfang der Stunde liegen, weil nur in einem ausgeruhten Zentralnervensystem die Koordinationsleistung verbessert werden kann.

— Die Übungszeit sollte erfahrungsgemäß zwischen sieben und zwölf Minuten liegen, je nach Alter und Leistungsfähigkeit der Kinder, d. h. je schwieriger die Aufgaben und je jünger die Kinder, desto kürzer die Übungszeit.

— Die Übungen müssen entsprechend der Leistungsfähigkeit des Kindes ausgewählt werden, d. h. zu leichte Übungen bringen keinen Leistungszuwachs, genauso wie zu schwierige Aufgaben einen Leistungszuwachs verhindern.

— Der Wechsel von labiler und stabiler Unterlage schult das Gleichgewicht besonders wirksam.

— Zwischen den Gleichgewichtsaufgaben sollten Lockerungsübungen angeboten werden, weil die Übungen u. a. sehr muskelintensiv sind und leicht Verkrampfungen auftreten können, auch läßt die Konzentrationsfähigkeit schnell nach.

— Den Kindern sollte viel Zeit zum Ausprobieren und Selbstfinden von Übungen gegeben werden.

— Balancieren mit Zusatzaufgaben, z. B. Ballprellen, hat eine besonders hohe Übungswirkung; hier wird eine Doppel- oder Dreifachkoordination verlangt.

— Nach Möglichkeit sollte barfuß geübt werden, dadurch ist ein besseres taktiles Erfühlen der Unterlage möglich.

— Werden die Übungen auch mit geschlossenen Augen ausgeführt, werden der Raumlagesinn und der Bewegungssinn verstärkt angesprochen.

— Alle Gleichgewichtsübungen verbessern zugleich auch die Haltung und das Haltungsbewußtsein.

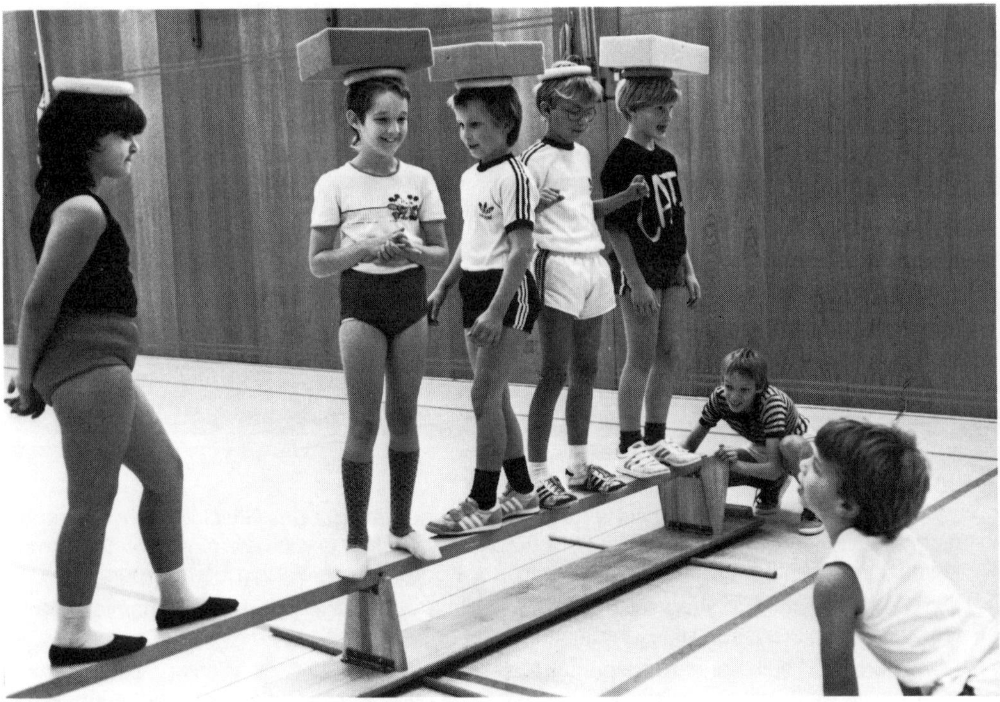

Abb. 78

Beispiel für eine Unterrichtsidee

Je nach Alter und Leistungsfähigkeit der Kinder sollte die Gleichgewichtsschulung in eine Spielidee eingebunden werden, insbesondere um die Motivation der Kinder immer wieder neu herauszufordern und ihnen in ihrer Erlebniswelt Anregungen und Ermutigung zu vermitteln.

In einer Zirkusmanege werden Geräte aufgebaut, auf denen verschiedene Tiere balancieren. Die Tiere haben einen Dompteur, der die Übungen mit ihnen einübt. Die Bären fahren Pedalo und balancieren dabei Bälle, Stäbe etc. oder stehen auf einem Medizinball (Leder). Die Tiger balancieren über Bänke auf der schmalen Seite und kriechen dabei durch Reifen und über Medizinbälle (Bänke auch schräg stellen). Die Seehunde sind Meister des Balancierens, sie stehen auf einer rollenden Bank (unter der umgedrehten Bank liegen drei bis vier Stäbe, die Bank wird vom Dompteur hin- und hergeschoben), fangen während des Balancierens Bälle, Sandsäckchen oder Tennisringe auf; sie stehen auf einem Bein und kreisen um den freien Fuß einen Tennisring; sie balancieren Schaumstoffteile auf dem Kopf etc. (Abb. 78).

Der Elefant braucht zum Balancieren zwei Bänke nebeneinander (unsichere, ängstliche Kinder).

Weitere Spielideen

— *Brücken über Flüsse oder Straßen bauen und Materialien transportieren.*
— *Stege über das Moor bauen, insbesondere Schrägen einbauen.*
— *Turner üben das Gleichgewicht an verschiedenen Geräten.*

Alle nachfolgenden Übungs- und Anwendungsbeispiele können in ähnliche Spielideen eingebracht werden, dabei sollten die Kinder mithelfen, die entsprechenden Unterrichtssituationen zu planen, aufzubauen und durchzuführen (s. didaktische Prinzipien in Spiel- und Bewegungslandschaften).

Gleichgewicht und sensorische Wahrnehmung — statisches Gleichgewicht am Ort

Übungs- und Anwendungsbeispiele mit dem Medizinball (Leder)

— *Mit beiden Beinen auf dem Ball stehen, mit und ohne Partnerhilfe, auch auf Fußspitzen stehen, in die Hocke gehen und wieder aufrichten (Abb. 79),*
— *auf dem Ball sitzen (Abb. 80): Beine anhocken, grätschen, strecken, kreuzen, „radfahren“,*
— *bäuchlings auf dem Ball liegen, dabei den Körper völlig strecken, Schwimmbewegungen ausführen,*
— *auf dem Ball knien, auf den Knien drehen,*
— *einbeinig auf dem Ball stehen, im Wechsel auf dem linken oder dem rechten Bein,*
— *Standwaage auf dem Ball,*
— *einbeinig auf dem Ball stehen, das Spielbein in verschiedene Richtungen heben, strecken und beugen,*
— *beidbeinig auf dem Ball stehen und mit einem Ball spielen — werfen und fangen, prellen, auch mit einem Partner,*
— *von einem auf den anderen Ball steigen, eine Straße mit Bällen bauen und von Ball zu Ball steigen, ohne den Boden zu berühren,*
— *auf dem Ball stehen und ihn mit den Füßen vorwärts rollen.*

Hinweis: Die Übungen können z. T. auch auf Dosen ausgeführt werden.

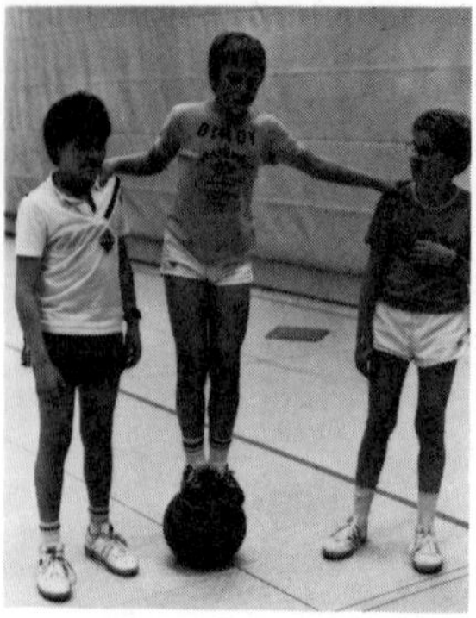

Abb. 79

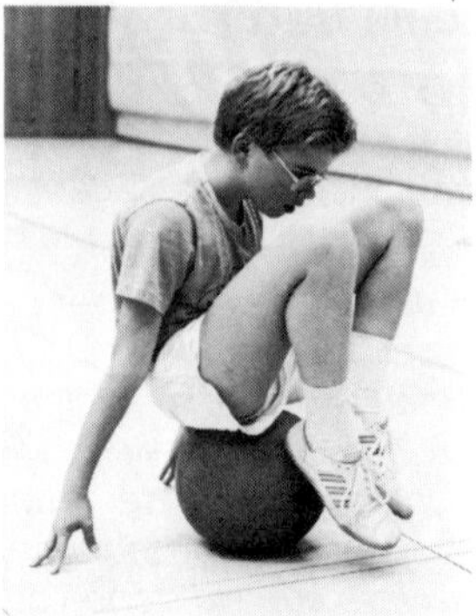

Abb. 80

Dynamisches und statisches Gleichgewicht während und nach gerader Beschleunigung

Übungs- und Anwendungsbeispiele zum Rollerfahren mit der Teppichfliese

- *Mit dem linken oder rechten Fuß rollern,*
- *auf Linien rollern, Kurven rollern,*
- *in dauerndem Wechsel links und rechts rollern,*
- *partnerweise auf einer Teppichfliese rollern,*
- *partnerweise mit Handfassung — jeder auf einer Teppichfliese — rollern,*
- *„wettrollern" (Strecke nicht weiter als 20 Meter),*
- *„slalomrollern" — um kleine Kästen oder Fahnenstangen,*
- *rollern, dabei einen Tennisring auf dem Kopf balancieren,*
- *aus dem Rollern anhalten und das Gleichgewicht auf dem Standbein ausbalancieren,*
- *desgleichen auf Zuruf oder auf ein optisches Zeichen,*
- *„Verkehrsampel" spielen: bei „Grün" rollern, bei „Rot" auf einem Bein das Gleichgewicht ausbalancieren, dabei auch verschiedene Positionen einnehmen wie: Einbeinstand auf Fußspitzen, Einbeinstand mit Schwingen des Spielbeins, Einbeinstand — in die Hocke gehen, Standwaage mit Hilfe einer Hand am Boden, Standwaage — Spielbein nach hinten oben, zur Seite oder nach vorn strecken.*

Statisches Gleichgewicht nach gerader oder Drehbeschleunigung

Übungs- und Anwendungsformen am Boden

Alle nachfolgenden Übungen sollen aus dem Gehen, Laufen oder Hüpfen auf Zuruf (akustisches Signal) oder auf Handzeichen (optisches Signal) erfolgen. Sie sollen aus der geraden oder Drehbeschleunigung geübt werden.

- *Aus der Bewegung reaktionsschnell auf ein Signal stehenbleiben (versteinern): beidbeinig auf Fußspitzen; einbeinig, links oder rechts; einbeinig, mit einer Hand auf dem Boden; einbeinig, mit Strecken und Beugen des Fußes; einbeinig, Standwaage, das Spielbein nach hinten, vorn oder zur Seite hochstrecken; beidbeinig in der Hockstellung; einbeinig in der Hockstellung,*

- *alle o. g. Übungen können auch mit einem Partner mit Handfassung durchgeführt werden,*
- *in der Gruppe mit Handfassung im Kreis oder in der Reihe entsprechende Übungen ausprobieren,*
- *Nachahmungsübungen, z. B. Storch, Ente, wackelige Brücke,*
- *das Gehen, Laufen oder Hüpfen kann auch nach Musik erfolgen; wenn die Musik unterbrochen wird (Signal), wird eine entsprechende Gleichgewichtsposition eingenommen (Musikvorschlag: „Seven jumps")*

Dynamisches Gleichgewicht während gerader oder Drehbeschleunigung

Übungs- und Anwendungsformen an der Langbank

- *Im Gehen vorwärts, rückwärts, seitwärts balancieren,*
- *im Laufen oder Hüpfen vorwärts balancieren,*
- *im Gehen mit halber oder ganzer Drehung balancieren,*
- *Gehen in der Hocke vorwärts, auch mit Drehung,*
- *auf allen Vieren vorwärts balancieren, auch rückwärts versuchen,*
- *im Gehen balancieren und dabei einen Ball neben der Bank prellen,*

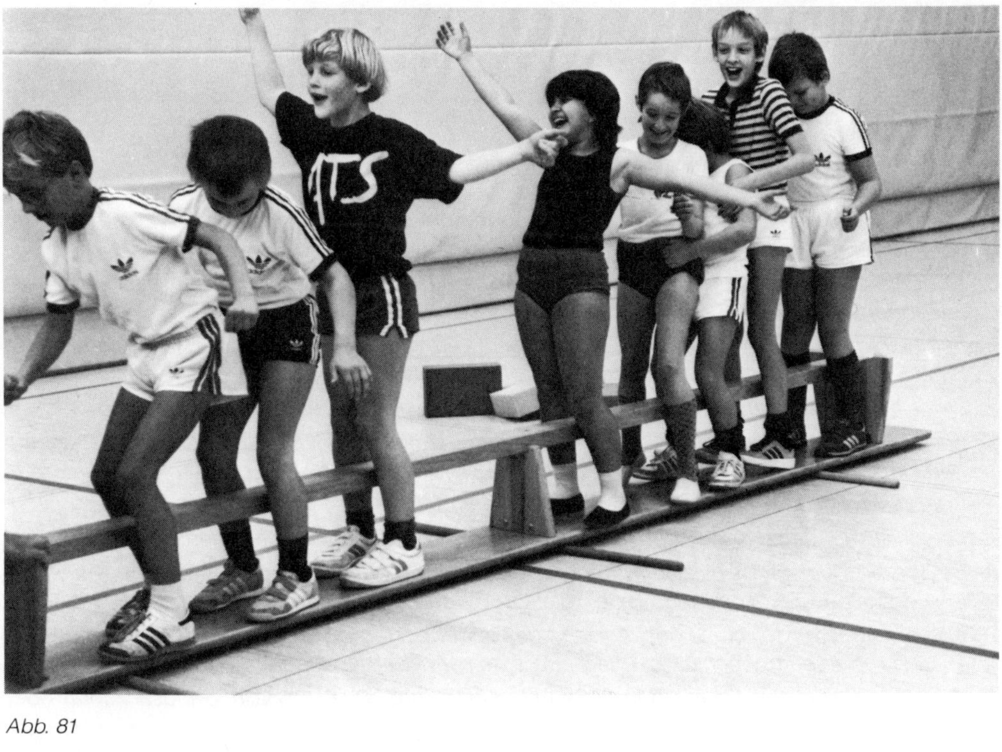

Abb. 81

- *im Gehen balancieren und dabei einen Ball hochwerfen und fangen,*
- *Hindernisse (Medizinbälle, Schaumstoffteile) auf die Bank legen und übersteigen,*
- *im Gehen einen Stab mit den Händen balancieren oder einen Ball oder Tennisring auf dem Kopf ausbalancieren,*
- *am Partner vorbeibalancieren, ohne den Boden zu berühren,*
- *zwei Bänke dicht nebeneinander stellen, Partner balancieren mit Handfassung im Gehen, Laufen oder Hüpfen über die eigene Bank,*
- *gleichgewichtsschwache Kinder üben anfangs auf Linien oder Tauen,*
- *für gleichgewichtssichere Kinder die Langbank mit der breiten Fläche auf vier Stäbe legen (labile Unterlage) und so die o. g. Übungen ausführen lassen (Abb. 81).*

Statisches Gleichgewicht auf labiler Unterlage
Übungs- und Anwendungsbeispiele auf dem Sportkreisel

- *Stützübungen mit den Händen auf dem Kreisel (die Instabilität des Gerätes erfahren),*
- *aufsteigen auf den Kreisel mit Stützhilfe an der Wand, am Kasten oder an der Sprossenwand (Abb. 82),*
- *auf dem Kreisel die Gleichgewichtsverlagerungen nach rechts und links, nach hinten und vorn ausführen,*
- *im Hochzehenstand auf dem Kreisel stehen, senken auf den Fußsohlenstand, im Wechsel üben,*
- *beidbeinig auf dem Kreisel. Füße vor- und rückwärts bewegen (den Mittelpunkt des Kreisels erfühlen),*
- *beidbeinig auf dem Kreisel, mit den Füßen den Kreisel nach rechts und links drehen, auch eine ganze Drehung versuchen,*
- *beidbeinig auf dem Kreisel, mit dem Becken kreisen, weite Schwankungen mit dem Oberkörper durchführen,*
- *beidbeinig auf dem Kreisel, eine ganze Drehung um die eigene Körperachse, ohne daß sich der Kreisel mitdreht,*
- *beidbeinig auf dem Kreisel, tiefe Kniebeugen, mit den Händen den Kreiselboden oder den Fußboden berühren,*
- *beidbeinig oder Einbeinstand auf dem Kreisel — mit den Händen oder Füßen Geräte vom Fußboden aufheben, z. B. Sandsäckchen, Bälle, Tennisringe etc.,*
- *Einbeinstand auf dem Kreisel, einen Ball mit dem Fuß um den Kreisel führen,*
- *beidbeinig oder Einbeinstand auf dem Kreisel, Geräte wie Bälle, Stäbe, Tennisringe etc. auf den Händen oder auf anderen Körperteilen ausbalancieren, evtl. Denkmal bauen (Abb. 83),*
- *Kniestand auf dem Kreisel, im Wechsel auf dem linken oder rechten Knie,*
- *Fersensitz auf dem Kreisel, dabei mit dem Oberkörper weite Kreisbewegungen durchführen,*
- *beidbeinig oder Einbeinstand auf dem Kreisel — in die Hocke gehen — in den Kniestand und dann zum Sitz kommen — den gleichen Weg zurück in die Grundstellung,*
- *im Sitz auf dem Kreisel mit gestreckten oder angehockten Beinen, beide Beine beugen und strecken, Beine im Wechsel beugen und strecken, „Karussellfahren",*
- *im Sitz auf dem Kreisel mit den Füßen Geräte aufheben, z. B. Bälle, Sandsäckchen oder Tücher,*

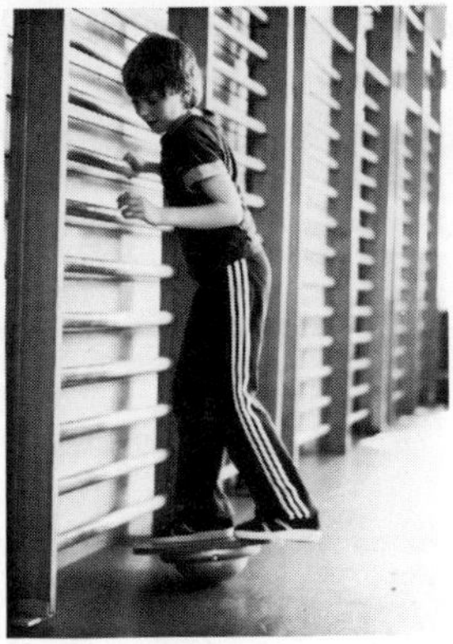

Abb. 82

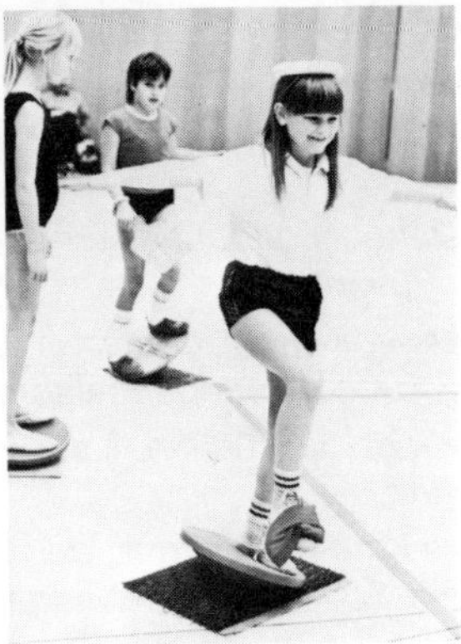

Abb. 83

- im Sitz auf dem Kreisel Schuhe und Strümpfe aus- und anziehen, ohne mit den Füßen den Boden zu berühren,
- in Bauchlage auf dem Kreisel Schwimmbewegungen wie beim Brust- oder Kraulschwimmen ausführen,
- in Bauchlage auf dem Kreisel einen Ball mit den Händen hin- und herrollen,
- mit mehreren Kreiseln eine „Straße" bauen und darüber hinwegbalancieren, auch rückwärts,
- über die „Kreiselstraße" Geräte transportieren,
- Kreisel und Bänke im Wechsel aufbauen (instabile und stabile Unterlage im Wechsel), darüber hinwegbalancieren, auch mit Transport von Geräten oder mit Ausbalancieren von Geräten, z. B. eines Tennisringes, auf dem Kopf,
- „Kreiselwandern", durch Drehbewegungen des Körpers aus der Hüfte den Kreisel vorwärts bewegen,
- „Kreiselwandern", zwei Kreisel nebeneinander — beidbeinig auf Kreisel A, übersteigen auf Kreisel B, dann Kreisel A mit den Händen in Fortbewegungsrichtung vor Kreisel B legen, dann weiter übersteigen auf Kreisel A usw.

Partner- und Gruppenaufgaben mit dem Sportkreisel

- Aufsteigen auf den Kreisel mit Handfassung eines oder zweier Partner und das Gleichgewicht ausbalancieren,
- Zwei Kreisel liegen nebeneinander, die Partner steigen mit Handfassung jeder auf einen Kreisel und balancieren das Gleichgewicht aus, ohne sich loszulasssen,
- die Partner stehen sich in Grundstellung, jeder auf einem Kreisel, gegenüber, im Abstand von ca. 2—3 m, und werfen sich einen Ball zu,
- die Partner sitzen sich auf dem Kreisel gegenüber und versuchen, sich mit Hilfe der Füße aus dem Gleichgewicht zu bringen,
- Partner stehen sich in der Grundstellung auf dem Kreisel gegenüber und versuchen, sich mit den Händen aus dem Gleichgewicht zu bringen,

- *„Wettwandern": die Partner mit Handfassung versuchen, durch Drehbewegungen des Körpers so schnell wie möglich auf dem Kreisel vorwärts zu wandern,*
- *die Partner knien jeder auf einem Kreisel im Abstand von ca. 2 m und spielen sich einen Ball zu,*
- *die Partner stehen jeder auf einem Kreisel, im Abstand von ca. 3 m, und spielen sich einen Ball mit den Füßen zu,*
- *beide Partner versuchen, im Stehen auf einem Kreisel das Gleichgewicht auszubalancieren, auch andere Grundstellungen ausprobieren,*
- *drei bis vier Kinder versuchen, auf einem Kreisel gleichzeitig zu balancieren, im Stehen, aber auch im Liegen,*
- *vier bis sechs Kinder bilden mit den Kreiseln einen Kreis mit Handfassung und versuchen, den Kreis zum Schwanken zu bringen,*
- *einbeinig oder beidbeinig auf dem Kreisel stehen und dem Partner oder in der Gruppe einen Ball oder Luftballon zuspielen,*
- *„Insellaufen", zehn Kreisel liegen im Abstand von ca. 1 m unregelmäßig im Raum, acht Kinder versuchen, von Kreisel zu Kreisel zu gehen oder zu springen. Wer herunterfällt, hat einen Minuspunkt. Wer hat nach zwei Minuten die wenigsten Minuspunkte?*
- *Sechs bis acht Kinder stehen auf je einem Kreisel und bilden einen Kreis; in der Mitte des Kreises steht ein Kind auf dem Kreisel und soll mit einem Schaumstoffball abgeworfen werden. Wer den Mittelmann trifft, wird selbst Mittelmann.*

Der Dauerlauf — eine Möglichkeit zum besseren Körperbewußtsein

Zur Problematik:

Der traditionelle Sportförderunterricht hat einen wesentlichen Schwerpunkt in der Organleistungsschulung, die der Verbesserung und Stabilisierung der allgemeinen Ausdauerfähigkeit dienen soll. Es werden adäquate Trainingsbelastungen gesetzt, z. B. durch Laufen, die zu einer besseren Funktionstüchtigkeit des Organismus führen und zum allgemeinen Wohlbefinden und zur Leistungsfähigkeit beitragen sollen. Bei der Umsetzung und Verwirklichung dieser Ziele gibt es für die Kinder wie für die Lehrkraft oft erhebliche Probleme. Vor allem mit Grundschulkindern, aber auch mit allen anderen Altersstufen ist es schwierig, die Belastungen so zu setzen, daß es zu dem gewünschten Trainingseffekt kommt, und gleichzeitig die Motivation für das Ausdauerlaufen zu wecken, so daß die Ausdauerbelastung des Körpers zu einem lebenslangen Bedürfnis und immer wieder neuen Erlebnis wird.

Hierbei hat das motorisch leistungsschwache und psychische gehemmte Kind noch zusätzliche Schwierigkeiten, weil es mit langen oder intensiven Laufbelastungen oft negative Erfahrungen gemacht hat, z. B. daß der Körper schnell ermüdet und die Erholungszeit bedeutend länger ist als bei belastungsfähigen Kindern, daß Atembeschwerden und Schwindelgefühle, oft sogar Kopf- und Muskelschmerzen auftreten, die dann zwangsläufig zur Unlust und Ablehnung von Laufanforderungen führen.

Eine der Ursachen für die negative Einstellung gegenüber körperlichen Belastungen liegt auch im mangelnden Körperbewußtsein und in der falschen Einschätzung und Beurteilung der körperlichen Reaktionen. Ermüdung und Erholungsfähigkeit, Schwitzen und schneller Puls, Atemnot und hämmerndes Herz, Schwindelgefühl und Kopfschmerz müssen dem Kind als natürliche und folgerichtige Symptome bei Belastungen und insbesondere bei Überbelastungen deutlich und einsehbar gemacht werden. Entscheidend für eine positive Motivation für das Ausdauerlaufen ist, daß das Kind die psychische und körperliche Fähigkeit für langandauernde Belastungen entwickelt. **Voraussetzung hierfür ist die Entwicklung eines entsprechenden Laufgefühls für das richtige Tempo, ein Zeitgefühl und ein Streckengefühl.** Das Kind sollte auch den Rhythmus seiner Herztätigkeit bewußt erfahren, seinen Puls beurteilen lernen, die Atemtätigkeit bei schnellem und langsamem Laufen und in Ruhe beobachtend wahrnehmen, das Schwitzen und das Schwindelgefühl richtig einordnen lernen.

Die Entwicklung von Körperbewußtsein und Körperwahrnehmung durch Erfahrung von Ausdauerbelastungen sind für das motorisch leistungsschwache Kind wichtige Voraussetzungen für die Verbesserung der Organleistungsfähigkeit und Stabilisierung der Atmungs-, Herz-/Kreislauf- und Stoffwechselfunktionen.

Von wesentlicher Bedeutung für die Unterrichtsgestaltung ist das Wissen und Erkennen, daß Lust- und Unlustgefühle bei Laufbelastungen eine starke physiologische Komponente haben und daß das Körperbewußtsein und die Körpererfahrung nicht unwesentlich davon geprägt werden. Besonders motorisch und körperlich leistungsschwache Kinder erleben ihren Körper bei Laufbelastungen sehr oft negativ, weil sie zu schnell und intensiv laufen oder weil die Anforderungen durch eine Spielregel oder durch die Lehrkraft zu hoch sind und nicht mit ihrer tatsächlichen organischen Leistungsfähigkeit übereinstimmen. Die Folge ist, daß das Kind bei mehrfachen Negativerlebnissen dieser Art nicht mehr freiwillig am Laufen oder an Laufspielen teilnimmt, weil es die Laufbelastungen zu schmerzhaft erlebt hat. Soll das geschwächte Kind wieder Freude am Laufen gewinnen, so muß es behutsam an seine individuelle Grenze herangeführt werden, damit es vor allem die Körperreaktionen wieder positiv erleben lernt.

Ein hinsichtlich der Intensität und Dauer richtig dosiertes Ausdauerlaufen setzt nach neueren Erkenntnissen Endorphine frei, so daß diese Form des Laufens als lustbetontes Körpergefühl erlebt und erfahren wird und sehr oft eine beruhigende und wohltuende Wirkung hat; durch zu schnelles und intensives Laufen erhöht sich dagegen der Adrenalinspiegel im Blut stark, es bilden sich anaerobe Stoffwechselrückstände in Form von Milchsäure, die sich hemmend auf die Erholungsfähigkeit des Organismus auswirken.

Bei einem schon leistungsgeschwächten Organismus ist die Erholungszeit sehr lang. Es treten Atembeschwerden auf sowie Kopfschmerzen und Schwindelgefühl, die sehr oft verbunden sind mit einer hohen Aggressivität. Diese physiologischen Vorgänge müssen bei häufigen Wiederholungen automatisch zu einem Negativbild führen und sich so prägend auf die Körpererfahrung auswirken.

Didaktisch/methodische Überlegungen

Die folgenden Praxisbeispiele haben das Ziel, daß die Kinder bewußt wahrnehmen und erfahren sollen, wie verschiedene Organsysteme, z. B. Herz, Puls, Haut, Atmung, sich in Ruhe und bei Belastung verhalten. Sie sollen am Beispiel des Laufens lernen, welche Konsequenzen aus den Körperreakionen zu ziehen sind, um den verschiedenen Aufgabenstellungen und Belastungen im Bereich des Laufens gerecht zu werden.

Ausdauerndes, langsames Laufen über einen längeren Zeitraum ermöglicht dem Kind, die Belastung als sanfte Reaktion des Körpers zu erfahren. Dabei lassen sich das Verhalten von Herzschlag, Puls, Atmung und Haut beobachten, überprüfen, kontrollieren und interpretieren, während Schnellaufen — mehrere Sprintläufe hintereinander — für das Kind eine harte, oft brutale Körpererfahrung darstellen. Dies tritt besonders dann ein, wenn eine Organleistungsschwäche vorliegt, wobei der Organismus mit Fehlreaktionen wie Schwindelgefühlen, Übelkeit oder Kopfschmerzen reagiert. Eine begrenzte, kurze Zeit kann auch das herz-/kreislaufschwache Kind schnell laufen, anfangs nicht mehr als 5—10 m mit anschließender langer Pause bis zur völligen Erholung.

Es werden in der einschlägigen Literatur verschiedene Wege, den Dauerlauf zu erlernen, aufgezeigt. Für das organleistungsschwache Kind im Sportförderunterricht hat sich bewährt, vorrangig das *Laufgefühl* zu verbessern, über die Methode des

1. Tempogefühls,
2. Zeitgefühls,
3. Streckengefühls

   in Verbindung mit der Wahrnehmung und Erfahrung der physiologischen Parameter Atmung, Herzschlag, Puls, Hautveränderungen.

Die nachfolgenden Übungs- und Anwendungsbeispiele sollen verdeutlichen, wie das leistungsschwache Kind behutsam an Laufbelastungen herangeführt werden kann und dabei lernt, seinen Körper zu beobachten und richtig einzuschätzen, so daß Überbelastungen vermieden werden.

Unterrichtsschwerpunkt Tempogefühl entwickeln und verbessern

Hinweise zum Unterricht und Zielsetzungen

— Den Unterschied von langsam und schnell laufen erfahren,
— das eigene, individuelle Tempo in den verschiedenen „Gängen" finden (vgl. „Autospiel"),
— drei bis vier Minuten ohne Unterbrechung laufen,
— bei allen Laufformen anfangs nicht im 4. Gang laufen lassen, möglichst oft im 1. und 2. Gang laufen,
— die Reaktionen der Kinder während und nach der Belastung beobachten, insbesondere Atmung und Hautreaktionen.

Übungs- und Anwendungsbeispiele

Autospiel: Das Auto hat vier Gänge, einen Rückwärtsgang und einen Leerlauf.
— Am Ort laufen lassen im Leerlauf (ein Reifen ist die Garage),
— im Leerlauf ohne Gasgeben laufen, allmählich schneller werden — Gas geben,
— 1. Gang einschalten — loslaufen,
— 2. Gang einlegen — schneller werden,
— 3. Gang einlegen — noch schneller werden,
— in den 4. Gang schalten — volles Tempo (nicht länger als 5 sec.),
— dann wieder langsam zurückschalten bis zum Leerlauf in der Garage,
— Tempowechsel wie zuvor bleibt, es werden während des Laufens in den verschiedenen Gängen Aufgaben gestellt wie: Linien ablaufen; Kurven laufen; Kreise laufen, im Wechsel große und kleine; Wände anschlagen; Diagonalläufe,
— alle o. g. Laufformen lassen sich auch mit einem Partner oder in Gruppen durchführen (Abb. 84),

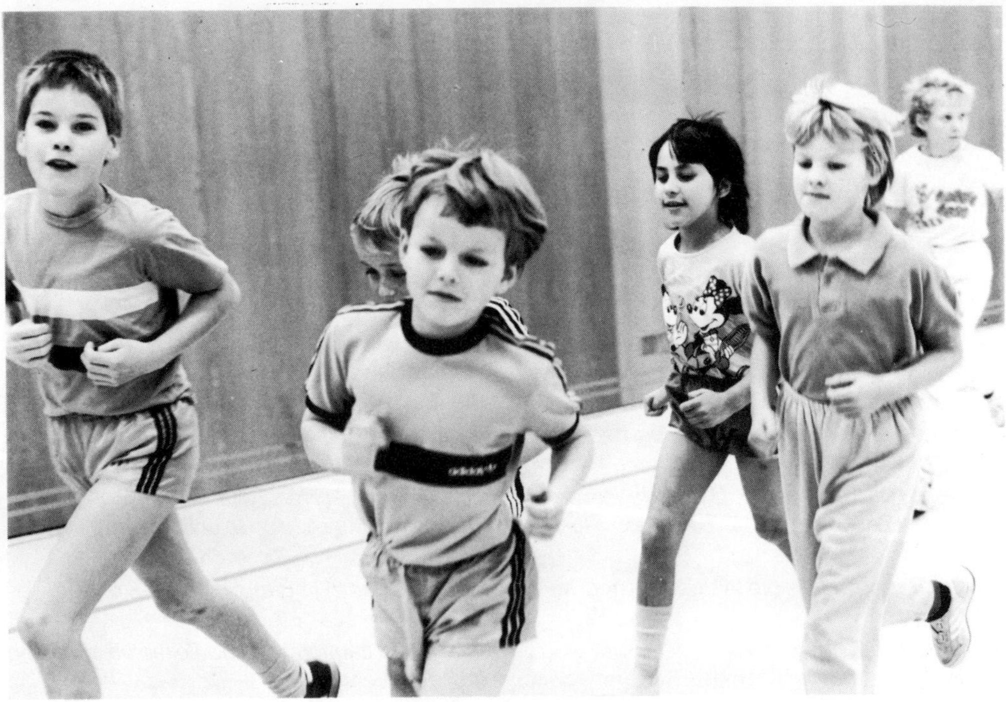

Abb. 84

- Führen und Folgen in Partner- und Gruppenform,
- aus dem freien Lauf heraus formiert sich die Gruppe auf ein Zeichen zu einem Kreis. Das Laufen wird dabei nicht unterbrochen, auch im Wechsel mit anderen Ordnungsformen,
- aus dem freien Laufen auf Zuruf Gruppen bilden und wieder auflösen (z. B. Dreier- und Fünfergruppen), ohne das Laufen zu unterbrechen,
- durch das geschwungene Seil laufen — große Raumwege laufen — ohne stehenzubleiben,
- alle folgen prellend einem roten, gelben und grünen Ball im Wechsel, ohne das Laufen zu unterbrechen,
- Prellen des Balles auf verschiedenen Raumwegen (Kurven, Achten, Kreise etc.).

Unterrichtsschwerpunkt Zeitgefühl entwickeln und verbessern

Hinweise zum Unterricht und Zielsetzungen

Mit Zeitvorgaben umgehen zu können, ist dem Kind etwa ab dem siebten bis achten Lebensjahr möglich. Das Gefühl, eine Zeitspanne richtig einschätzen zu können, muß systematisch entwickelt werden. Sowohl kurze Zeitabläufe (etwa 15—60 Sek.) als auch längere Zeitabläufe von einer Minute bis zu drei Minuten einschätzen zu können, muß bei den verschiedensten Laufaufgaben und teilweise auch in Ruhe immer wieder geübt werden.

Alle Übungs- und Anwendungsbeispiele für das *Tempogefühl* können auch für die Entwicklung des *Zeitgefühls* angewendet werden. Vorerst sollten die Zeiten aber in der Ruhelage geschätzt werden (nicht über eine Minute ausdehnen, sonst besteht die Gefahr der Langeweile).

Übungs- und Anwendungsbeispiele

— *Zeit in Ruhe, im Liegen oder im Sitzen schätzen; der Lehrer gibt die Zeit vor, z. B. 20 Sek.; wer meint, die Zeit sei erreicht, steht auf,*

— *im Sitzen verschieden lange Zeiten schätzen, Zeitschätzspanne zwischen 5 und 60 Sek.,*

— *im Sitzen mit einem Partner verschiedene Zeitvorgaben schätzen (Umgang mit der Stoppuhr lernen),*

— *im Sitzen in der Gruppe verschiedene Zeitvorgaben schätzen lassen; ein Kind aus der Gruppe wird beauftragt, das Gruppenergebnis durch Aufstehen mitzuteilen (die Lehrkraft gibt die Zeitvorgabe, mehr als 20 Sek. Zeit zum Abstimmen in der Gruppe lassen),*

— *im Laufen, im „Leerlauf“ (s. Tempogefühl) Zeiten schätzen lassen (Vorgabe durch die Lehrkraft); wer meint, die Zeit sei um, setzt sich hin,*

— *Laufen im 1., 2., und 3. Gang, dauernder Wechsel zwischen kurzen Zeitangaben (5 Sek.) und langen Zeitabläufen (bis zu 3 Min.). Bei Läufen über einer Minute den 3. und 4. Gang vermeiden,*

— *der Partner stellt die Aufgaben und kontrolliert die Zeiten (Umgang mit der Stoppuhr erlernen),*

— *desgleichen in der Gruppe; ein Kind wird beauftragt, die Laufformen und Zeiten vorzugeben und zu kontrollieren; jedes Kind ist abwechselnd der „Lehrer“,*

— *Variation — die Laufaufgaben in kleinen, abgegrenzten Räumen (z. B. Volleyballfeld) laufen lassen oder im gesamten Hallenbereich, desgleichen auf dem Sportplatz oder im Gelände,*

— *Pyramidenlauf: 20 Sek. im 3. Gang laufen, 30 Sek. Pause,*
30 Sek. im 2. Gang laufen, 20 Sek. Pause,
60 Sek. im 1. Gang laufen, 20 Sek. Pause.

Das Ganze in umgekehrter Reihenfolge.

Unterrichtsschwerpunkt: Streckengefühl entwickeln und fördern

Hinweise zum Unterricht und Zielsetzungen

Das Kind muß die Laufstrecke, z. B. eine Sportplatzrunde, in seiner Länge richtig einschätzen lernen, wenn es diese Strecke in einem gleichmäßigen Tempo durchstehen will. Kurze Strecken bis zu 50 m können im 3. oder 4. Gang gelaufen werden. Bei längeren Strecken muß je nach Meterzahl der 1., 2. oder 3. Gang gewählt werden. Je länger die Strecke, um so langsamer das Tempo, ist eine Faustregel für das Ausdauerlaufen!

Übungs- und Anwendungsbeispiele

— *Vierecklaufen um das Volleyballfeld (in den Ecken steht eine Markierung: Fahne, Kasten), an jeder Ecke steht eine gleichgroße Gruppe. Aufgabe: im schnellen Tempo (4. Gang) eine Runde laufen. Welche Gruppe ist zuerst wieder an ihrer Markierung? Wieviel Runden kann der 4. Gang gelaufen werden (schnellstes Tempo), ohne daß ein Kind aufgeben muß?*

- *Eine unterschiedliche Anzahl von Runden im 4., 3., 2. oder 1. Gang laufen. Das Kind soll erfahren, ab welcher Streckenlänge es langsamer zu laufen anfangen muß, um die Strecke durchstehen zu können. (Die Kinder in der Gruppe, mit einem Partner oder einzeln laufen lassen.)*
- *Für einen Umlauf Zeiten vorgeben, z. B. 30 Sek.; welche Gruppe erreicht ihre Ausgangsstellung im gleichmäßigen Tempo, ohne zwischendurch schneller oder langsamer zu laufen (durch ein Zeichen Beginn und Ende der Zeit angeben)?*
- *Variation: 1, 2, 3 oder 4 Runden vorgeben mit entsprechenden Zeitangaben; die Zeiten für eine Runde müssen jeweils für jede Gruppe in Abhängigkeit von der Leistungsfähigkeit neu festgelegt werden. Erfahrungswerte für organleistungsschwache Kinder im Alter von sieben bis zehn Jahren bei einem Umlauf des Volleyballfeldes:*

  1 Runde 15—20 Sek. schnellstes Tempo (4. Gang),
  1 Runde 30—40 Sek. langsames Tempo (1. bis 2. Gang).

Unterrichtsschwerpunkt: Atmung in Ruhe und bei Belastung beobachten, überprüfen, kontrollieren und interpretieren lernen

Hinweise zum Unterricht und Zielsetzungen

- Die unterschiedlichen Atmungsformen in Ruhe kennenlernen,
- die Atmung des liegenden oder sitzenden Partners beobachten und verbal beschreiben,
- die Übungen nicht hintereinander absolvieren lassen, sondern im laufenden Partnerwechsel,
- die Atemübungen in Ruhe sollten nicht länger als drei bis fünf Minuten dauern,
- alle Übungsformen können auch einzeln durchgeführt werden,
- die verschiedenen Atmungsformen bei Laufbelastungen erfahren und kennenlernen,
- ausprobieren und erklären, welche Form des Atmens bei Belastungen am zweckmäßigsten ist,
- es sollen auch anatomisch/physiologische Parameter und Zusammenhänge aus dem Biologieunterricht mit einbezogen und erklärt werden.

Übungs- und Anwendungsbeispiele

- *Schnell und langsam atmen,*
- *die Luft anhalten (nur kurzfristig),*
- *durch den Mund ein- und ausatmen,*
- *desgleichen durch die Nase,*
- *desgleichen im Wechsel Nase — Mund,*
- *den Atem pressen (nur kurzfristig),*
- *den Atem kräftig ausstoßen,*
- *tief ein- und ausatmen, dabei Brustkorb und Bauch beobachten,*
- *Atemzüge in einer Minute zählen (bei Ein- und Ausatmung),*
- *die Hand auf den Bauch des Partners legen und die Atemzüge zählen (Abb. 85),*
- *die für die Atmungsbeobachtung in Ruhe beschriebenen Anwendungsformen auch bei Laufbelastungen anwenden und auf ihre Verwertbarkeit überprüfen. Hier können auch alle Laufbelastungen, wie unter Entwicklung des Tempo-, Zeit- und Streckengefühls je nach Zielsetzung beschrieben, angewendet werden.*

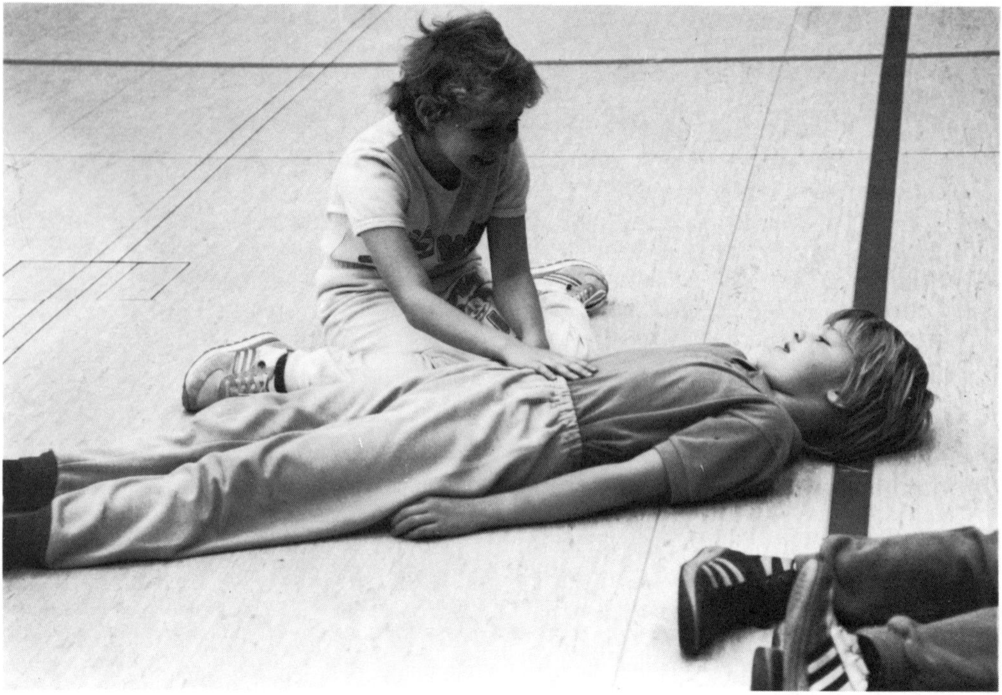

Abb. 85

Unterrichtsschwerpunkt: Puls in Ruhe und bei Belastung beobachten, überprüfen, kontrollieren und interpretieren lernen

Hinweise zum Unterricht und Zielsetzungen

Belastung und Erholung werden als ein subjektives Gefühl empfunden; dieses gefühlsmäßige Wahrnehmen läßt sich teilweise durch Pulsmessung objektivieren. Die Kinder lernen, daß bei einem hohen Puls, z. B. bei 180 Schlägen in der Minute, längere Laufbelastungen nur schwer möglich sind, daß aber bei einem Puls bis zu 160 Schlägen in der Minute Dauerläufe bis zu zehn Minuten und mehr möglich sind. Etwa ab dem achten Lebensjahr können Kinder Pulsmessungen bei sich und bei anderen durchführen. Es sollte den Kindern erklärt und praktisch verdeutlicht werden, daß der Puls und der Herzschlag identisch sind, der Puls aber an den Stellen des Körpers zu finden ist, an denen die Schlagader direkt unter der Haut liegt. Die nachfolgenden Übungsbeispiele müssen je nach Alter der Kinder auf mehrere Unterrichtseinheiten verteilt und oft wiederholt werden, so daß der Umgang mit dem Pulsverhalten erlernt wird und als verläßliche Belastungskontrolle dienen kann. Besonders nach starken und langen Belastungen sollte mit den Kindern das jeweilige Körpergefühl besprochen werden; wie sie sich körperlich fühlen und wie dieses mit dem Pulsschlag zusammenhängt.

Übungs- und Anwendungsbeispiele

Puls in Ruhe messen

— *Die Kinder liegen oder sitzen und suchen unterhalb der linken Brust ihren Herzschlag, sollten sie ihn nicht wahrnehmen, kurze Belastung durch schnelles Laufen, dann ist der Herzschlag deutlich zu spüren (Abb. 86).*

— *Der Herzschlag soll auch an anderen Körperstellen gesucht werden, z. B. am Handgelenk, an der Halsschlagader, in der Schlüsselbeingrube, an der Stirn, am Fußgelenk. Der Puls ist nicht bei allen Kindern an diesen Stellen deutlich spürbar, die Kinder sollen die Stelle bestimmen, an der der Puls am stärksten schlägt, diese Stelle dient dann als sogenannte Meßstelle oder Prüfstelle. Der Begriff „Ruhepuls" oder „Ausgangspuls" sollte hier eingeführt werden.*

— *Eine Zeichnung des Menschen anfertigen lassen oder als Arbeitsblatt einbringen und die Pulsstellen kennzeichnen lassen, evtl. mit Nennung der Körperteile.*

— *Auch am Partner die Pulsstellen suchen lassen.*

— *Den Ruhepuls eine Minute messen, die Anzahl in das Arbeitsblatt eintragen lassen, mehrmals üben lassen, später dann nur 15 Sek. messen lassen, mal vier nehmen und eintragen lassen (geringerer Zeitaufwand).*

Puls bei Laufbelastung messen

— *Kinder laufen im 1., 2., 3. oder 4. Gang etwa 30 Sek., in jeder Belastungsstufe den Puls bestimmen lassen =* ***Belastungspuls*** *und in das Arbeitsblatt eintragen lassen. Zwischen den Belastungsstufen Pausen einlegen, z. B. eine Minute, dann den Puls messen =* ***Erholungspuls*** *und in das Arbeitsblatt eintragen lassen.*

— *Nach Beendigung der Pulsüberprüfungen das Arbeitsblatt auswerten, den Ruhepuls, Belastungspuls und Erholungspuls vergleichen und interpretieren. Wer hat sich schnell erholt, wer langsam?*

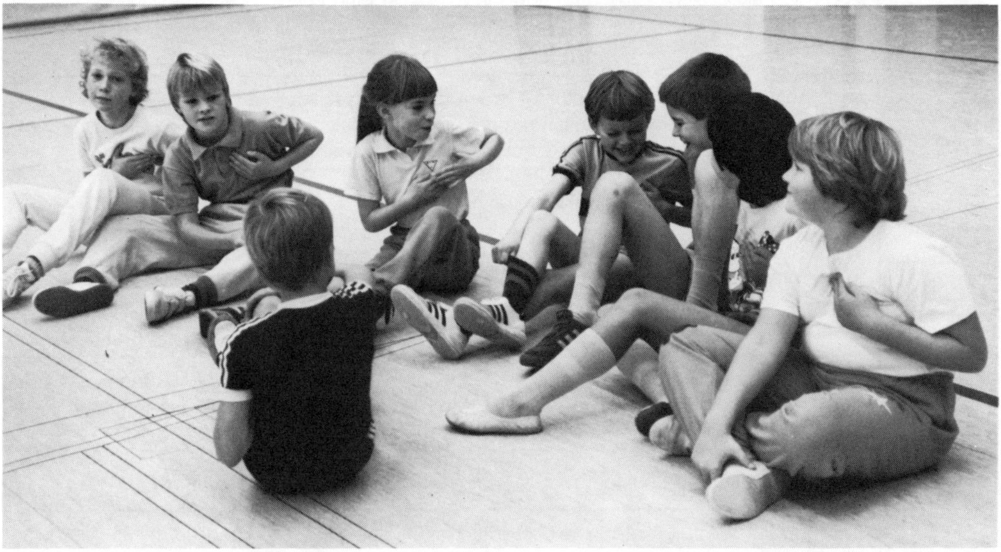

Abb. 86

— *Das Pulsverhalten sollte im Unterrichtsverlauf der Ausdauerschulung mehrmals überprüft werden, besonders nach starken und langen Belastungen.*

Hautreaktionen bei Belastungen

Die Haut des menschlichen Körpers reagiert bei Belastungen sehr unterschiedlich. Während bei belastungsfähigen Kindern meistens eine Rötung der Haut am Körper und im Gesicht auffällt, ist bei organleistungsschwachen Kindern häufig eine starke Blässe der Haut zu beobachten. Bei starker Blässe, verbunden mit Schwitzen, entsteht der sogenannte kalte Schweiß, der ein Symptom für Überbelastung ist. Weitere Symptome für Überbelastung sind: Schwindelgefühle, Übelkeit, Brechreiz, unkoordinierte Bewegungen, schnelle Ermüdbarkeit, lange Erholungszeit.

Werden diese Erscheinungen beobachtet, ist die Belastung zu unterbrechen, und es muß eine Erholungszeit eingelegt werden. Die Lehrkraft muß während und nach der Laufbelastung die einzelnen Kinder beobachten und anhand des äußeren Erscheinungsbildes die Belastungsfähigkeit des einzelnen einschätzen, um Überbelastungen zu vermeiden. Den Kindern sollten die verschiedenen Haut- und Körperreaktionen erklärt werden, sie sollten sie selbst an sich und bei anderen beobachten und beurteilen lernen.

Haltungsgefühl als Voraussetzung zum Haltungsaufbau

Zur Problematik

„Sitz gerade! Steh' nicht so krumm da!" sind häufig zu hörende Aufforderungen an die Kinder, eine aufrechte, gestreckte, „richtige" Haltung einzunehmen, ohne daß der Erzieher genau weiß,

Haltung

ist die vom Organismus selbst gehaltene Stellung gegen die Schwerkraft, in Abhängigkeit von anatomisch/physiologischen und psychisch/sozialen Faktoren und Einflüssen

Physiologische Einflüsse und Faktoren

Leistungsfähigkeit der Muskulatur — Kraft und Flexibilität, Maß, Art und Intensität der täglichen Bewegung, sensomotorische Koordination — Gleichgewicht und Körperzusammenschluß, Verhältnis von Belastbarkeit und Belastung, Ernährung und Stoffwechsel

Anatomische Einflüsse und Faktoren

Wirbelsäulenform, Gelenkform, Kapsel- und Bandapparat, Körperform und Knochenbau, Körpergröße und Körpergewicht, biologische Entwicklungsstufe

Psychisch/geistige Einflüsse und Faktoren

Körpergefühl und Körperbewußtsein, Körperwahrnehmung und Körpererfahrung, Freude und Trauer, Fähigkeit zur Entspannung, Motivation und Wille, Verhaltensstörungen und geistige Behinderungen, aktuelle Befindlichkeit, psychische Verfassung

Soziale Einflüsse und Faktoren

Erziehung und Vorbildhaltung — Leitbilder, Haltungsgewohnheiten und Korrekturen, Modediktate und gesellschaftliche Normen, Sitzverhalten, berufliche Tätigkeiten, soziales Umfeld was die richtige Haltung ausmacht bzw. wie ihr Erscheinungsbild ist. Dementsprechend ist dann auch die Körperhaltung der Kinder meist verkrampft und unphysiologisch. Den Kindern fehlt es bei der Erziehungsmaßnahme „Haltung" oft am notwendigen Haltungsgefühl, am Haltungsbewußtsein, d. h. an der Erfahrung, wie man sich ungezwungen aufrecht und damit muskelphysiologisch richtig hält. Körpergefühl für die richtige Haltung muß erlernt werden wie jede andere motorische Leistung.

Nun ist die Haltung nicht nur ein muskelphysiologischer Vorgang, sondern sie ist ebenso abhängig von körperlich/motorischen und psychisch/sozialen Komponenten, die einander bedingen und sich laufend verändern. Haltung ist kein starres Einnehmen einer Körperposition, sondern ein dynamischer Prozeß mit sich permanent verändernden Variablen.

Nachstehendes Schema soll die vielfältigen Faktoren, Abhängigkeiten und Einflüsse, die mit der Körperhaltung zusammenhängen, verdeutlichen. Aus dieser schematischen Übersicht wird deutlich, daß sowohl physiologisch/anatomische als auch psychisch/soziale Faktoren einen erheblichen Einfluß auf die Qualität der Haltung haben. Obwohl zur Aufrichtung der Wirbelsäule und Streckung der Gelenke eine funktionsfähige Muskulatur vorausgesetzt werden muß, läßt sich eine Veränderung der Haltung nicht allein durch Übungen zur Verbesserung der Muskelkraft und der Dehnfähigkeit erreichen. Es muß vor allem auch das Haltungsbewußtsein verbessert werden.

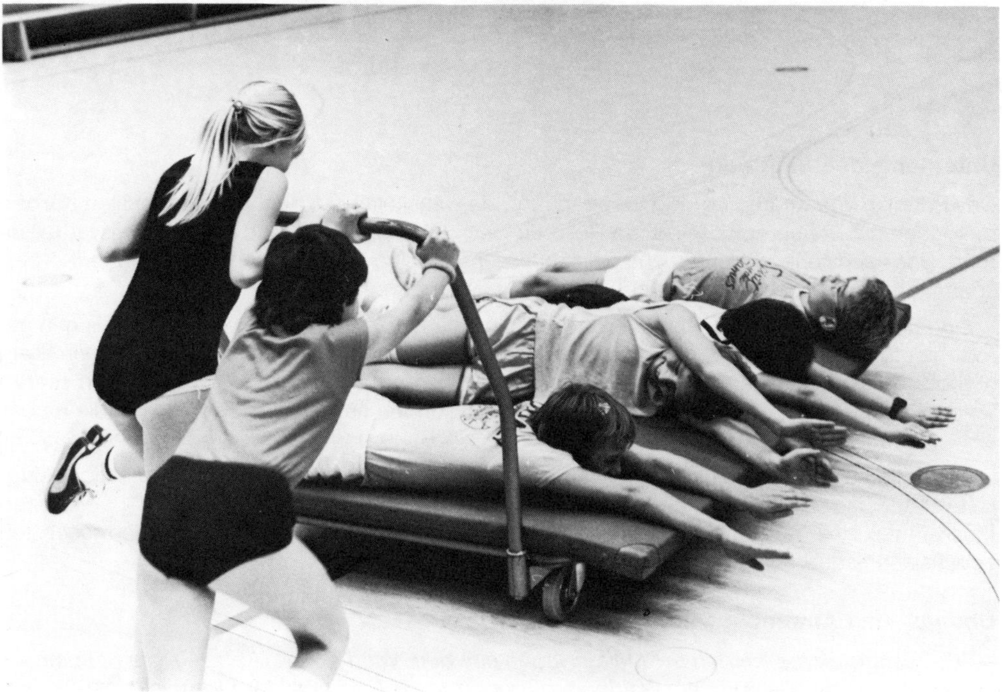

Abb. 87

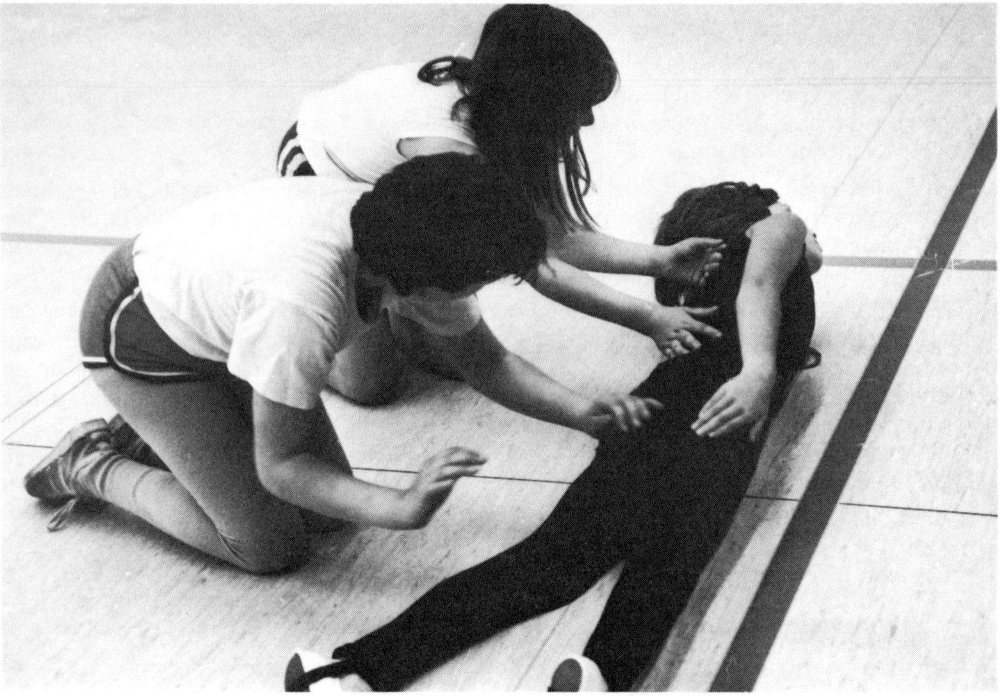

Abb. 88

Unterrichtsidee Sägewerk

Das Erfühlen von Spannung und Entspannung der Muskulatur in den verschiedensten Körperpositionen spielt eine entscheidende Rolle für den Haltungsaufbau und die Haltungsverbesserung. Das nachstehende Unterrichtsbeispiel beschreibt eine Spielsituation, in der Kinder Körperspannung erlebnisorientiert wahrnehmen und erfahren können.

In einem Sägewerk sollen Bretter, Balken und Baumstämme transportiert werden. Sie können gerollt, getragen, gestapelt oder geschichtet werden; auf einer schiefen Ebene rollen sie von allein herunter oder sie müssen mühsam bergauf gerollt werden. Balken und Bretter werden schräg an die Wand gelehnt oder gestapelt. Die Aufgaben können nur erfüllt werden, wenn die Kinder sich „steif wie ein Brett" machen oder „starr wie ein Baumstamm" liegen oder stehen.

Die Übungen zum Körperzusammenschluß setzen inter- und intramuskuläre Koordinationsfähigkeit voraus, d. h. alle großen Muskelgruppen müssen miteinander koordiniert und im einzelnen Muskel muß eine hohe Spannung erzeugt werden. Diese Fähigkeit ist etwa ab dem sechsten Lebensjahr gegeben.

Übungs- und Anwendungsbeispiele

— *Die Baumstämme werden mit Mattenwagen aus dem Wald geholt (Abb. 87), die Stämme liegen kreuz und quer auf dem Waldboden, sie werden von den Waldarbeitern in eine Richtung geschoben und gedreht (Abb. 88);*

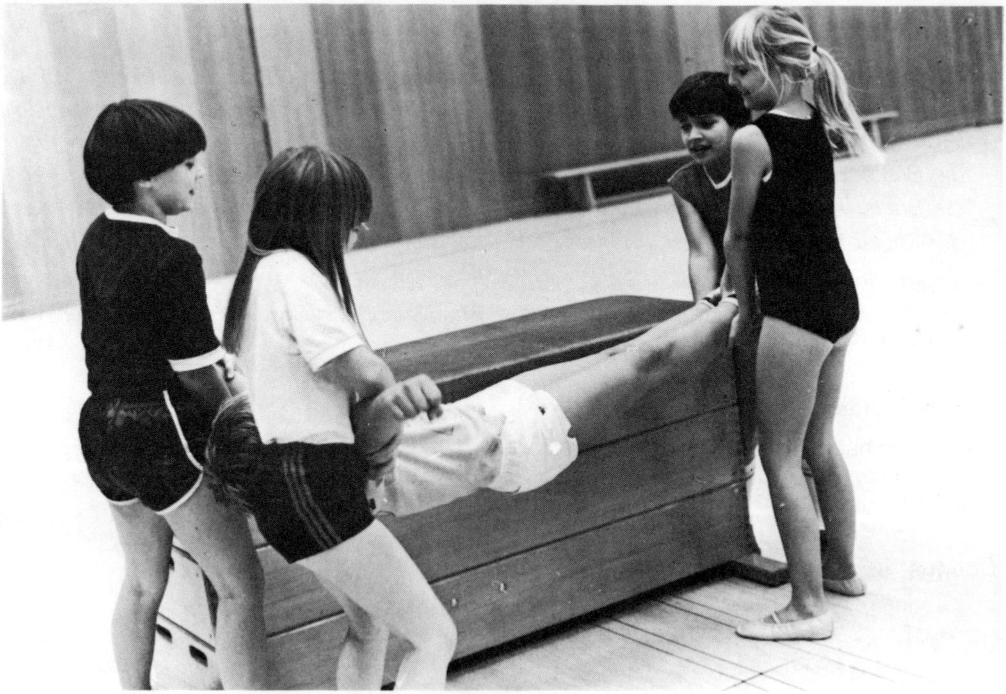

Abb. 89

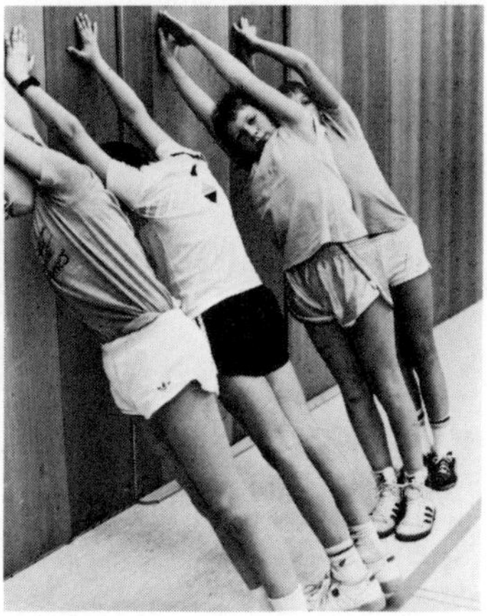

Abb. 90

— *sie werden über eine Schräge auf den Wagen gerollt, oder leichte Stämme werden auf den Wagen getragen (vier Kinder tragen einen Stamm);*

- *im Sägewerk werden die Stämme über eine Schräge vom Wagen gerollt, sie werden auf einen Haufen gestapelt;*
- *die Stämme werden vom Stapel auf einen Sägewagen (Kastenoberteil) gelegt (Abb. 89);*
- *nach dem Sägen werden sie als Bretter oder Balken zum Trocknen an die Wand gestellt (Abb. 90);*
- *die Bretter und Balken werden in Schichten gestapelt;*
- *die Bretter und Balken werden auf Wagen verladen und zum Holzhändler transportiert;*
- *der Käufer holt sich die gewünschten Bretter mit dem Auto (Rollbrett) beim Holzhändler ab.*

Wichtiger Hinweis:

Während des Transports sind die Bretter, Balken, Baumstämme steif; wenn sie ruhig liegen, können sie entspannen.

Unterrichtsidee

Jedes Kind hat einen Stab; es soll sich vorstellen, daß es diesen Stab verschluckt hat. Der Stab wird ihm auf dem Rücken in das Hemd und die Hose gesteckt — bis zum Ende des Gesäßes *(Abb. 91).*

Übungs- und Anwendungsbeispiele

- *Im Stehen den Rücken gerade und krumm machen; was gelingt besser?*
- *Welche Körperteile kannst du am Stab fühlen, wenn du ganz gerade stehst, wenn du dich krumm machst?*
- *Probiere das gleiche auch im Sitzen, im Knien, in der Seitlage, im Gehen, in der Bankstellung.*
- *Der Partner kontrolliert, ob der Kopf, der Rücken, das Gesäß in den verschiedenen Positionen, beim Strecken der Wirbelsäule am Stab anlehnt (Abb. 92).*

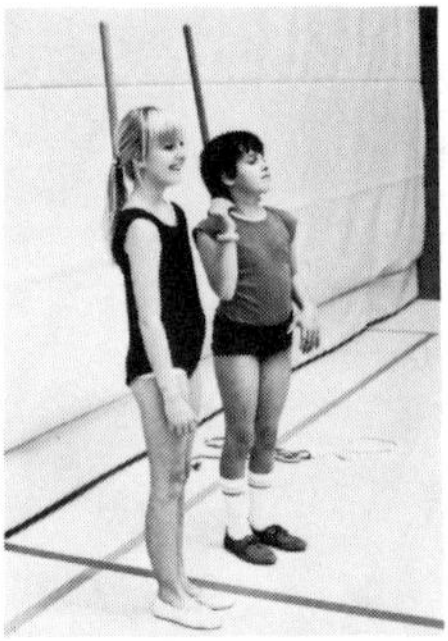

Abb. 91

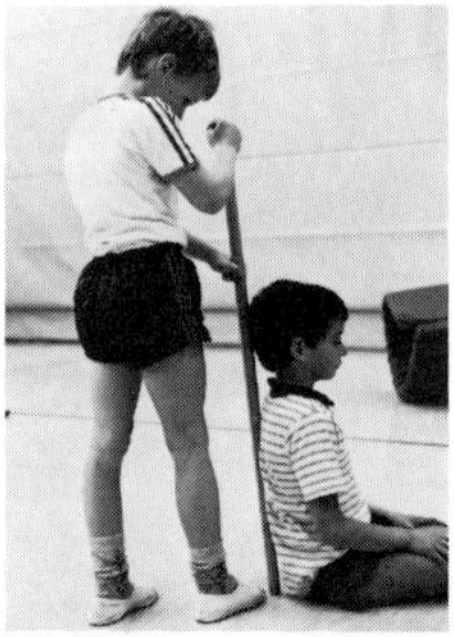

Abb. 92

- *Einen Stab am Rücken mit Seilen befestigen (um den Oberkörper wickeln), so daß er nicht verrutscht, dann die zuvor beschriebenen Positionen einzunehmen versuchen; welche gelingen, welche nicht?*
- *Alle zuvor ausprobierten Übungsformen ohne Stab mit geschlossenen Augen nachempfinden und beschreiben lassen.*

Unterrichtsidee

Schaumstoffteile sollen im ständigen Wechsel auf dem Kopf und dem Rücken transportiert werden, so daß die Kinder die Streckung und Beugung des Körpers (Wirbelsäule) wahrnehmen und erfahren. Wir bauen eine Brücke, die Steine (Schaumstoffteile) müssen einzeln über verschiedene Hindernisse und Strecken transportiert werden, die leichteren Steine werden auf dem Kopf getragen, die schweren auf dem Rücken.

Übungs- und Anwendungsbeispiele

— *Das Schaumstoffteil auf dem Kopf durch die Halle transportieren, mit beiden Händen halten, mit einer Hand halten, frei balancieren,*

— *desgleichen das Schaumstoffteil auf dem Rücken transportieren und balancieren,*

— *auf dem Rücken oder auf dem Kopf das Schaumstoffteil über eine Bank balancieren, auf einer Weichbodenschräge, über quergestellte Bänke steigen,*

— *Pedalo fahren und dabei ein Schaumstoffteil auf dem Kopf balancieren (Abb. 93).*

Wichtiger Hinweis:

Alle statischen und dynamischen Gleichgewichtsübungen verbessern ebenfalls die Körperhaltung (s. Gleichgewicht).

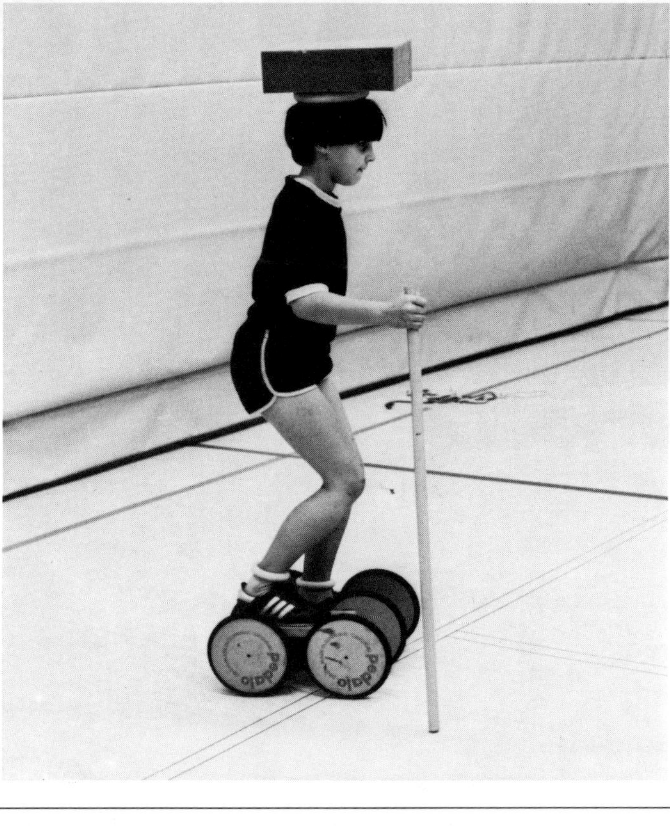

Abb. 93

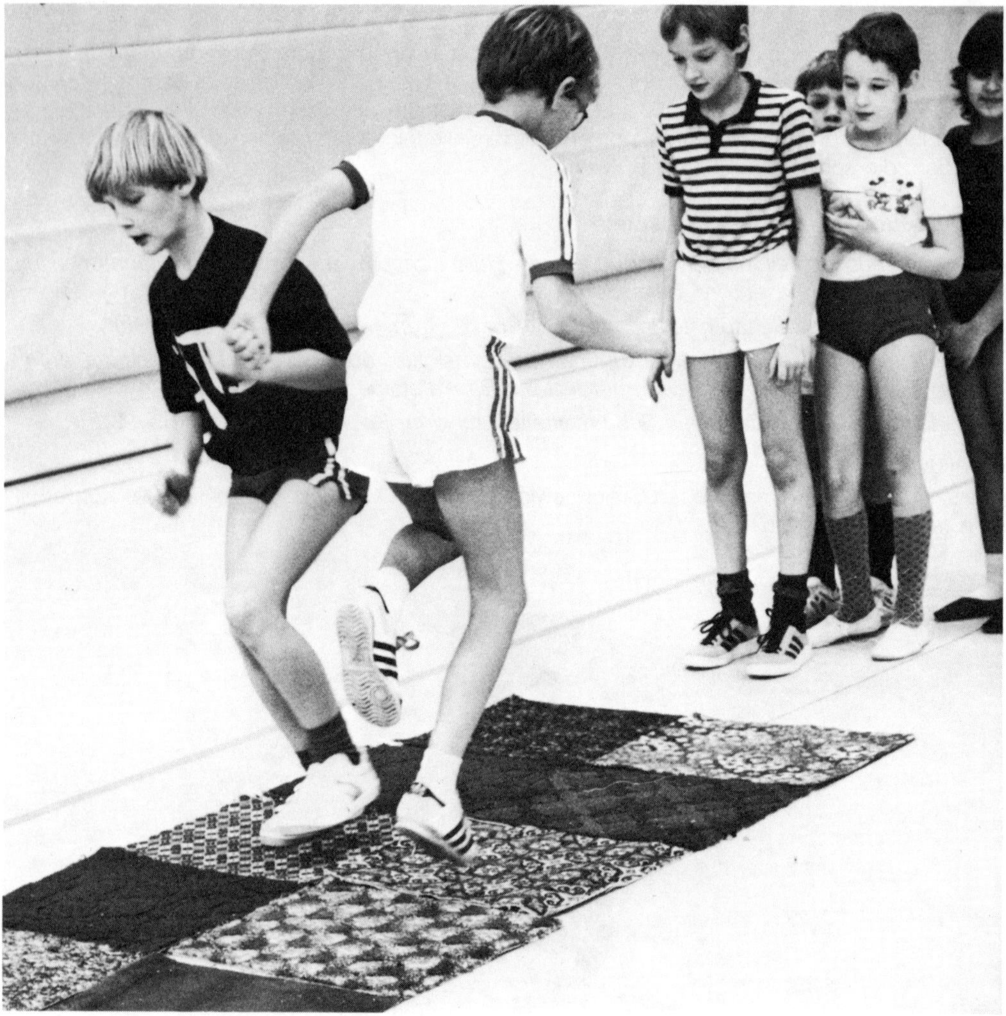

Abb. 94

8 Spiele wiederentdecken, Spielideen weiterentwickeln, Spielformen ausprobieren, Spiele variieren am Beispiel der Hüpf- und Hinkespiele

Vorbemerkungen:

Spiele haben dann einen besonderen Wert, wenn sie nicht nur in Unterrichtssituationen gespielt werden, sondern wenn sie auch in der freien Zeit als selbstverständliches Spielgut betrachtet und angewendet werden. Zu dieser Art von Spielen gehörten in der Vergangenheit die Hüpf- und Hinkespiele. Kinder aller Altersstufen, besonders Grundschulkinder, hüpften und hinkten, wo sich dazu Gelegenheiten boten — in den Unterrichtspausen, auf dem Schulweg oder in der Nachmittagsspielzeit. Immer dann, wenn zwei oder mehrere Kinder sich trafen, wurde ein Hinkekasten aufgezeichnet, wurden Spielregeln verabredet, und das Hüpfen und Hinken begann; oft mit einer Ausdauer, wie sie heute nur noch selten anzutreffen ist.

Kooperatives Handeln war eine zwingende Notwendigkeit, um das Spiel aufrechtzuerhalten. Soziale Handlungsweisen, die heute oft mühsam mit Kindern eingeübt werden müssen, wurden in den traditionellen Bewegungsspielen wie selbstverständlich erfahren.

Es stellt sich die Frage, ob die gesellschaftlichen Rahmenbedingungen für diese Form von Miteinander im Spiel nicht mehr gegeben sind und ob es überhaupt sinnvoll ist, den Kindern heute diese Lauf- und Hüpfspiele wieder zu vermitteln; oder ist es nur ein Versuch, etwas Überholtes aus falsch verstandener Sentimentalität wieder aufleben zu lassen?

Aus meiner Erfahrung lohnt es sich, diese Form der Spiele wieder in den Unterricht einzubringen, denn gerade leistungsschwache Kinder brauchen Übertragungsmöglichkeiten dessen, was sie in den Förderstunden lernen, auf ihre Freizeitaktivitäten, wo ohne pädagogische Kontrolle soziales Lernen stattfinden kann.

In den Hink- und Hüpfspielen werden vielfältige motorische, konditionelle und soziale Fähigkeiten verbessert und entwickelt, z. B. motorische Ausdauer, Koordination, Sprungkraft und Gleichgewicht, kooperatives Handeln, soziales Verhalten, Körper- und Materialerfahrung, aber auch kognitives Handeln ist bei der Festlegung von Regeln, Rollen, Taktiken und Strategien angesprochen sowie die Freude und Lust am Spiel und die Erfahrung, daß Miteinanderspielen auch Frustrationen und Niederlagen mitsichbringen kann. Die Hink- und Hüpfspiele haben bei entsprechender methodischer Vermittlung einen hohen Aufforderungscharakter, sie setzen Fantasie und kreatives Handeln frei und können nur dann gelingen, wenn es zu Übereinstimmungen in der Regelabsprache kommt. Für motorisch schwache und psychisch gehemmte Kinder bieten sie eine Möglichkeit, ihre Defizite aufzuarbeiten und abzubauen.

Didaktische Überlegungen

Auch für die Hink- und Hüpfspiele können die von OPASCHOWSKI für den Freizeitsport formulierten Prinzipien und die von mir für die Spiel- und Bewegungslandschaften modifizierten Handlungsprinzipien uneingeschränkt gelten und angewendet werden (vgl. Kap. 9). Hinzu sollte das Prinzip der *offenen Handlungsweise* kommen, d. h. die Spiele sollten so vermittelt werden, daß die Spielsituationen offen sind für alle Mitspieler, für alle Anregungen und Einfälle, offen sind für Veränderungsvorschläge, für Mit- und Umgestaltungen, sowie für Weiterentwicklungen der Spielidee und der Spielformen. Sie sollen auch offen sein für das Spielen nach festgelegten Regeln mit und ohne Wettbewerbs- und Wettkampfcharakter. Offenheit bedeutet, daß die Lehrkraft flexibel in der Planung und im inhaltlichen Vorgehen ist. Nur durch eine hohe Flexibilität können die Neigungen, Bedürfnisse, Interessen und Erwartungen der Kinder berücksichtigt werden.

Die Hink- und Hüpfspiele sind eine Spielform, bei der die Kinder zu zweit oder zu mehreren spielen können; aber auch das Einzelspiel ist möglich und macht — mit sich selbst gestellten Aufgaben — den Kindern viel Spaß. Besonders leistungsschwächere Kinder können hier „heimlich" üben.

Deshalb sollten die Hink- und Hüpfspiele so vermittelt werden, daß sie sowohl allein als auch zu zweit oder zu mehreren gespielt werden können. Bei den nachfolgenden unterschiedlichen Formen und Varianten der Hüpf- und Hinkespiele wird ein Aufbau von leichten und einfachen Formen für den Anfänger und besonders Leistungsschwache bis hin zu schwierigen Angeboten für Fortgeschrittene aufgezeigt.

Methodische und organisatorische Hinweise

Zwei mögliche methodische Vorgehensweisen bei der Einführung des Spiels werden vorgeschlagen:

Beispiel 1:

Die Spielidee wird den Kindern verbal und visuell vermittelt. Die Lehrkraft zeichnet einen, dem Leistungsstand der Kinder entsprechenden, Hinkekasten auf und gibt einen möglichen Spielablauf an. Es finden sich jeweils drei Spieler zusammen und malen sich ein Spielfeld auf (s. Spiel- und Übungsvariationen).

Anwendungsbeispiele:

— Leiterhüpfen:

Ein Sandsäckchen in das Feld Nr. 1 werfen, dann auf einem Bein in das Feld hinken und das Sandsäckchen mit dem Hinkefuß aus dem Feld stoßen, so daß es außerhalb aller Felder liegen bleibt; dann das gleiche in Feld Nr. 2, dann Nr. 3 etc. Berührt das Sandsäckchen oder der Fuß eine Linie, ist der nächste Spieler dran, bis er einen Fehler macht. Wenn der erste Spieler wieder dran ist, beginnt er bei der Hinkekasten-Nr., bei der er den Fehler gemacht hat. Das Spiel endet, wenn ein Spieler die Nr. 10 erreicht hat. Die Reihenfolge der Spieler legen die Kinder selbst fest, sie können auch jederzeit andere Spielregeln verabreden. Es gibt nur eine Bestimmung, daß kein Spieler auf Dauer ausscheiden darf oder vom Spiel für immer ausgeschlossen wird.

5	10
4	9
3	8
2	7
1	6

Bei dieser Art des methodischen Vorgehens ist zu erwarten, daß die Kinder miteinander kooperieren, sich verabreden und einigen, Streitfragen lösen und so soziale Handlungsweisen erlernen gemäß den didaktischen Handlungsprinzipien der Selbsttätigkeit, Freiwilligkeit, Zwangslosigkeit und Offenheit (s. Kap. 9).

Beispiel 2:

Wenn die Kinder große Schwierigkeiten haben, auf einem Bein zu hinken sowie das Gleichgewicht zu halten, und beim Zielwerfen keine Erfolgserlebnisse zu erwarten sind, sollte mit sehr einfachen Hink- und Wurfformen begonnen werden, bevor die Spielidee vermittelt wird. Man beginnt mit Hüpf-, Hink- und Sprungübungen an einem Kästchen, das sich die Kinder aufzeichnen.

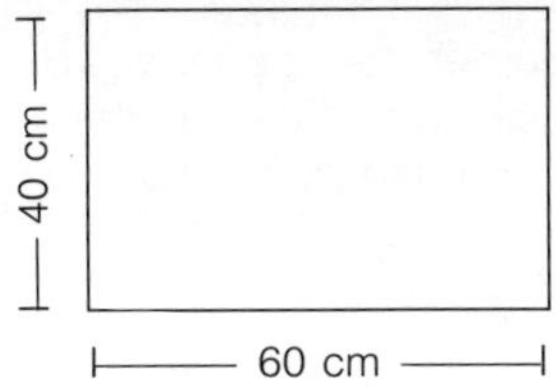

In der Folge werden dann immer mehr Kästchen hinzugenommen und darauf geachtet, daß die Begrenzungslinien nicht berührt werden. Die Kinder sollten auch animiert werden, selbst verschiedene Hink- und Sprungformen auszuprobieren und einfache Regeln zu verabreden. Bei den Wurfübungen sollte zu Anfang ein möglichst großes Ziel gewählt werden (z. B. eine kleine Turnmatte); den Wurfabstand bestimmen die Kinder selbst.

Als Wurfgeräte eignen sich für das ungeschickte Kind am besten Sandsäckchen, die beim Aufprall nicht weiter rollen. Wenn eine größere Zielgenauigkeit erreicht ist, sollte zuerst der Abstand vom Ziel vergrößert werden und dann erst das Zielmal verkleinert werden bis auf die Größe des Hinkekästchens von ca. 50 × 50 cm. Später können auch andere Wurfmaterialien hinzugezogen werden, z. B. Turnringe, Steinchen, Hockeypucks, Knöpfe, Bierdeckel etc. Bei dieser Art des Vorgehens ist darauf zu achten, daß die Anregungen und Spielideen der Kinder nicht durch Anweisungen unterbunden werden.

Organisation und Materialien

Die Hüpf- und Hinkespiele können auf allen freien Flächen gespielt werden. Auf dem Hallenboden — Asphalt oder Fliesen — kann das Schema der Hinkekästchen mit Kreide gemalt oder mit Klebeband aufgeklebt werden, in Sand — z. B. am Strand — mit einem Stock aufgezeichnet werden. Es lassen sich aber auch Teppichfliesen mit rutschfester Unterseite als Hinkekästchen benutzen und zu einer Spielfläche zusammenstellen (Abb. 95).

Das einzelne Hinkekästchen sollte bei Grundschulkindern eine Größe von 40 × 40 cm haben, bei kleineren Kästchen kann schneller übergetreten werden, größere Kästchen lassen sich nicht mehr problemlos überspringen. Der Aufbau der Spielfläche und die Organisation sollten nach entsprechender Information den Kindern überlassen werden.

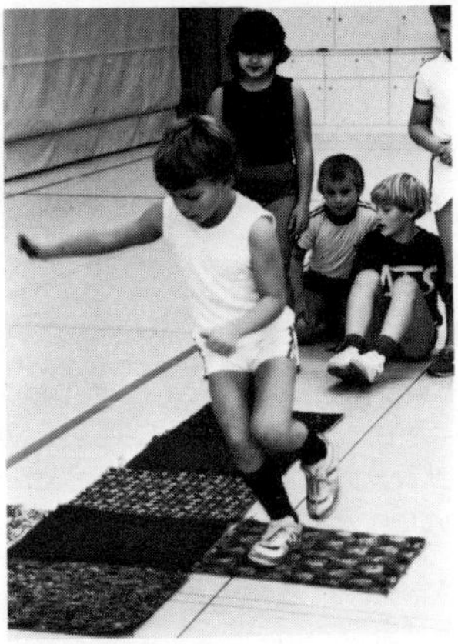

Abb. 95

Übungs- und Anwendungsbeispiele — Spiel und Übungsvariationen

Unterrichtshinweise:

Alle Spielformen können wie nachstehend beschrieben nachgespielt werden. Es ist aber aus didaktischen Gründen sinnvoll, den Kindern die Spielidee so zu vermitteln (wie in den methodischen Hinweisen beschrieben), daß sie selbständig Spielregeln aufstellen und das Spiel nach ihren Vorstellungen und Möglichkeiten spielen lernen.

Kästchenhüpfen:

— *An einem oder mehreren Kästchen üben, auf einem Bein links oder rechts hinein- und heraushüpfen, ohne die Linien zu berühren,*

— *dgl. mit beiden Beinen gleichzeitig auch vorwärts, rückwärts und seitwärts hüpfen,*

— *hüpfen links oder rechts, auch mit beiden Beinen gleichzeitig in Pfeilrichtung.*

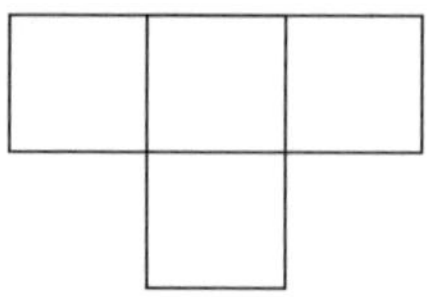

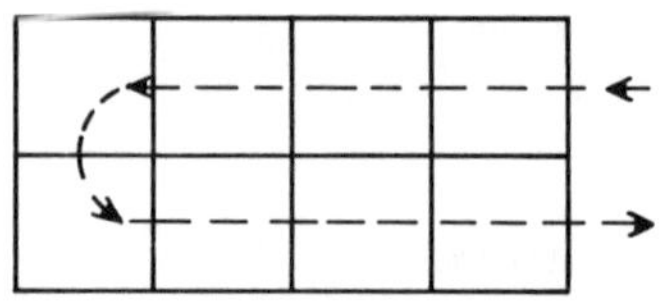

Kästchenhüpfen für Fortgeschrittene:

Schlußsprünge und Grätschsprünge in Pfeilrichtung, auch rückwärts, probieren sowie Zickzack-Hüpfen

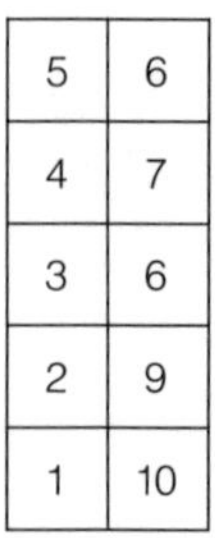

Leiterhüpfen:

Seitenlänge der Kästchen: 60 cm.

Spielmarke: Sandsäckchen oder Steinchen oder Tennisring.

Spielregel: Den Tennisring in das Feld Nr. 1 werfen, dann auf einem Bein in das Feld hüpfen und den Tennisring aus dem Feld wieder hinausstoßen, so daß er außerhalb aller Felder liegenbleibt, dann das gleiche in Feld Nr. 2, dann in Feld Nr. 3 usw. Berührt der Tennisring oder der Fuß eine Linie, ist der nächste Spieler dran. Der Spieler beginnt neu an der Nr., an der der Fehler gemacht wurde. Das Spiel endet, wenn ein Spieler die Nr. 10 erreicht hat.

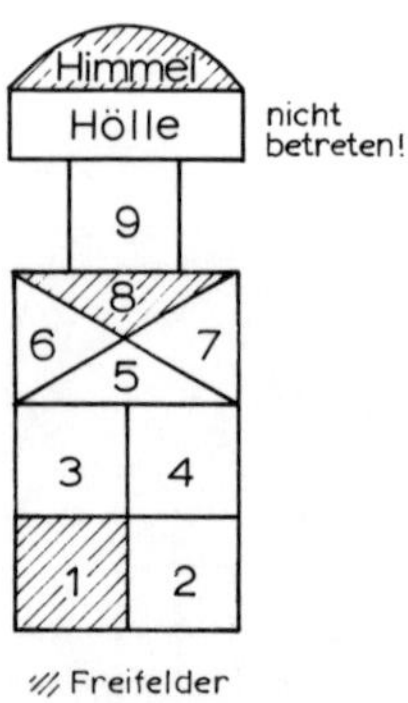

Himmel und Hölle

Spielregel: Es wird in der Reihenfolge der Ziffern gehüpft, wobei mit dem Fuß zusätzlich ein Steinchen Kasten für Kasten vorwärts getrieben wird. Der „Himmel" dient zum Ausruhen, während die „Hölle" um keinen Preis betreten werden darf.

Wochentagehüpfen

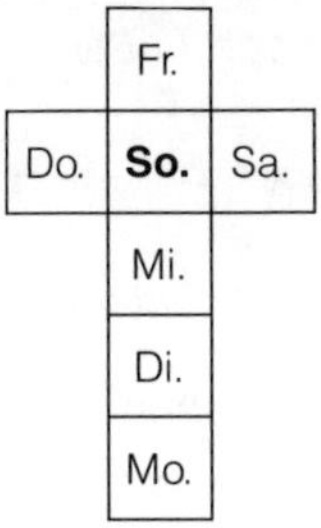

Seitenlänge der Kästchen: 50 cm.

Spielregel: Der Tennisring wird in das Feld „Montag“ geworfen, dann auf einem Bein hineinhüpfen und den Tennisring mit dem Fuß in das Feld „Dienstag“ stoßen — weiterhüpfen in das Feld „Dienstag“ und den Tennisring weiterstoßen in das Feld „Mittwoch“ etc. Das Feld „Sonntag“ ist Ruhetag, der Spieler kann sich auf beiden Beinen ausruhen. Dann wird der Tennisring über die Felder „Mittwoch“, „Dienstag“ und „Montag“ aus dem Spiel hinausgeworfen und der Spieler hüpft auf einem Bein durch die drei Felder wieder zum Ausgangspunkt des Spiels zurück.

40-Kasten-Hopse

Spielregel: Bei der 40-Kasten-Hopse (Anfänger können sich auch mit weniger Kästen begnügen) hüpft der Spieler, bei „1“ beginnend, in der Reihenfolge der Zahlen. Zwei, höchstens jedoch drei Kästchen werden zum Verweilplatz bestimmt und besonders gekennzeichnet. Hier kann eine kurze Verschnaufpause eingelegt werden. Es können die Kästen frei nach eigenem Geschmack beziffert werden. Zu beachten ist dabei, daß die Entfernung zwischen zwei hintereinanderfolgenden Kästchen nicht zu groß ist (in der Regel nicht mehr als ein zu überspringender Kasten). Die Seitenlänge eines Quadrats beträgt zwei Schuhlängen. Gehüpft wird in der Reihenfolge der Zahlen hin und zurück, und zwar: mit beiden Füßen; auf einem Fuß; mit gekreuzten Füßen.

32	30	35	28	36	3	19	14	16	15
34	24	33	23	18	20	17	2	8	7
31	29	26	37	27	1	4	13	5	9
25	40	38	22	39	21	12	10	11	6

/// Verweilkasten

Schnecke und Leiterhopse

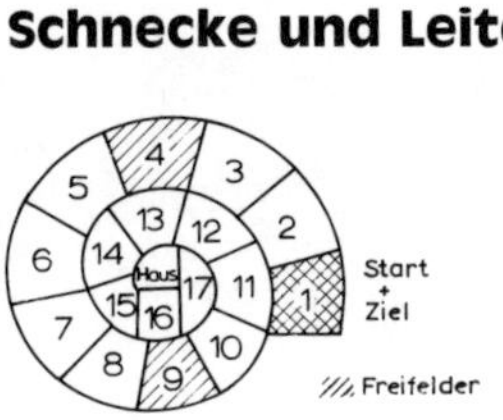

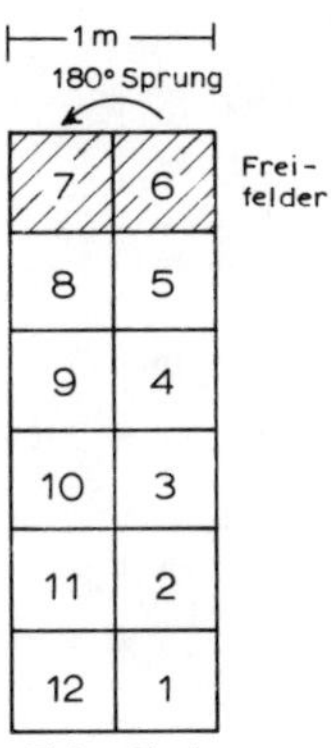

Spielregel: Bei diesen beiden Spielen darf jeder, der den Durchlauf geschafft hat, ein beliebiges Feld mit seinem Namen versehen. Im weiteren Spielverlauf dient ein solcher Kasten seinem Besitzer als Verweilplatz, die anderen dagegen müssen dieses Feld überspringen.

Doppelhopse

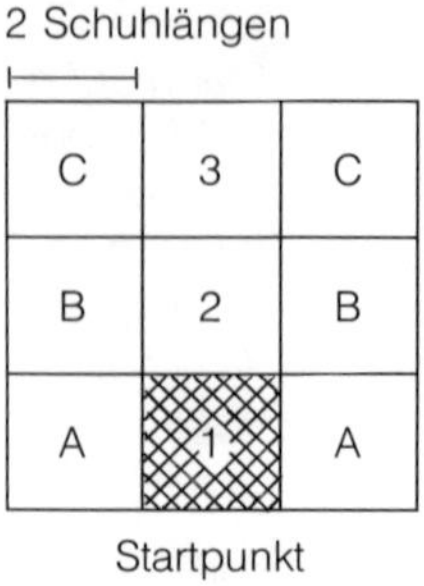

Spielregel: Gehüpft wird in folgender Reihenfolge: (beide Füße) — A + A (je ein Fuß) — Startpunkt (Rückwärtssprung);

2 — B + B — 1 A + A — Startpunkt 3 — C + C — 2 — B + B — 1 — A + A — Startpunkt.

Die Doppelhopse ist durch die vielen Rückwärtssprünge, die natürlich auch fehlerfrei sein müssen, ziemlich schwierig. Besonders schwer wird sie jedoch, wenn nach jedem Sprung eine Vierteldrehung gemacht werden muß.

Wörterhopse

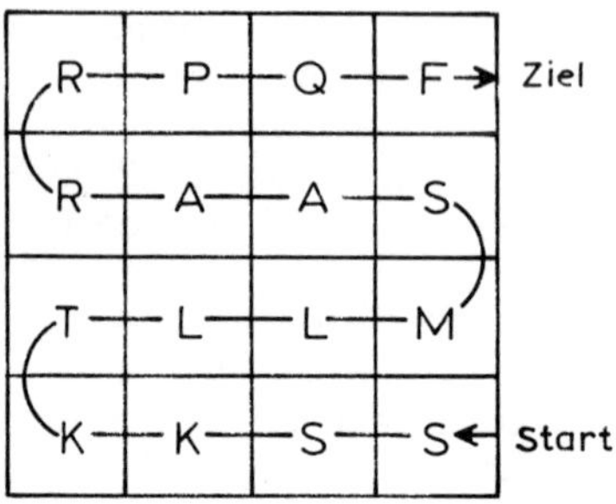

Spielregel: Bei der Wörterhopse kommt es mehr auf die geistige Flinkheit an, da ja zu jedem Buchstaben — schnell — ein Wort gefunden werden muß, das mit dem jeweiligen Buchstaben beginnt.

9 Die Spiel- und Bewegungslandschaft — eine didaktisch/methodische Unterrichtsidee

Spiel- und Bewegungslandschaften im Sportunterricht sind „künstlich“ geschaffene Gebilde aus Turn- und Sportgeräten und Materialien in geschlossenen Räumen (Turnhalle, Turnraum im Kindergarten, Pausenhalle) im Vergleich zu einem Spielgelände im Freien, das natürliche Hindernisse wie Bäume, Gräben, Erhebungen etc. aufweist, oder einem Spielplatz mit fest installierten Geräten.

In der Kombination von Groß- und Kleingeräten und Alltagsmaterialien lassen sich Spiel- und Bewegungslandschaften unter den verschiedensten Intentionen zusammenstellen (Brinckmann 1983, 121). Dabei können die Kinder Materialien ausprobieren, wahrnehmen und erfahren, z. B. beim Wälzen an der Weichbodenschräge das Gefühl für den Körper entwickeln und verbessern. Miteinander können sie die Landschaft nach eigenen Ideen verändern und so in der Gruppe soziale Erfahrungen sammeln (Abb. 96).

Damit kann die Spiel- und Bewegungslandschaft ein ideales Unterrichtsmittel zur Verwirklichung psychomotorischer und sportmotorischer Absichten im Sportförderunterricht sein.

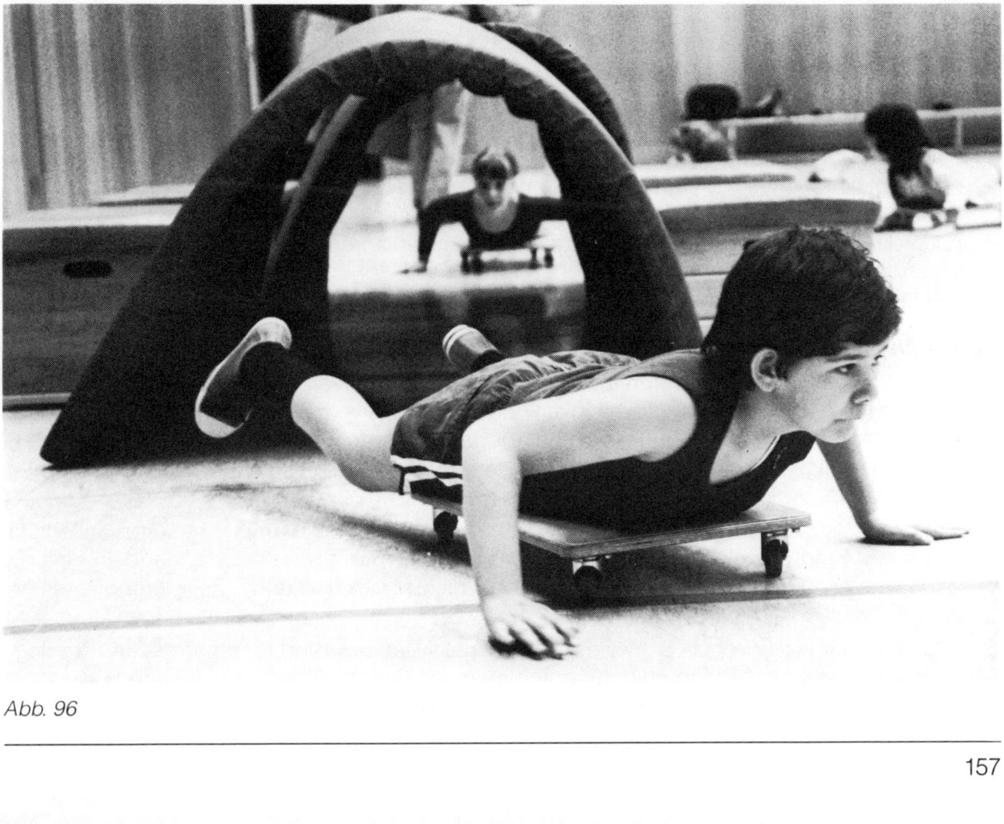

Abb. 96

Didaktisch-methodische Vorüberlegungen

Das Problem einer durchgängigen psychomotorischen Arbeitsweise im Sportförderunterricht liegt in dem definitorischen Anspruch, den Unterricht weitgehend erlebnisorientiert zu gestalten und anstelle von symptomorientiertem Üben und Trainieren erlebnisorientiertes Handeln zu ermöglichen.

Viele Spiele und Spielformen werden diesem psychomotorischen Anspruch gerecht. Eine dementsprechende Spielmöglichkeit ist u. a. die Spiel- und Bewegungslandschaft. In ihr werden — bei adäquater Anwendung und Gestaltung — die didaktischen Prinzipien relevant, die zu einem erlebnisbetonten Handeln im Unterricht führen. Zu einem bewußten Erlebnis für das Kind wird eine Bewegungssituation erst dann, wenn es selbsthandelnd tätig werden kann; handelnd in der Auseinandersetzung mit Materialien, in der Erfahrung des eigenen Körpers, in der sozialen Begegnung mit anderen. Es müssen dem motorisch schwachen Kind die Möglichkeit und der zeitliche Erfahrungsraum gegeben werden, eine stabile Motivation für Spiel, Sport und Bewegung zu entwickeln.

In Spiel- und Bewegungslandschaften können Bewegungs- und Verhaltensmuster zu Qualitätsmerkmalen mit hohem und vielfältigem Ausprägungsgrad entwickelt werden (und so zu einer lebenslangen positiven Grundhaltung zum Sporttreiben beitragen helfen). Eine Vorgehensweise mit offenen Handlungssituationen und größtmöglicher Freiwilligkeit hilft dem leistungsschwachen Kind, eine positive Grundhaltung zum eigenen Bewegungskönnen aufzubauen.

Dazu müssen von der Lehrkraft bestimmte didaktische Handlungsprinzipien beachtet und methodisch umgesetzt werden:

Die nachfolgenden didaktischen und methodischen Prinzipien sind angelehnt an die freizeitpädagogischen Konzeptionen von LORENZ (1977) und OPASCHOWSKI (1977).

Didaktische Handlungsprinzipien

1. Selbsttätigkeit und Eigeninitiative (Handeln aus eigenem Ermessen und Antrieb).
2. Freiwilligkeit (spontanes, eigentätiges Handeln nach Neigung und Interesse).
3. Zwangslosigkeit (Handeln ohne Zwang und Erfolgsdruck).
4. Aufforderungscharakter (offene Selbstgestaltung mit entsprechenden Materialien und Motivationshilfen).
5. Wahlmöglichkeit (auswählen, abwählen und aussondern — alternativ handeln).

Selbsttätigkeit und Eigeninitiative

Selbst und gemeinsam mit anderen tätig zu werden und Initiative zu entwickeln, wird durch das didaktische Handlungsprinzip Selbsttätigkeit und Eigeninitiative gefordert. Besonders motorisch geschwächten Kindern muß die Gelegenheit gegeben werden, sich selbst zu erproben, d. h. sie sollen das eigene Leistungsvermögen erkennen und dementsprechend handeln lernen, damit das Vertrauen in die eigenen Fähigkeiten wächst.

Dazu müssen Situationen geschaffen werden, z. B. eine Bewegungs- und Handlungslandschaft, in denen das Kind aus eigenem Antrieb und eigenem Ermessen selbsttätig handelnd initiativ werden kann. Diese Eigeninitiative ist die Basis für die Entwicklung und Stabilisierung eines gesunden Selbstwertgefühls.

Ein Merkmal der motorischen Schwäche ist die Inaktivität des Kindes, sie wird zum Problem, wenn es zu einer selbsttätigen Handlung kommen soll. Inaktivität ist auch Ausdruck einer gewohnten Abhängigkeit vom Lehrenden, der alle Handlungen vorgibt und festlegt. Die Anweisung muß ersetzt werden durch eine animatorische Aufgabenstellung, um gemeinsames Erproben, Erleben, Erfahren und Handeln zu ermöglichen. Dabei müssen die Kinder zu einem kooperativen Tun ermutigt werden, sie müssen einsehen lernen, daß Konkurrenzverhalten zu keiner gemeinsamen Spielhandlung führt.

Die Spiel- und Bewegungslandschaft animiert zur Selbsttäigkeit und fordert damit indirekt das kindliche Handeln heraus.

Freiwilligkeit

Die Bedeutung des Prinzips Freiwilligkeit liegt in der Möglichkeit, aus eigenem Antrieb heraus seinen Neigungen und Interessen frei nachgehen zu können. Selbst über seine eigenen Tätigkeiten und über seine Beteiligung bestimmen zu können und das Maß in Dauer, Tempo, Intensität und Häufigkeit selbst zu setzen, entwickelt und fördert das freiwillige Handeln. Dabei muß es auch möglich sein, zeitweise aus dem Spiel- und Handlungsgeschehen auszusteigen, ohne daß es zu einer Diskriminierung kommt oder andere Nachteile nach sich zieht. Die notwendige innere Motivation, sich freiwillig an einem Handlungsgeschehen zu beteiligen, ist abhängig vom Alter und von den Erfahrungen, die in Schule, Elternhaus, Kindergarten gemacht werden konnten.

Spiel- und Bewegungslandschaften sind für das motorisch schwache Kind ein gutes Erprobungs- und Erfahrungsfeld, sich freiwillig in die Handlungsabläufe einzubringen.

Zwanglosigkeit

Die Spiel- und Bewegungslandschaft ermöglicht dem Kind, sich ungezwungen zu bewegen und sich so in seinen Handlungen wohl zu fühlen. Es soll eine Atmosphäre geschaffen werden, die weitgehend frei ist von Reglementierungen, Leistungs- und Erfolgszwang sowie von Wettkampf und Konkurrenzkampf.

In gemeinsamer Absprache wird die direkte Leiterfunktion der Lehrkraft zur Beraterfunktion und verliert so ihre zentrale Stellung im Unterrichtsgeschehen. Herkömmliche Bewegungsformen, starre Regelwerke und rigide Vorschriften werden ersetzt durch eine freiwillige Handlungs- und Leistungsbereitschaft. Dabei dürfen allerdings die Sicherheitsvorschriften nicht verletzt werden. Die Zwangslosigkeit und Offenheit des Geschehens in einer Spiel- und Bewegungslandschaft ermöglicht die Bildung von spontanen Gruppierungen und schafft so Voraussetzungen für ein ungezwungenes Miteinander.

Aufforderungscharakter

Bedeutend an diesem Prinzip ist die Gestaltung und Offenheit der Handlungs-, Bewegungs- und Erlebnissituation für das motorisch schwache Kind. Der Aufforderungscharakter ist dann besonders gegeben, wenn die Interessen, Bedürfnisse und Erwartungen des einzelnen und der Gruppe angesprochen werden. Dabei hat die Offenheit der Teilnahme an vorbestimmten Handlungen eine besondere Bedeutung. Die Spiel- und Bewegungslandschaft ermöglicht den selbständigen Umgang mit Materialien in einer teilweise vorbereiteten Unterrichtssituation und hat so einen spontanen Aufforderungscharakter:

- durch eine anregende Umwelt (z. B. Geräteaufbau, Gerätezusammenstellung),
- durch herausfordernde Medien (z. B. Spielgeräte, Alltagsmaterialien),
- durch aktivierende Impulse der Lehrkraft, die das Neugierverhalten anregen, die Spontaneität herausfordern (z. B. durch Gestik, Mimik, eigenes Bewegungsverhalten).

Wahlmöglichkeit

Beim Konzipieren und Aufbauen einer Spiel- und Bewegungslandschaft haben die Kinder die Möglichkeit, zwischen Alternativen auswählen, abwählen oder aussondern zu können. Die Fähigkeit, seine eigene Wahl zu treffen, mit anderen seine Wahl abzustimmen, wird entwickelt und gefördert. Voraussetzung ist, daß Alternativen zur Auswahl stehen, die ungefähr gleichwertig sind oder eine ähnliche Qualität besitzen.

Praktische Unterrichtsrealisation einer Spiel- und Bewegungslandschaft unter Einsatz des Rollbrettes

Vorbemerkungen

In den beiden folgenden Unterrichtsbeispielen werden anhand des Einsatzes des Rollbrettes die didaktischen und methodischen Intentionen innerhalb einer Spiel- und Bewegungslandschaft verdeutlicht. Das Rollbrettfahren wird in die Spielideen des „Führerscheinerwerbs" und der Durchführung eines „Autorennens" integriert.

Zunächst sollen die Kinder eine Spiellandschaft aufbauen, die ihren Vorstellungen, z. B. von einer Autorennstrecke, entspricht, auf der sie dann nach vorher abgesprochenen Regeln ein Autorennen organisieren und durchführen.

Das psychomotorische Übungsgerät Rollbrett wurde als Beispiel herangezogen, weil es eine große Vielfalt von Spiel- und Bewegungshandlungen unter sozialen, emotionalen und motorischen Aspekten ermöglicht.

1. Unterrichtsbeispiel und Intentionen

Unterrichtsidee:

Die Kinder sollen eine Rennstrecke bauen und mit Rollbrettern ein Autorennen organisieren und durchführen.

Unterrichtsziele:

Entwicklung und Verbesserung
- der Bewegungssteuerung und Reaktion,
- der motorischen Geschicklichkeit und Anpassung,
- des kooperativen Handelns mit dem Partner und in der Gruppe,
- der muskulären Belastung.

Information:

Im Fernsehen habt ihr bestimmt schon Übertragungen von einem Autorennen gesehen. Ihr sollt euch untereinander beraten, wie ihr aus den in der Halle stehenden Geräten und Materialien eine Rennstrecke aufbauen wollt. Am besten ist, ihr macht euch zunächst eine Zeichnung, wo und wie ihr die Geräte aufstellen wollt.

Animation:

- Die Geräte sollten so aufgebaut werden, daß ein schnelles Fahren möglich ist, daß aber auch geschicktes Fahren, z. B. auf einer Slalomstrecke, erforderlich ist.
- Verschiedene Rennverläufe sollten abgesprochen werden, z. B. wieviele Runden gefahren werden sollen, ob das Fahren einzeln oder zu zweit erfolgen soll, welche „Strafen" beim Verlassen der Rennstrecke oder bei Behinderung eines anderen Fahrers ausgesprochen werden etc.

Anregungshilfe zum Aufbau einer Rennstrecke:

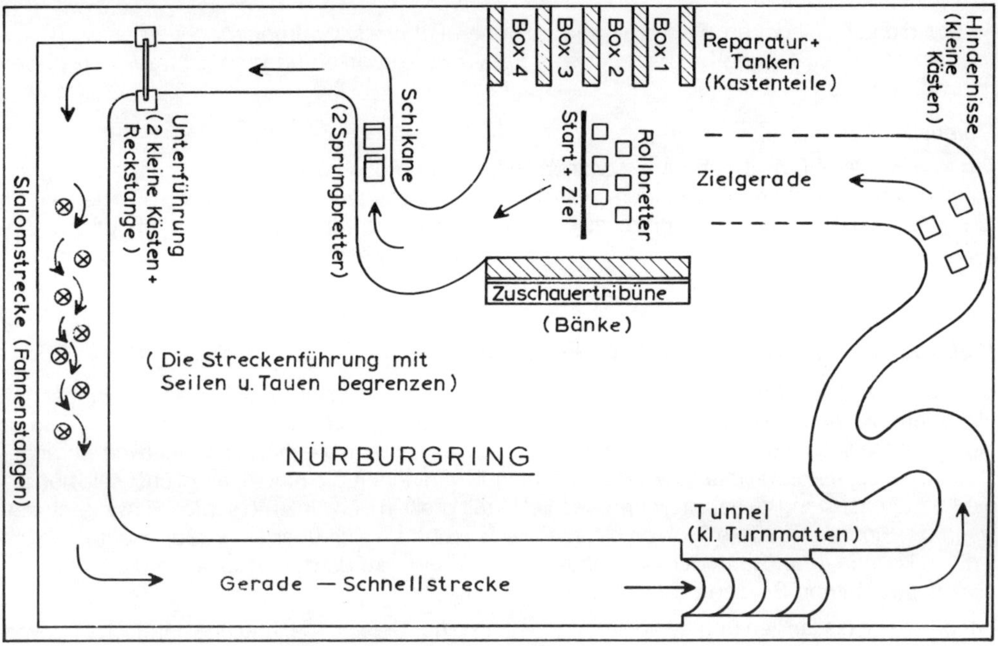

2. Unterrichtsbeispiel und Intentionen

Unterrichtsidee:

Die Kinder spielen Autofahren mit dem Rollbrett und erwerben den „Führerschein".

Unterrichtsziele:

Entwicklung und Verbesserung
- der räumlichen Wahrnehmung und Orientierung,
- der motorischen Geschicklichkeit und Anpassung,
- des kooperativen Handelns mit dem Partner und in der Gruppe.

Information:

„Ihr seid alle schon oft mit dem Rollbrett gefahren" (s. Übungs- und Anwendungsbeispiele mit dem Rollbrett; Grunderfahrungen mit dem Gerät sollten Voraussetzung sein). „Heute wollen wir den Führerschein machen. Immer zwei Kinder haben ein Rollbrett, ein Kind ist der Fahrlehrer, das andere der Fahrschüler. Alle Geräte, die in der Halle stehen, sollt ihr zum Aufbau von Straßen, Kreuzungen, Tunnels, Brücken, Kurven und anderen Bauten benutzen. Zuerst wird der Parcours von allen aufgebaut. Ihr könnt euch beraten, wie ihr das machen wollt; vielleicht zeichnet ihr euch den Aufbau auf eine Matte auf" (s. Skizze).

Animation:

- Beim Geräteaufbau können Gefahren entstehen, daher Hinweise zur Vermeidung geben.

- Wenn z. B. ein Tunnelaufbau nicht klappt, sollte der Lehrer die Kinder ermutigen und ihnen Anregungen geben.
- Für die verschiedenen „Fahrprüfungen“ können Fahrweisen vorgegeben werden, z. B. aus dem schnellen Fahren bremsen, in eine Parklücke einparken oder Verkehrszeichen geben und beachten.

Materialien:

Für zwei Kinder ein Rollbrett, Bänke, Matten, kleine und große Kästen, Fahnenstangen, Begrenzungshütchen, Medizinbälle, Schaumstoffteile, Seilchen, Ziehtaue, Reifen, Keulen, Hürden, Gymnastiktücher, Bierdeckel, Sprungbretter etc. Alle Geräte und Materialien in größtmöglicher Anzahl.

Methodisch/organisatorische Hinweise

Um die Bewegungshandlungen der Kinder innerhalb einer Spiel- und Bewegungslandschaft nicht dem bloßen Zufall zu überlassen (was natürlich auch ein Ziel sein kann), wird den Kindern die *Spielidee* vorgegeben. Je nach der Spielidee werden entsprechende *Materialien* bereitgestellt sowie ein freier*Spielraum*. Mit diesen Kriterien versuchen die Kinder, möglichst selbständig die Aufgabenstellung zu verwirklichen. Die Lehrkraft greift in den Unterrichtsprozeß nur dann ein, wenn die Kinder unlösbare Probleme haben, z. B. wenn sie sich über einen Geräteaufbau nicht einigen können, oder wenn der Geräteaufbau ein Unfallrisiko darstellt oder wenn die Motivation zum gemeinsamen Spielen und Handeln nicht ausreicht.

Erlebnisbetontes Lernen und bewußtes Handeln in einer Spiel- und Handlungslandschaft bevorzugt ein Methodenkonzept der induktiven Vorgehensweise, d. h. Animation statt Anweisung, Information statt Vorschriften. Die Kinder müssen in ihrem selbsttätigen Handeln beraten und angeregt, informiert und bestärkt werden.

Gerade motorisch schwache Kinder haben sehr oft Probleme mit der deduktiven Methode, weil sie Pauschalanweisungen im Frontalunterricht befolgen müssen, die sie aufgrund ihrer Schwäche nicht ausführen können. Auf Bewegungsvorschriften reagieren sie teilweise aggressiv oder regressiv.

Zur Umsetzung der Idee der Spiel- und Bewegungslandschaft in praktisches Handeln ist eine methodische Vorgehensweise sinnvoll, die sich an den Methoden der Freizeitpädagogik orientieren kann (vgl. OPASCHOWSKI 1977, LORENZ 1977): Hier wird unterschieden zwischen der informativen Beratung, der kommunikativen Animation und der partizipativen Planung.

Die informative Beratung muß die unterschiedlichen Erfahrungen der Kinder berücksichtigen, denn in den meisten Fällen sind die Kinder im herkömmlichen Sportunterricht direkt angeleitet und belehrt worden. Sie müssen sich auf die offene, zwangsfreie Beratungssituation erst einstellen und erkennen, daß sie auch alternativ tätig werden können.

Nach der Eingabe der Spielidee (es ist auch sinnvoll, Spielideen der Kinder aufzunehmen) sollte die Lehrkraft in die Beratung der Kinder nur noch eingreifen, wenn sie Hilfen brauchen oder wenn die Auslegung der Idee in eine nicht verantwortbare Richtung geht (Unfallgefahr). Die informative Beratung sollte so angelegt sein, daß die Bedürfnisse der Kinder in die Bewegungshandlung eingehen können, daß die Fantasie und Kreativität nicht eingeschränkt wird und daß ein gemeinsames Miteinander erfolgen kann. Die Beratung beinhaltet die Information, Orientierung, Aufklärung und Reflexion.

Die kommunikative Animation ist eine Methode der Ermutigung, der Anregung, des Lobes, der Befähigung zum sozialen Handeln. Die Kinder im Sportförderunterricht brauchen aufgrund ihrer Schwächen permanent animatorische Hilfen; sie müssen bei vielen Bewegungshandlungen ermutigt werden, so daß sie das selbst gesteckte Ziel erreichen, ohne daß die Wege direkt vorgegeben werden.

Dazu brauchen sie an schwierigen Nahtstellen Anregungen, die ein alternatives Handeln zulassen. Die Animation sollte immer wieder darauf zielen, daß die Kinder gemeinsam die Probleme lösen, entweder mit dem Partner oder in der Gruppe. Ein direktes Eingreifen in Handlungen, ein bevormundendes Belehren, ein dauerndes Reglementieren und Bestimmen sollte durch behutsames, dosiertes Animieren ersetzt werden. Dadurch wird eine entspannte und zwangsfreie Atmosphäre geschaffen, in der das Kind seine Fähigkeiten und Bedürfnisse besser einbringen kann.

Die partizipative Planung ist für die Umsetzung der Idee der Spiel- und Bewegungslandschaften von entscheidender Bedeutung. Die Planung einer Spielidee muß so angelegt sein, daß die didaktischen Prinzipien der Selbsttätigkeit und Eigeninitiative, der Wahlmöglichkeit etc. gewährleistet sind. Es ist eine vorsorgende Planung, insbesondere die einer zündenden Spielidee und der Material- und Geräteauswahl. Es muß eine planerische Vorsorge getroffen werden für möglichst angstfreie Situationen und Handlungen sowie für ein unfallrisikoarmes Spielen und Üben.

Es sollte die Möglichkeit eingeplant werden, die Spielidee durch die Kinder verändern zu lassen, ohne daß es zu einer Umstellung der Geräte und Materialien kommt.

In erster Linie aber muß bei der Planung berücksichtigt werden, daß ein soziales Miteinander bei der Verwirklichung der Spielidee möglich werden kann. Die Kinder müssen durch eine planerische Vorsorge in die Lage versetzt werden, gemeinsam die Spielhandlungen zu organisieren, ohne daß es zu einem Leistungsdruck bei den einzelnen kommt. Sie müssen gegenseitig von ihrem Tun und Handeln partizipieren. Partizipative Planung heißt auch, voraussehend fantasievoll im Sinne der Kinder denken zu können.

Nachfolgend weitere *Spiel- und Übungsanregungen* mit dem Rollbrett, die sich je nach Spielidee auch in eine Spiel- und Bewegungslandschaft integrieren lassen (Grundsätzliche Überlegungen und methodische Hinweise zum Rollbrettfahren s. „Materiale Erfahrung").

„Römisches Wagenrennen"

Der Fahrer sitzt auf dem Rollbrett und hat ein Seil in beiden Händen; der Partner zieht ihn als Pferdchen durch den Raum. Zwei, drei oder vier Wagen fahren ein Wettrennen gegeneinander; Streckenlänge je nach Hallengröße: 20—30 m.

„Pannenabschleppdienst"

Jeder Fahrer liegt bäuchlings auf einem Rollbrett, das Pannenfahrzeug faßt die Beine des Abschleppfahrzeugs und läßt sich ziehen. Es können auch mehrere Pannenautos abgeschleppt werden.

„Orientierungsfahrten"

Mit Kästen, Matten, Schaumstoffteilen usw. wird ein Parcours aufgebaut, anhand einer Zeichnung versucht der Fahrer, den richtigen Weg zu finden.

„Verkehrsgarten"

Mit Stäben, Seilen, Schaumstoffteilen usw. wird eine Straßenkreuzung aufgebaut; ein Verkehrspolizist regelt den Verkehr. Die Fahrer versuchen, in den verschiedensten Fahrlagen ohne Unfall über die Kreuzung zu gelangen.

„Bootfahren"

Auf zwei Rollbretter wird ein Kastenoberteil mit der offenen Seite nach oben gelegt; zwei bis drei Bootsinsassen werden von einem „Motor" geschoben. Auch Wettfahrten (zwei Boote gegeneinander) sind möglich (Abb. 97/98).

„Rollbrettspielen"

Zwei Mannschaften zu je fünf bis sieben Spielern versuchen, einen Medizinball durch Rollen in das Tor (Langbank) der anderen Mannschaft zu bringen. Der Ball darf nicht geworfen und das Rollbrett nicht verlassen werden. Die Fahrlage wird vereinbart.

„Rollbrettstaffel"

In der Form einer Pendelstaffel fahren die Fahrer einen Wettkampf aus. In jeder Mannschaft wird nur ein Rollbrett benutzt. Die Fahrlage wird vorher vereinbart. Auch andere Staffelformen wie Umkehrstaffel, Abholstaffel oder Rundenstaffel können mit dem Rollbrett gefahren werden.

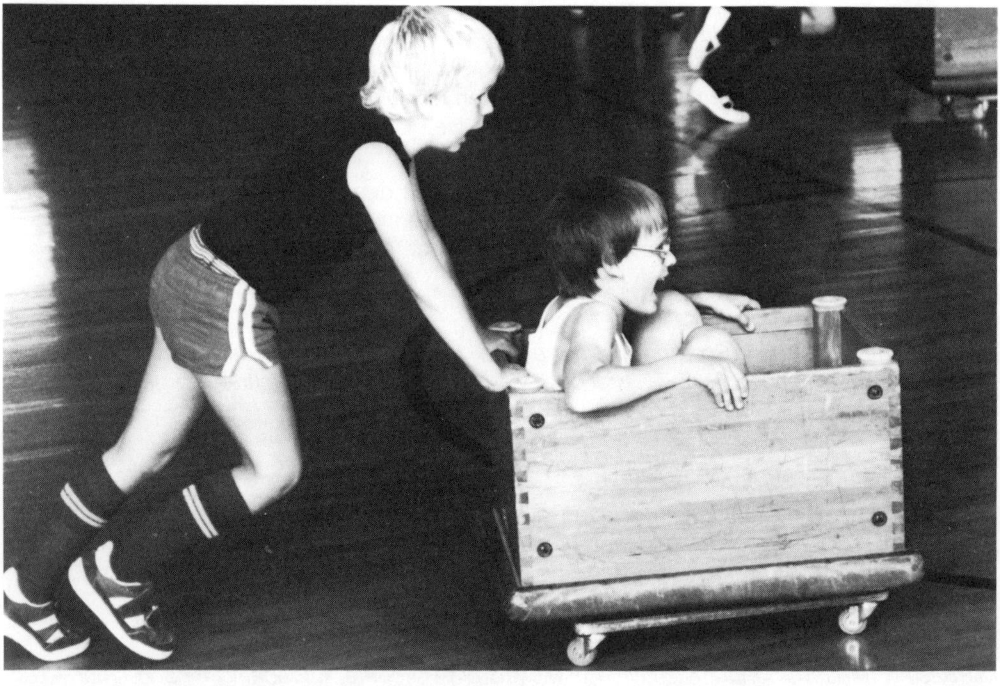

Abb. 97

„Rollbrettparteispiel"

Zwei Mannschaften zu je vier bis sechs Spielern, ein Schaumstoffball. Die Spieler versuchen, den Ball durch Zuspiel in der eigenen Mannschaft zu halten, während die Spieler der anderen Mannschaft versuchen, den Ball abzufangen und sich dann den Ball so oft wie möglich zuzuspielen. Fünf Zuspiele hintereinander in der eigenen Mannschaft ergeben einen Punkt, das Spiel beginnt von vorn. Die Fahrlage wird vor dem Spiel vereinbart.

Der Einsatz des Rollbretts unter dem Aspekt der Muskelbeanspruchung und des Haltungsaufbaus

Ein Schwerpunkt des herkömmlichen Sportförderunterrichts ist die Haltungsverbesserung durch Muskelbeanspruchung. Die verschiedenen Fahrlagen auf dem Rollbrett ermöglichen die unterschiedlichsten Muskelbeanspruchungen: In der Rückenlage wird z. B. die Bauchmuskulatur, beim Stützen mit den Händen auf dem Brett die Schultergürtelmuskulatur, in der Bauchlage die Rückenstreckmuskulatur angesprochen. Übungswiederholungen sowie die Dauer der einzelnen Übungen setzen die entsprechenden Trainingsreize, die zur Verbesserung der Muskel- und Haltungsleistung notwendig sind, ohne daß es zu einem langweiligen Üben kommt.

Übungs- und Anwendungsbeispiel

— Der Fahrer stützt sich mit beiden Händen auf dem Rollbrett ab und schiebt das Rollbrett durch den Raum.

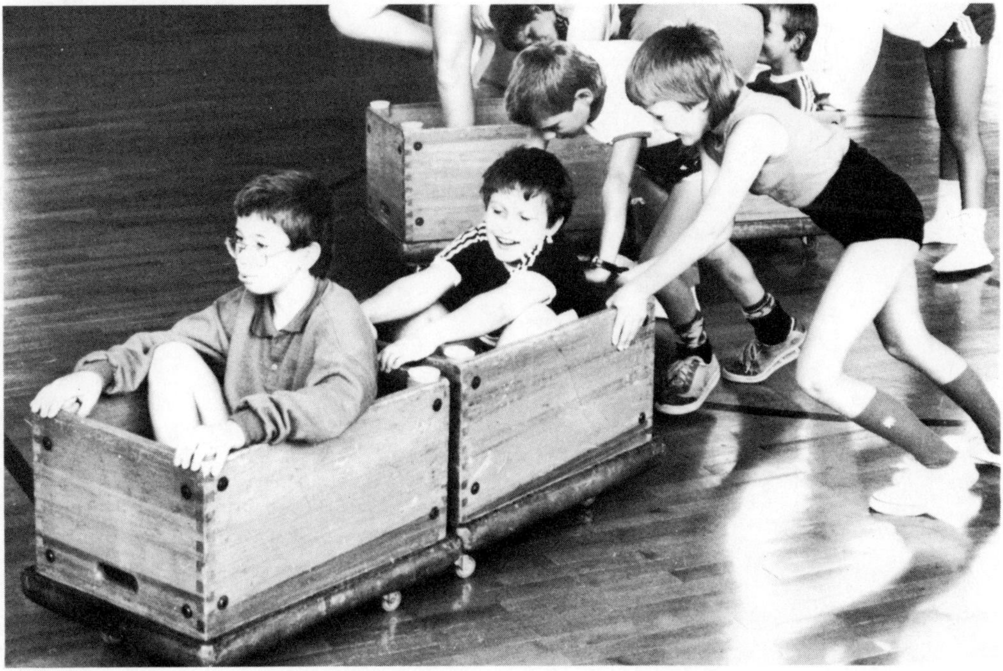

Abb. 98

- *Der Fahrer kniet auf dem Rollbrett und zieht sich mit beiden Händen gleichzeitig vorwärts.*
- *Der Fahrer sitzt im Langsitz, Schneidersitz oder Hocksitz auf dem Rollbrett und zieht sich mit beiden Händen gleichzeitig vorwärts.*
- *Der Fahrer sitzt im Fersensitz auf dem Rollbrett und zieht sich mit beiden Händen gleichzeitig vorwärts.*
- *Der Fahrer liegt bäuchlings auf dem Rollbrett und zieht sich mit beiden Armen gleichzeitig vorwärts oder mit den Armen wechselseitig, wie beim Kraulen, vorwärts.*
- *Der Fahrer liegt rücklings auf dem Rollbrett und stößt sich mit den Beinen ab.*
- *Der Fahrer schiebt das Rollbrett im Laufen an und legt oder kniet sich auf das rollende Brett.*
- *Der Fahrer stößt sich im Liegen bäuchlings oder rücklings von einer Wand ab und läßt sich rollen — wer rollt die längste Strecke?*
- *Der Fahrer versucht, während des Fahrens in verschiedene Körperlagen zu wechseln, z. B. vom Knien zum Sitzen, von der Bauch- in die Rückenlage.*

Anhang

Protokollbogen:

Auswahlkriterien für die Teilnahme am Sportförderunterricht

Name: ______________________________

Geburtsdatum: __________ Alter: __________ Klasse: __________

Größe: __________ Gewicht: __________

Beurteilungszeitraum: ______________________________

1. Freie Bewegungs- und Verhaltensbeobachtung:

Allgemeiner Eindruck über

— den motorischen Leistungsstand ______________________________

— das Bewegungsverhalten ______________________________
(z. B. gehemmt, hyperaktiv)

— die soziale Position in der Klasse ______________________________
(z. B. integriert, Außenseiter)

— das Sozialverhalten ______________________________

— die Motivation ______________________________

— das psychische Befinden ______________________________
(z. B. ängstlich, passiv)

2. Ereignisstichproben (konkrete Bewegungsaufgaben)

— Gleichgewichtsfähigkeit ______________________________

— Koordinationsfähigkeit ______________________________

— Wahrnehmungsfähigkeit ______________________________

visuell ______________________________

akustisch ______________________________

taktil ______________________________

kinästhetisch ______________________________

— Reaktionsfähigkeit ______________________________

— Steuerungsvermögen und Zielgenauigkeit ______________________________

3. Körperhaltung

— Matthiass-Test: ______________________________

— Muskelfunktionstest: ______________________________

— ______________________________

ZIMMER, R./CICURS, H.: Psychomotorik — Neue Ansätze im Sportförderunterricht und Sonderturnen. Schorndorf: Hofmann 1987

4. Ausdauer

— Ermüdbarkeit: ______

— Erholfähigkeit: ______

— ______

5. Ergebnisse standardisierter Tests

z. B. Trampolinkoordinationstest (TKT) ______

Körperkoordinationstest (KTK) ______ MQ: ______

Motoriktest für vier- bis sechsjährige (MOT 4—6) ______ MQ: ______

Beobachtungen bei der Testdurchführung: ______

6. Rücksprache mit dem Sportlehrer

— Beurteilung der motorischen Leistungsfähigkeit ______

— Verhalten bei Bewegungsanforderungen ______
(z. B. motiviert, ängstlich, konzentriert, ausdauernd)

— soziale Integration ______

— besondere Probleme ______

7. Rücksprache mit dem Klassenlehrer

— Konzentration und Ausdauer bei allgemeinen schulischen Anforderungen ______

— soziale Integration ______

— besondere Probleme ______

8. Rücksprache mit den Eltern

______

ZIMMER, R./CICURS, H.: Psychomotorik — Neue Ansätze im Sportförderunterricht und Sonderturnen. Schorndorf: Hofmann 1987

Informelle Tests zur Überprüfung der funktionellen Leistungsfähigkeit der Muskulatur (nach Breithecker, D. / Liebisch, R. Bundesarbeitsgemeinschaft zur Förderung haltungsgefährdeter Kinder und Jugendlicher)

1) Gerade Bauchmuskulatur	— 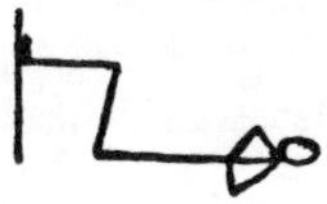	+ 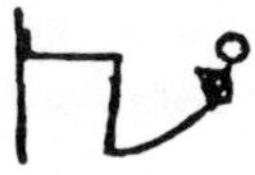	Möglichst weit aufrollen, Schulterblätter dürfen Boden nicht mehr berühren — halten. 6 Jahre: 3 Sek. 7 Jahre: 4 Sek. 8 Jahre: 5 Sek. 9 Jahre: 6 Sek.
2) Rückenmuskulatur	— Partner 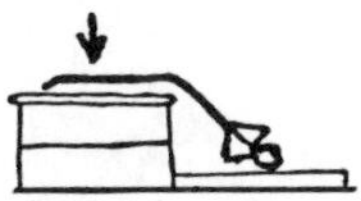	+ Partner 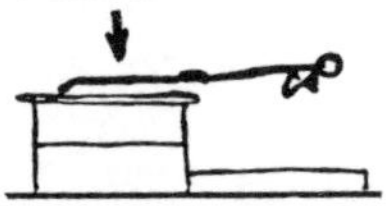	Oberkörper bis zur Waagrechten anheben und halten. 6 Jahre: 3 Sek. 7 Jahre: 4 Sek. 8 Jahre: 5 Sek. 9 Jahre: 6 Sek.
3) Gesäßmuskulatur	— Partner 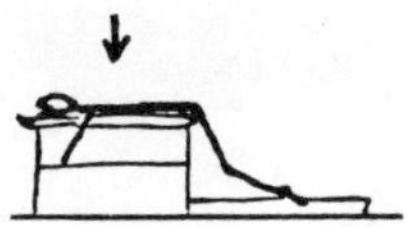	+ Partner 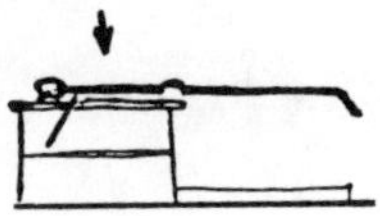	Beine bis zur Waagrechten anheben und halten. Beine nicht nach innen oder außen drehen. Werte s. Test 2
4) Matthiass-Test (Halteleistungstest)	— 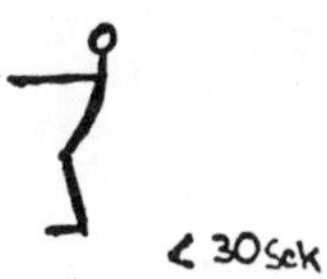	+ 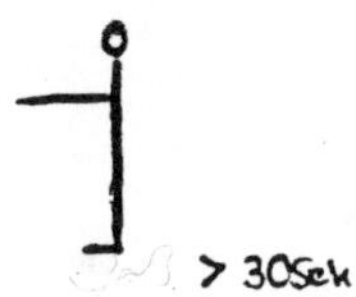	Aktive Haltung einnehmen! Rückverlagerung des Rumpfes?
5) Hüftbeugemuskulatur	verkürzt — 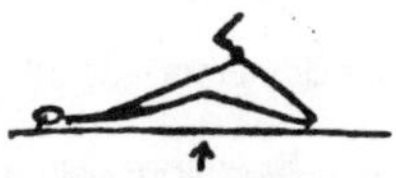	nicht verkürzt + Partner 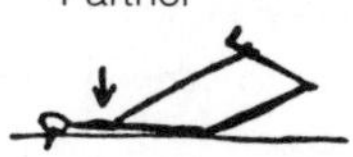	Oberkörper muß auf dem Boden liegen bleiben. Bildet sich ein Hüftdreieck?
6) Beweglichkeit der Wirbelsäule a) Rutschhalte	kyphotischer Verlauf — 	lordotischer Verlauf + 	Oberschenkel sollen senkrecht stehen. Arme schulterbreit und gestreckt.
b) Rumpfvorbeuge	— 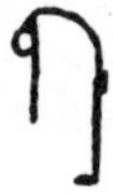	+ 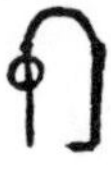	Auf durchgedrückte Knie achten. Berühren die Finger den Boden?

Die rechte Spalte der o. a. Bildbeschreibungen gibt jeweils die Idealausführung der Leistungstests an während die linke Spalte Beispiele für Muskelfunktionsschwächen enthält. Die in den Aufgaben 1 bis 3 angegebenen Werte sind konditionelle Mindestanforderungen. Kinder, die diese Werte nicht erreichen, haben erhebliche Schwächen in der betreffenden Muskulatur.

Will man die maximale Leistungsfähigkeit ermitteln, empfiehlt sich die Anzahl der Hebungen und Senkungen innerhalb einer Zeitspanne (20 Sek.) zu zählen.

Bei Aufgabe 1 muß das Gesäß so nahe an die Wand gebracht werden, bis sich das Becken beim Aufrollen nicht mehr vom Boden lösen kann.
Sehr kräftig ist die Bauchmuskulatur dann, wenn sich der Schüler bei 60° gebeugten Hüften und fest aufgestützt bleibenden Füßen ohne jegliche Fixation aufzusetzen vermag[1], oder er imstande ist, aus der Rückenlage die gestreckten Beine bis zu einem Winkel von etwa 30° anzuheben, wobei die Lendenwirbelsäule sich nicht vom Boden lösen darf[2].

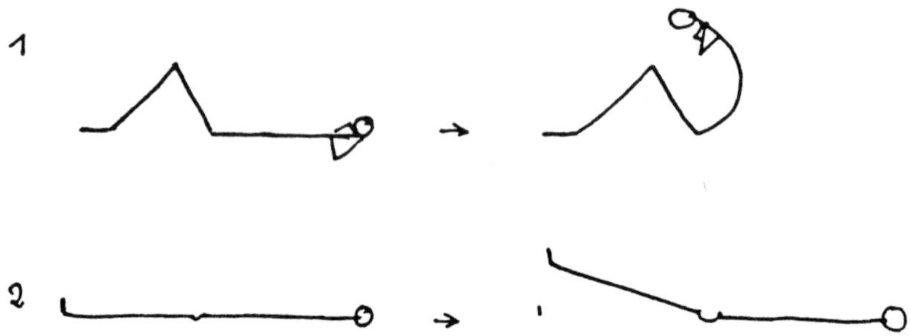

Bei der „Rumpfvorbeuge" sollte insbesondere auf das Vorhandensein eines „Rippenbuckels" geachtet werden → Hinweis auf Skoliose (Beobachten von hinten). Gleichzeitig kann der Verlauf der Rundung der Wirbelsäule beobachtet werden (gleichmäßig oder „Versteifungen"?).

Tests zur Feststellung der Ausdauerfähigkeit

1. Kinder sollten ihr Alter in Minuten laufen können (ohne Steh- oder Gehpausen)
2. Erholfähigkeitstest:
   30 Sekunden Maximalbelastung durch schnelles Laufen (Sprint, Verfolgungslauf um ein Volleyballfeld). Die Pulsfrequenz sollte bei guter Erholfähigkeit nach 2 Min. um die Hälfte des Zuwachses zum Ruhepuls zurückgegangen sein. Eine ungenügende Erholfähigkeit liegt vor, wenn die Erholzeit länger als 3 Min. beträgt.

Literatur

ALEXANDER, G.: Eutonie — Ein Weg der körperlichen Selbsterfahrung, München: Kösel 1980.

ANDERS, W.: Unterrichtsdidaktisches Konzept zur Einführung von Entspannungsübungen bei verhaltensauffälligen Schülern. In: Motorik 7 (1984), 157—166.

AYRES, A. J.: Bausteine der kindlichen Entwicklung. Berlin — Heidelberg: Springer 1984.

BAEDKE, D.: Motodiagnostik: Motometrische Verfahren. In: Clauss, A. (Hrsg.) a. a. O.: Förderung entwicklungsgefährdeter und behinderter Heranwachsender. Erlangen: Perimed 1981, 281—291.

BAUM, E./KIPHARD, E.: Die Sofortbild-Motografie. In: Praxis der Psychomotorik 6 (1981), 77—84.

BAUMANN, S.: Das Körperschema. In: Sportwissenschaft 4 (1974), 299—313.

BAUMANN, C./GRÖSSING, S. (Hrsg.): Ganzheitlichkeit und Körpererfahrung in der Sporterziehung. Salzburg 1993.

BIELEFELD, J.: Körpererfahrung. Göttingen 1986.

BIELEFELD, C./BIELEFELD, J.: Ein motopädagogisches Förderprogramm zur Körpererfahrung. In: Motorik 3 (1980), 132—143.

BÖS, K./RENZLAND, J.: Spielerisches Fitneßtraining. In: Grundschule 22 (1990) 4, S. 46—48.

BORNHORST, J. u. a.: Übungsmöglichkeiten mit dem Pedalo. In: Motorik 1 (1978), 22—25.

BRAND, I.: Lernen braucht alle Sinne. In: Grundschule 22 (1990) 4, S. 20—22.

BRINKMANN, A./TREES, U.: Bewegungsspiele. Reinbek: Rowohlt 1980.

BRODTMANN, D.: Sportunterricht und Schulsport. Bad Heilbrunn: Klinkhard 1984[2].

BUCHMANN, K. E.: Tiefmuskelentspannung (TME) — ein Verfahren für die Selbstentspannung. In: sportunterricht 1974 (Lehrhilfen), 85—90.

CICURS, H.: Lehrdemonstration Sonderturnen im Verein. In: Schulz, H./Pfeiffer, L./Kalb, G. (Hrsg.), a. a. O.

CICURS, H. (Red.): Lehren und Lernen im Vorschulalter. Schriftenreihe des Osnabrücker Turnerbundes. Osnabrück 1979.

CICURS, H.: Psychomotorische Übungsgeräte 1 + 2 In: HÄUSLER, W.: Lehrbögen für Leibesübungen. Wolfenbüttel: Kallmeyer 1982.

CICURS, H./HAHMANN, H. (Red.): Lehr- und Arbeitsbuch Sonderturnen. Bonn: Dümmler 1982.

CLAUSS, A. (Hrsg.): Förderung entwicklungsgefährdeter und behinderter Heranwachsender. Erlangen: Perimed 1981.

DAUBLEBSKY, B.: Spielen in der Schule. Stuttgart: Klett 1983[8].

DEACOVE, J.: Kooperative Sportspiele. Sport ohne Sieger. Ettlingen: Doku-Verl. 1980.

DIEM, L./SCHOLTZMETHNER, R.: Schulsonderturnen. Bad Homburg: Limpert 1977[2].

DORDEL, S.: Bewegungsförderung in der Schule. Dortmund: Modernes Lernen 1987.

DORDEL, S.: Organschwäche, Muskelschwäche, Koordinationsschwäche — Überlegungen zu der Gewichtung dieser drei Bereiche im Schulsonderturnen. In: sportunterricht 25 (1976), 124—130.

DORDEL, S.: Das Auswahlverfahren im Schulsonderturnen. In: Lehrhilfen für den Sportunterricht 26 (1977), 133—138.

DORDEL, S.: Schulsonderturnen/Sportförderunterricht. In: Carl/Kayser/Mechling/Preising (Hrsg.): Handbuch Sport. Düsseldorf: Schwann-Bagel, 1984, 773—792.

DORDEL; H.-J./GAMS, H.: Auf dem Weg zu einem neuen Schulsonderturnen. Sportpädagogik, Seelze 3 (1979), 3, 10—14.

EGGERT, D.: LOS KF 18. Kurzform zur Messung des motorischen Entwicklungsstandes. Weinheim 1971.

EGGERT, D.: Psychomotorisches Training. Weinheim: Beltz 1975.

FILIPP, S.-H.: Selbstkonzept — Forschung. Stuttgart 1984[2].

FLACKUS, E.: Meditation mit Musik. In: Willms, H. (Hrsg.): Musik und Entspannung. Stuttgart: Fischer 1977, 66—69.

FLITNER, A.: Spielen in der Schule. In: Zeitschrift für Pädagogik 21 (1975).

FLURI, H.: 1012 Spiele und Übungsformen in der Freizeit. Schorndorf: Hofmann 1985[2].

FÖRSTE, H.: Einteilen? Auswählen? Zuwählen? In: Sportpädagogik 3 (1979), 31—32.

FROSTIG, M.: Bewegungs-Erziehung. München 1973.

FUHRMANN, R./SCHUSTER, A.: Zum Problem der Beurteilung der Gestalt, Haltung und Bewegung — Vorstellung eines neuen Beobachtungsbogens. In: Volck/Reiber (Red.): a. a. O.

FUNKE, J.: Sportunterricht als Körpererfahrung, Reinbek: Rowohlt 1983.

FUNKE, J.: Körpererfahrung. In: Sportpädagogik 4 (1980), 13—20.

FUNKE, J.: Grundlagen-Körpererfahrung. In: Treutlein/Funke/Sperle (Hrsg.): a. a. O.

GOETZE, H./JAEDE, W.: Die nicht-direktive Spieltherapie. Frankfurt 1984.

GROTEFENT, R.: Das Problem der Leistungsschwachen im Sportunterricht. Freistellung oder pädagogische Hilfe? In: Die Leibeserziehung 18 (1969), 80—86.

HAHMANN, H.: Sportförderunterricht statt Schulsonderturnen. Haltung und Bewegung. Mainz (1981), 1, 6—8.

HARTMANN, H./ODEY, R.: „Sportschwache Schüler im Sportunterricht" — Hinweise zur Entwicklung kooperativen und sozial-integrativen Handelns im Sportunterricht. In: Zft. f. Sportpäd. 1 (1977), 406—424.

HEMPFER, P.: Der leistungsschwache Schüler im Sportunterricht. In: sportunterricht 22 (1973), 157—160.

HOTZ, A./WEINDER, J.: Optimales Bewegungslernen. Erlangen: Perimed 1983.

HUBER, G./RIEDER, H./NEUHÄUSER, G. (Hrsg.): Psychomotorik in Therapie und Pädagogik. Dortmund: Modernes Lernen 1990.

IRMISCHER, T.: Das Rollbrett — ein Medium vielfältiger Bewegungs- und Wahrnehmungserfahrungen. In: Motorik 3 (1979), 99—104.

IRMISCHER, T.: Bewegungsbeobachtung. In: Clauss, A. (Hrsg.): Förderung entwicklungsgefährdeter und behinderter Heranwachsender. a. a. O.

IRMISCHER, T.: Einführung in die Bewegungsbeobachtung. Arbeitsmaterialien des Aktionskreises Psychomotorik. Lemgo 1983.

IRMISCHER, T./FISCHER, K. (Red.): Psychomotorik in der Entwicklung. Schorndorf: Hofmann 1989.

JACOBSON, E.: Progressive Relaxation. Chicago 1961[9].

JORASCHKY, P.: Das Körperschema und das Körper-Selbst als Regulationsprinzipien der Organismus-Umwelt-Interaktion. München: Minerva 1983.

JOST, E.: Methodenprobleme des Sportunterrichts. In: Sportpädagogik (1979), 12—17.

KAPUSTIN, P.: Schülerprobleme und Problemschüler. In: Sportpädagogik 3 (1979), 6—9.

KIPHARD, E. J.: Leibesübung als Therapie. Gütersloh: Flöttmann 1970.

KIPHARD, E. J.: Bewegungsdiagnostik bei Kindern, Flöttmann: Gütersloh 1978.

KIPHARD, E. J.: Der Trampolin-Körperkoordinationstest (TKT). In: Motorik 3 (1980), 78—83.

KIPHARD E. J.: Motopädagogik. Dortmund. Modernes Lernen 1979.

KIPHARD, E. J.: Sportförderunterricht/Schulsonderturnen unter psychomotorischem Aspekt. In: Motorik 5 (1982), 17—24.

KIPHARD, E. J.: Psychomotorik-Motopädagogik-Mototherapie. Fragen der Gegenstandsbestimmung und Abgrenzung. In: Motorik 7 (1984), 49—51.

KIPHARD, E. J.: Psychomotorik in Praxis und Theorie. Dortmund: Modernes Lernen 1989.

KIPHARD, E. J./SCHILLING, F.: Körperkoordinationstest für Kinder. Weinheim 1974.

KIRKCALDY, B. D./THOME, E.: Möglichkeit des progressiven Entspannungstrainings im Sportunterricht. In: sportunterricht 33 (1984), 420—424.

KLEIN, M. (Hrsg.): Sport und Körper. Reinbek: Rowohlt 1984.

KLUTTIG, G.: Schulsonderturnen — Entwicklung und Wandel. In: sportunterricht 25 (1976), 114—120.

KOERNDLE, H.: Motorisches Lernen als kognitiver Prozeß: Die Beziehung interner Repräsentation zur Ausführung von Bewegungen. In: Rieder u. a. (Hrsg.): Motorik- und Bewegungserfahrung. Schorndorf 1983, 178—182.

KRAPPMANN, L.: Soziale Kommunikation und Kooperation im Spiel und ihre Auswirkungen auf das Lernen. In: Daublebsky, B.: Spielen in der Schule. Stuttgart: Klett 1983.

KULLMANN, V.: Spiele zur Körpererfahrung. In: Sportpädagogik 7 (1983), 46—51.

LAPIERRE, A.: Die psychomotorische Erziehung — Grundlage jeder Vorschulerziehung. In: Müller/Decker/Schilling (Red.): Motorik im Vorschulalter. Schorndorf 1975.

LEGER, A.: Das Tandem-Pedalo. In: Motorik 2 (1979), 23—25.

LORENZ, K. H.: Freizeitpädagogische Konzeptions- und Realisierungsansätze zur Methodik und Didaktik des Freizeitsports. Hamburg 1977.

Lutter, H./Röthig, P.: Das leistungsschwache Kind im Schulsport. Schorndorf: Hofmann 1983.

Matthiass, H. H.: Reifung, Wachstum und Wachstumsstörungen des Haltungs- und Bewegungsapparates im Jugendalter, Basel/Freiburg 1966.

Mrazek, J.: Einstellungen zum eigenen Körper — Grundlagen und Befunde. In: Bielefeld, J. (Hrsg.): Körpererfahrung. Göttingen 1986, 223—251.

Mrazek, J./Rittner, V.: Neues Glück aus dem Körper. In: Psychologie Heute 13 (1986).

Neubauer, W. F.: Selbstkonzept und Identität im Kindes- und Jugendalter. München 1976.

Neuhäuser, G.: Mototherapie im Spannungsfeld zwischen Physiotherapie und Psychotherapie. In: Motorik 8 (1985).

Niedersächsischer Kultusminister (Hrsg.): Was spielen? Wie spielen? — auf dem Schulhof. Hannover o. J.

Oerter, R.: Moderne Entwicklungspsychologie. Donauwörth: Auer 1973.

Olbrich, I.: Auditive Wahrnehmung und Sprache. Dortmund: Modernes Lernen 1989.

Opaschowski, H. W.: Freizeitpädagogik in der Schule. Bad Heilbrunn: Klinkhard 1977.

Orlick, T.: Kooperative Spiele. Weinheim: Beltz 1984.

Piaget, J.: Das Erwachen der Intelligenz beim Kinde. Stuttgart: Klett 1975.

Prenner, K.: Zur Sozialpsychologie des leistungsschwachen Schülers im Sportunterricht. In: sportunterricht 25 (1976), 299—304.

Prenner, K./Miedzinski, K.: Bewegungspädagogische Konzeption zur Förderung und Integration sportschwacher Kinder. In: Lutter/Röthig (Red.): Das leistungsschwache Kind im Sportunterricht. Schorndorf: Hofmann 1983, 125—140.

Rapp, G./Schoder, G.: Motorische Testverfahren. Stuttgart: CD-Verlagsgesellschaft 1977.

Rehs, H. J.: Außenseiter im Sportunterricht. Schorndorf: Hofmann 1983.

Rehs, H. J.: Das leistungsschwache Kind im Schulsport aus sozialpädagogischer Sicht. In: Lutter/Röthig (Red.): Das leistungsschwache Kind im Schulsport. Schorndorf: Hofmann 1983, 35—56.

Reichel, G./Rabenstein, R./Thanhoffer, M.: Bewegung für die Gruppe Frankfurt: Puppen und Masken 1982.

Rohrberg, K.: Leistungsschwäche im Sportunterricht als sportpsychologisches Problem. In: Körpererziehung 27 (1977), 85—94.

Rusch, H.: Sportförderunterricht, Schulsonderturnen. Schorndorf 1983.

Scherler, K.: Sensomotorische Entwicklung und materiale Erfahrung. Schorndorf: Hofmann 1975.

Schilling, F.: Checkliste motorischer Verhaltensweisen (CMV) Handanweisung. Braunschweig: Westermann 1976.

Schilling, F.: Bewegungsentwicklung, Bewegungsbehinderung und das Konzept der „Erziehung durch Bewegung". In: Sportwissenschaft 7 (1977) 4, 361—373.

Schilling, F. Schulsonderturnen, Sportförderunterricht und Sportunterricht. In: Motorik 5 (1982), 3—9.

Schmidt, D.: Schulsonderturnen in Therapie und Praxis. Eine kritische Bilanz und mögliche Konsequenzen. In: sportunterricht 25 (1976), 121—124.

Schoberth, H.: Sportförderunterricht und Motopädagogik. In: Haltung und Bewegung, Mainz 1981, 13—16.

Schulz, J. H.: Das autogene Training. Stuttgart 1970.

Schultz, H./Pfeiffer, L/Kalb, G. (Hrsg.): Turnen und Spielen mit Musik. Celle: Pohl 1978.

Schwope, F. Kompensatorischer Sport. Celle: Pohl 1981.

Seligman, M.: Erlernte Hilflosigkeit. München: Urban und Schwarzenberg 1979.

Sell, G. u. a.: Zusammenhänge zwischen Psyche, Intelligenz und Haltung. In: Orthop. Praxis 10, 657 (1974).

Seybold, A.: Zur Didaktik und Methodik des Sonderturnens. In: Cicurs, H./Hahmann, H. (Red.). a. a. O., 88—101.

Storf, V.: Sportschwache Schüler: „Hintern hoch, du nasser Sack!" In: Betr.: Erziehung. Weinheim 15 (1982) 2, 58—63.

Treutlein, G./Funke, J./Sperle, N. (Hrsg.): Körpererfahrung in traditionellen Sportarten. Wuppertal: Putty 1986.

Ungerer-Röhrich, U.: Eine Konzeption zum sozialen Lernen im Sportunterricht und ihre empirische Überprüfung. Phil. Diss. Darmstadt 1984.

Ungerer-Röhrich, u. a.: Praxis sozialen Lernens im Sportunterricht. Dortmund: Modernes Lernen 1990.

VAN DER SCHOOT, P.: Bewegungserziehung mit behinderten Kindern, dargestellt am Beispiel der Hyperaktivität im Kindesalter. In: Hahn/Kalb/Pfeiffer (Red.): Kind und Bewegung. Schorndorf: Hofmann 1978, 102—112.

VOLCK, G.: Schulsonderturnen im Feld von Widersprüchlichkeiten. In: Volck, G./Reiber, H.: Schulsonderturnen in der Diskussion, Schorndorf 1977.

VOLCK, G: Schulsonderturnen aus pädagogischer Sicht. In: Clauss, A. (Hrsg.): Förderung entwicklungsgefährdeter und behinderter Heranwachsender. Erlangen 1981.

VOLCK, G./REIBER, H. (Red.): Schulsonderturnen in der Diskussion. Schorndorf: Hofmann 1977.

VOLKAMER, M./ZIMMER, R.: Vom Mut, trotzdem Lehrer zu sein. Schorndorf: Hofmann 1983.

VOLKAMER, M./ZIMMER, R.: Kindzentrierte Mototherapie. In: Motorik 9 (1986), 49—58.

VOSS, I./JONAS, U.: Der Lauf. Bad Homburg: Limpert 1975.

WASMUND-BODENSTEDT, U./BRAUN, W.: Haltungsschwächen bei Kindern im Grundschulalter — Untersuchungen über den Einfluß zusätzlicher Bewegungsaktivitäten. In: Motorik 6 (1983) 1, S. 11—22.

WEINECK, J.: Optimales Training. Erlangen: Perimed 1980.

WIDMER, K.: Der Begriff „Haltung" in pädagogischer Fragestellung. In: Die Leibeserziehung 19 (1970), 112—119.

ZIMMER, R.: Motorik und Persönlichkeitsentwicklung bei Kindern im Vorschulalter. Schorndorf: Hofmann 1981.

ZIMMER, R.: Spielideen im Jazztanz. Schorndorf: Hofmann 1984.

ZIMMER, R. /VOLKAMER, M.: Mot 4—6. Motorik-Test für 4—6jährige Kinder. Weinheim: Beltz 1984.

ZIMMER, R.: Durch Bewegung fördern. In: Grundschule, 22 (1990), 4, S. 26—28.

ZIMMER, R.: Spielformen des Tanzens. Dortmund: Modernes Lernen 1991³.

ZIMMER, R.: Kreative Bewegungsspiele. Freiburg: Herder 1992⁴.

Anschrift der Verfasser:

Prof. Dr. Renate Zimmer
Im Hasetal 8
4516 Bissendorf 1

Hans Cicurs
Dalum 32
4576 Bippen

Band 177 Prof. Dr. Renate Zimmer

Spielideen im Jazztanz

Pädagogische Grundlagen
und praktische Anregungen zur Förderung
von Kreativität und Körpererfahrung

3., überarbeitete Auflage 1993

1984. DIN A 5, 104 Seiten, 168 Abb.,
ISBN 3-7780-9773-3 (Bestell-Nr. 9773) **DM 24.80**

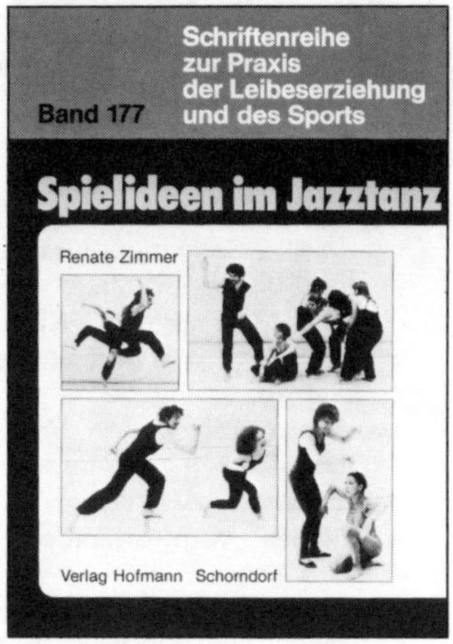

Jazztanz wird in diesem Buch als eine Möglichkeit zur Körpererfahrung, zur Kreativitätsentfaltung und zur Intensivierung von Bewegungserleben und Bewegungsausdruck betrachtet.

Die Verfasserin gibt Anregungen, wie Jazztanz unter pädagogischen Aspekten in Laiengruppen, in der Schule und im Verein eingeführt werden kann. Ausgehend von Improvisationsideen und Spielsituationen aus dem Alltag werden Möglichkeiten der spielerischen Erarbeitung der Bewegungsprinzipien des Jazztanzes aufgezeigt.

Das Vertrautwerden mit den technischen Merkmalen wird hier über das Erkunden und Erproben eingeleitet, eine besondere Rolle spielt dabei auch die Bewegungsphantasie und die Sensibilisierung des Körperbewußtseins.

Eine kurze Darstellung der Entstehungsgeschichte des Jazztanzes gibt einen Einblick in seine historische Perspektive. Die Unterschiede und Gemeinsamkeiten von Jazztanz und anderen Tanzstilen werden verdeutlicht und die Beziehungen zur Jazzmusik erläutert.

Zahlreiche Fotos illustrieren die Spielszenen, Schallplattenvorschläge und choreographische Beispiele geben dem Sportlehrer und Tanzpädagogen konkrete Hilfen für die Vermittlung von Jazztanz.

Verlag Karl Hofmann · 73603 Schorndorf

Postfach 1360 · Telefon (0 71 81) 402-0 · Telefax (0 71 81) 402-111

Schriftenreihe zur Praxis der Leibeserziehung und des Sports

1 Koch, **Bewegungsschulung an Gerätebahnen,** 7. Auflage

2 Koch, **Springen und Überschlagen — Hechten und Rollen am Absprungtrampolin,** 5. Auflage

3 Mielke, **Schwimmenlernen — erproben und üben,** 7. Auflage

4 Koch / Timmermann, **Klettern und Steigen — Schwingen und Springen am Stufenbarren,** 5. Auflage

5 Koch / Timmermann, **Vom Steigen und Balancieren zum Turnen am Schwebebalken,** 4. Auflage

6 Meusel, **Vom Purzelbaum zum Salto,** 5. Auflage

7 Braecklein, **Wasserspringen — lernen — üben — leisten,** 4. Auflage

9 Koch, **Methodische Übungsreihen in der Leichtathletik,** Teil I, 9. Auflage

10 Meusel, **Vom Schaukeln und Schwingen zu Schwungstemmen und Umschwüngen,** 4. Auflage

11 Kirsch / Koch, **Methodische Übungsreihen in der Leichtathletik,** Teil II, 6. Auflage

12 Stöcker, **Schulspiel Basketball — Vom Spielen zum Spiel,** 7. Auflage

13 Koch, **Grundschulturnen an Geräten,** 8. Auflage

14 Dürrwächter, **Volleyball — spielend lernen — spielend üben,** 10. Auflage

15 Ungerer, **Leistungs- und Belastungsfähigkeit im Kindes- und Jugendalter,** 4. Auflage

16 Koch, **Konditionsschulung für die Jugend,** 5. Auflage.

22 Dietrich, **Fußball — spielgemäß lernen — spielgemäß üben,** 6. Auflage

24 Bernhard, **Sprungtraining,** 3. Auflage.

25 Wein, **Hockey, lernen und lehren,** 3. Auflage

26 Koch, **Kleine Sportspiele,** 7. Auflage

27 Tschiene, **Stoß- und Wurftraining,** 3. Auflage

29 Söll / Koch, **Übungsmodelle für alle Altersstufen,** 4. Auflage

30 Dassel / Haag, **Circuit-Training in der Schule,** 6. Auflage

32 Käsler, **Handball — Vom Erlernen zum wettkampfmäßigen Spiel,** 5. Auflage

33 Kruber, **Leichtathletik in der Halle,** 7. Auflage

35 Kerkmann, **Wir spielen in der Grundschule,** 7. Auflage

36 Blumenthal, **Vorschulturnen an Geräten,** 6. Auflage

38 Heinrich, **Spielerische Wassergewöhnung im Anfänger-Schwimmunterricht,** 5. Auflage

39 Kiphard, **Bewegungs- und Koordinationsschwächen im Grundschulalter,** 5. Auflage

40 Jonath / Kirsch / Schmidt, **Lauftraining,** 3. Auflage

43 Klindt, **Tanzen in der Schule,** 4. Auflage

44 Dieckert / Koch, **Methodische Übungsreihen im Gerätturnen,** 6. Auflage

45 Koch / Söll, **Stundenmodelle für alle Altersstufen,** 4. Auflage

46 Kreidler, **Konditionsschulung durch Spiele,** 6. Auflage

49 Lautwein, **Der Sportunterricht im 1. Schuljahr,** 5. Auflage

51 Beyer, **Sportliches Wasserspringen,** Teil I, 2. Auflage

52 Schulz, **Methodik des Trampolinspringens,** Teil I, 3. Auflage

54 Schmidt, **Eine Klasse treibt Wintersport**

56 Engel / Küpper, **Gymnastik, Finden · Üben · Variieren · Gestalten,** 4. Auflage

57 Heiß, **Unfallverhütung und Nothilfe beim Sport,** 2. Auflage

59 Volkamer, **Experimente in der Sportpsychologie,** 2. Auflage

60 Oberbeck, **Mehrkampftraining**

62 Grosser, **Die Zweckgymnastik des Leichtathleten,** 3. Auflage

68 Schuhmacher, **Singspiele und Kindertänze für Kindergarten, Vor- und Grundschule,** 3. Auflage

69 Söll, **Differenzierung im Sportunterricht,** Erster Teilband, 2. Auflage

70 Blumenthal, **Bewegungsspiele für Vorschulkinder,** 6. Auflage

73 Alberti / Rothenberg, **Spielreihen in der Spielschulung,** 3. Auflage

74 Kruber / Fuchs, **Weitsprung — Dreisprung,** 2. Auflage

74a **Programmheft Weitsprung — Dreisprung,** 2. Auflage

75 Dürrwächter, **Volleyball — spielnah trainieren,** 3. Auflage

77 Koch, **Praktische Lernhilfen im Sportunterricht,** Teil I, 2. Auflage